全国中医药行业高等教育"十三五"规划教材

全国高等中医药院校规划教材（第十版）

中医筋伤学

（供中医学专业骨伤方向用）

主　编

黄桂成（南京中医药大学）

副主编

熊　辉（湖南中医药大学）　　　　王　平（天津中医药大学）

梁　德（广州中医药大学）　　　　毕荣修（山东中医药大学）

张　杰（黑龙江中医药大学）　　　宋　敏（甘肃中医药大学）

编　委（以姓氏笔画为序）

王志刚（湖北中医药大学）　　　　闵　文（南京中医药大学）

陈朝晖（安徽中医药大学）　　　　周宾宾（广西中医药大学）

郝阳泉（陕西中医药大学）　　　　修忠标（福建中医药大学）

侯春艳（辽宁中医药大学）　　　　闻　辉（长春中医药大学）

顾海潮（云南中医学院）　　　　　崔学军（上海中医药大学）

樊效鸿（成都中医药大学）

学术秘书

闵　文（南京中医药大学）

中国中医药出版社

·北　京·

图书在版编目（CIP）数据

中医筋伤学 / 黄桂成主编 . —北京：中国中医药出版社，2016.7（2018.11重印）

全国中医药行业高等教育"十三五"规划教材

ISBN 978 - 7 - 5132 - 3368 - 2

Ⅰ.①中…　Ⅱ.①黄　Ⅲ.①筋膜疾病—中医伤科学—高等学校—教材　Ⅳ.① R274.3

中国版本图书馆 CIP 数据核字（2016）第 101164 号

中国中医药出版社出版

北京市朝阳区北三环东路 28 号易亨大厦 16 层
邮政编码　100013
传真　010 64405750
山东百润本色印刷有限公司印刷
各地新华书店经销

开本 850×1168　1/16　印张 15　字数 365 千字
2016 年 7 月第 1 版　2018 年 11 月第 4 次印刷
书号　ISBN 978 - 7 - 5132 - 3368 - 2

定价　45.00 元
网址　www.cptcm.com

如有印装质量问题请与本社出版部调换（010—64405510）
版权专有·侵权必究

社长热线　010 64405720
购书热线　010 64065415　010 64065413
微信服务号　zgzyycbs

书店网址　csln.net/qksd/
官方微博　http：//e.weibo.com/cptcm

淘宝天猫网址　http：//zgzyycbs.tmall.com

全国中医药行业高等教育"十三五"规划教材

全国高等中医药院校规划教材（第十版）

专家指导委员会

名誉主任委员

王国强（国家卫生计生委副主任　国家中医药管理局局长）

主　任　委　员

王志勇（国家中医药管理局副局长）

副　主　任　委　员

王永炎（中国中医科学院名誉院长　中国工程院院士）

张伯礼（教育部高等学校中医学类专业教学指导委员会主任委员
　　　　　天津中医药大学校长）

卢国慧（国家中医药管理局人事教育司司长）

委　　　　　员（以姓氏笔画为序）

王省良（广州中医药大学校长）

王振宇（国家中医药管理局中医师资格认证中心主任）

方剑乔（浙江中医药大学校长）

孔祥骊（河北中医学院院长）

石学敏（天津中医药大学教授　中国工程院院士）

卢国慧（全国中医药高等教育学会理事长）

匡海学（教育部高等学校中药学类专业教学指导委员会主任委员
　　　　　黑龙江中医药大学教授）

吕文亮（湖北中医药大学校长）

刘　力（陕西中医药大学校长）

刘振民（全国中医药高等教育学会顾问　北京中医药大学教授）

安冬青（新疆医科大学副校长）

许二平（河南中医药大学校长）

孙忠人（黑龙江中医药大学校长）

严世芸（上海中医药大学教授）

李灿东（福建中医药大学校长）

李青山（山西中医药大学校长）

李金田（甘肃中医药大学校长）

杨　柱（贵阳中医学院院长）

杨关林（辽宁中医药大学校长）

余曙光（成都中医药大学校长）

宋柏林（长春中医药大学校长）

张欣霞（国家中医药管理局人事教育司师承继教处处长）

陈可冀（中国中医科学院研究员　中国科学院院士　国医大师）

陈明人（江西中医药大学校长）

武继彪（山东中医药大学校长）

范吉平（中国中医药出版社社长）

周仲瑛（南京中医药大学教授　国医大师）

周景玉（国家中医药管理局人事教育司综合协调处处长）

胡　刚（南京中医药大学校长）

谭元生（湖南中医药大学校长）

徐安龙（北京中医药大学校长）

徐建光（上海中医药大学校长）

唐　农（广西中医药大学校长）

彭代银（安徽中医药大学校长）

路志正（中国中医科学院研究员　国医大师）

熊　磊（云南中医学院院长）

秘 书 长

王　键（安徽中医药大学教授）

卢国慧（国家中医药管理局人事教育司司长）

范吉平（中国中医药出版社社长）

办公室主任

周景玉（国家中医药管理局人事教育司综合协调处处长）

林超岱（中国中医药出版社副社长）

李秀明（中国中医药出版社副社长）

李占永（中国中医药出版社副总编辑）

全国中医药行业高等教育"十三五"规划教材

编审专家组

组　长

王国强（国家卫生计生委副主任　国家中医药管理局局长）

副组长

张伯礼（中国工程院院士　天津中医药大学教授）

王志勇（国家中医药管理局副局长）

组　员

卢国慧（国家中医药管理局人事教育司司长）

严世芸（上海中医药大学教授）

吴勉华（南京中医药大学教授）

王之虹（长春中医药大学教授）

匡海学（黑龙江中医药大学教授）

王　键（安徽中医药大学教授）

刘红宁（江西中医药大学教授）

翟双庆（北京中医药大学教授）

胡鸿毅（上海中医药大学教授）

余曙光（成都中医药大学教授）

周桂桐（天津中医药大学教授）

石　岩（辽宁中医药大学教授）

黄必胜（湖北中医药大学教授）

前　言

为落实《国家中长期教育改革和发展规划纲要（2010–2020年）》《关于医教协同深化临床医学人才培养改革的意见》，适应新形势下我国中医药行业高等教育教学改革和中医药人才培养的需要，国家中医药管理局教材建设工作委员会办公室（以下简称"教材办"）、中国中医药出版社在国家中医药管理局领导下，在全国中医药行业高等教育规划教材专家指导委员会指导下，总结全国中医药行业历版教材特别是新世纪以来全国高等中医药院校规划教材建设的经验，制定了"'十三五'中医药教材改革工作方案"和"'十三五'中医药行业本科规划教材建设工作总体方案"，全面组织和规划了全国中医药行业高等教育"十三五"规划教材。鉴于由全国中医药行业主管部门主持编写的全国高等中医药院校规划教材目前已出版九版，为体现其系统性和传承性，本套教材在中国中医药教育史上称为第十版。

本套教材规划过程中，教材办认真听取了教育部中医学、中药学等专业教学指导委员会相关专家的意见，结合中医药教育教学一线教师的反馈意见，加强顶层设计和组织管理，在新世纪以来三版优秀教材的基础上，进一步明确了"正本清源，突出中医药特色，弘扬中医药优势，优化知识结构，做好基础课程和专业核心课程衔接"的建设目标，旨在适应新时期中医药教育事业发展和教学手段变革的需要，彰显现代中医药教育理念，在继承中创新，在发展中提高，打造符合中医药教育教学规律的经典教材。

本套教材建设过程中，教材办还聘请中医学、中药学、针灸推拿学三个专业德高望重的专家组成编审专家组，请他们参与主编确定，列席编写会议和定稿会议，对编写过程中遇到的问题提出指导性意见，参加教材间内容统筹、审读稿件等。

本套教材具有以下特点：

1. 加强顶层设计，强化中医经典地位

针对中医药人才成长的规律，正本清源，突出中医思维方式，体现中医药学科的人文特色和"读经典，做临床"的实践特点，突出中医理论在中医药教育教学和实践工作中的核心地位，与执业中医（药）师资格考试、中医住院医师规范化培训等工作对接，更具有针对性和实践性。

2. 精选编写队伍，汇集权威专家智慧

主编遴选严格按照程序进行，经过院校推荐、国家中医药管理局教材建设专家指导委员会专家评审、编审专家组认可后确定，确保公开、公平、公正。编委优先吸纳教学名师、学科带头人和一线优秀教师，集中了全国范围内各高等中医药院校的权威专家，确保了编写队伍的水平，体现了中医药行业规划教材的整体优势。

3. 突出精品意识，完善学科知识体系

结合教学实践环节的反馈意见，精心组织编写队伍进行编写大纲和样稿的讨论，要求每门教材立足专业需求，在保持内容稳定性、先进性、适用性的基础上，根据其在整个中医知识体系中的地位、学生知识结构和课程开设时间，突出本学科的教学重点，努力处理好继承与创新、理论与实践、基础与临床的关系。

4. 尝试形式创新，注重实践技能培养

为提升对学生实践技能的培养，配合高等中医药院校数字化教学的发展，更好地服务于中医药教学改革，本套教材在传承历版教材基本知识、基本理论、基本技能主体框架的基础上，将数字化作为重点建设目标，在中医药行业教育云平台的总体构架下，借助网络信息技术，为广大师生提供了丰富的教学资源和广阔的互动空间。

本套教材的建设，得到国家中医药管理局领导的指导与大力支持，凝聚了全国中医药行业高等教育工作者的集体智慧，体现了全国中医药行业齐心协力、求真务实的工作作风，代表了全国中医药行业为"十三五"期间中医药事业发展和人才培养所做的共同努力，谨向有关单位和个人致以衷心的感谢！希望本套教材的出版，能够对全国中医药行业高等教育教学的发展和中医药人才的培养产生积极的推动作用。

需要说明的是，尽管所有组织者与编写者竭尽心智，精益求精，本套教材仍有一定的提升空间，敬请各高等中医药院校广大师生提出宝贵意见和建议，以便今后修订和提高。

国家中医药管理局教材建设工作委员会办公室

中国中医药出版社

2016 年 6 月

编写说明

中医筋伤学是研究筋的解剖生理、病因病机、辨证诊断、治疗和预防的一门临床学科，是中医骨伤科学的重要组成部分。中医筋伤学课程是中医骨伤科学专业核心必修课程。本教材在国家中医药管理局教材建设工作委员会宏观指导下，以全面提高中医药人才的培养质量、积极与医疗卫生实践接轨、为临床服务为目标，依据中医药行业人才培养规律和实际需求，由国家中医药管理局教材建设工作委员会办公室组织建设的，旨在正本清源，突出中医思维方式，体现中医药学科的人文特色和"读经典，做临床"的实践特点。

本教材共五章。第一章概论，介绍了中医筋伤学的相关概念、发展简史及筋伤的病因病机和分类、诊断、治疗。第二章至第五章分述了上肢、下肢、躯干和其他特殊部位临床常见筋伤的病因病机、诊断要点、治疗、预防与调护等。本教材在吸收既往中医筋伤学教材经验的基础上，调整了部分教学内容，突出重点，增强了教材内容的实用性。编写纲目清楚，层次分明，教师好教，学生易学。同时注重保持中医骨伤特色，坚持理论联系实际，继承和发扬中医学的精华，并吸收了现代科学和西医学知识。希望采用本教材进行教学，能够使学生尽快全面、系统掌握中医筋伤学的基本理论和基本操作技能，为今后从事中医骨伤科临床工作奠定坚实的基础。

本教材供全国高等中医药院校中医学专业（骨伤方向）学生使用，还可供从事中医骨伤科的临床医师、教学与科研人员阅读参考。

本教材第一章概论由黄桂成、毕荣修、闵文执笔，第二章上肢筋伤由熊辉、王志刚、闻辉、樊效鸿、顾海潮执笔，第三章下肢筋伤由王平、周宾宾、陈朝晖、侯春艳、郝阳泉执笔，第四章躯干部筋伤由梁德、张杰、修忠标、崔学军执笔，第五章其他筋伤由宋敏执笔，附方索引由黄桂成、闵文汇编。

本教材在编写过程中得到了全国各高等中医药院校的大力支持，更得到了中国中医药出版社领导和编辑的大力支持与帮助，谨在此表示衷心的感谢！

由于时间紧迫，加之编写人员分散，集中统一不便，教材内容难免有不足或疏漏之处，诚望各院校的师生和广大读者多提宝贵意见，以便再版时修订提高。

《中医筋伤学》编委会

2016 年 5 月

目 录

第一章 概论 1

第一节 筋伤与筋伤学的概念 1
　一、中医筋伤学的概念 1
　二、筋的概念 1
　三、筋伤的概念 1
　四、"筋出槽""骨错缝"的概念 2
第二节 筋伤学发展简史 2
第三节 筋伤的病因病机和分类 5
　一、筋伤的病因病机 5
　二、筋伤的分类 10
第四节 筋伤的诊断 12
　一、筋伤的临床表现 12
　二、筋伤的检查方法 14
　三、筋伤的并发症 29
第五节 筋伤的治疗 30
　一、治疗原则 30
　二、手法 31
　三、固定 42
　四、练功 45
　五、药物 56
　六、其他疗法 59

第二章 上肢筋伤 69

第一节 肩与上臂部筋伤 69
　一、肩部扭挫伤 69
　二、冈上肌腱炎 71
　三、肩袖损伤 73
　四、肩关节周围炎 76
　五、肩峰下滑囊炎 80
　六、肱二头肌长头腱鞘炎 82

第二节 肘与前臂部筋伤 84
　一、肘部扭挫伤 84
　二、肱骨外上髁炎 85
　三、肱骨内上髁炎 87
　四、尺骨鹰嘴滑囊炎 89
　五、旋后肌综合征 90
　六、肘关节骨化性肌炎 92
　七、肘管综合征 94
　八、桡侧腕伸肌腱周围炎 95
第三节 腕与手部筋伤 96
　一、腕部扭挫伤 97
　二、桡尺远侧关节损伤 98
　三、腕管综合征 100
　四、腕尺管综合征 102
　五、腱鞘囊肿 104
　六、桡骨茎突狭窄性腱鞘炎 105
　七、指屈肌腱狭窄性腱鞘炎 106
　八、掌指与指间关节扭挫伤 108
　九、指伸、屈肌腱损伤 109

第三章 下肢筋伤 112

第一节 髋与大腿部筋伤 112
　一、髋部扭挫伤 112
　二、梨状肌综合征 113
　三、弹响髋 116
　四、髋关节一过性滑膜炎 117
　五、髋部滑囊炎 119
　六、臀肌挛缩症 120
　七、股四头肌损伤 122
第二节 膝与小腿部筋伤 124
　一、膝关节侧副韧带损伤 124

二、膝关节交叉韧带损伤 126
三、膝关节半月板损伤 128
四、髌腱损伤 130
五、髌周滑囊炎 131
六、髌骨软化症 132
七、髌下脂肪垫损伤 134
八、膝关节创伤性滑膜炎 135
九、腘窝囊肿 137
第三节 踝与足部筋伤 138
一、踝部扭伤 139
二、跗跖关节扭伤 140
三、跟腱断裂 142
四、跟腱周围炎 143
五、踝管综合征 145
六、跟痛症 146
七、跖痛症 147

第四章 躯干部筋伤 149

第一节 颈项部筋伤 149
一、颈部扭挫伤 149
二、颈椎病 150
三、颈椎间盘突出症 156
四、落枕 160
五、肌性斜颈 161
第二节 胸背部筋伤 163

一、胸部挫伤 163
二、胸廓出口综合征 164
三、肋软骨炎 166
第三节 腰骶尾部筋伤 167
一、急性腰扭伤 167
二、慢性腰肌劳损 170
三、腰椎间盘突出症 172
四、第3腰椎横突综合征 177
五、腰椎管狭窄症 178
六、腰椎滑脱症 180
七、骶髂关节扭伤 183
八、尾骨痛 185

第五章 其他筋伤 188

一、筋出槽 188
二、骨错缝 189
三、肌筋膜炎 190
四、纤维肌痛综合征 192
五、皮神经卡压综合征 194
六、颞下颌关节紊乱症 195

附方名录 198

主要参考书目 226

第一章 概 论

第一节 筋伤与筋伤学的概念

一、中医筋伤学的概念

中医筋伤学是研究筋的解剖生理、病因病机、辨证诊断、治疗和预防的一门临床学科。其主要研究内容是筋的损伤性疾病的发生发展及防治规律，比西医学所指的软组织损伤研究范围更广。

中医筋伤学是中医骨伤科学分化发展而形成的一个分支学科，是中医骨伤科学的重要组成部分。它与中医骨伤科学的其他临床分支学科如中医正骨学、中医骨病学等有着非常密切的关系。各种暴力造成骨折往往同时发生筋的损伤，有时骨折愈合、脱位整复后仍遗留筋的损伤。有些骨病在发生发展过程中也会引起筋的损伤。因此，准确把握中医筋伤学学科内涵及其与其他临床分支学科的关系，才能全面、正确、有效地防治筋伤疾病。

二、筋的概念

筋的概念复杂、范围较广。从狭义上讲，筋是对关节周围软组织的统称。从广义上讲，筋是对人体的头、四肢和躯干部位除坚硬骨骼以外所有软组织的统称。根据历代中医文献记载，结合西医学解剖知识，筋主要是指皮肤、皮下组织、肌肉、肌腱、筋膜、关节囊、韧带、腱鞘、滑囊、椎间盘、关节软骨盘、关节软骨、肢体血管和周围神经等软组织。

筋的生理功能主要是起联系骨骼、组成关节、维持关节稳定和运动关节等作用。

对于筋的解剖、生理，中医学很早就有所认识。《素问·五脏生成》记载："诸筋者，皆属于节。"亦即与骨节部分紧密连接的组织结构谓之筋。《素问·痿论》记载："宗筋主束骨而利机关也。"说明筋的主要功能为连属关节，络缀形体，主司关节运动。后世历代医家对于筋的认识，都是在《黄帝内经》的基础上发展起来的。

三、筋伤的概念

筋伤是指各种外来暴力或慢性劳损，以及风寒湿邪侵袭等原因造成筋的损伤，俗称"伤筋"。

筋伤是骨伤科最常见的疾病，骨伤科门诊中大部分都是筋伤患者。外来暴力的损伤或风寒湿外邪的侵袭，筋常常是首当其冲受到损害。在生产劳动、交通运输、体育运动、军事训练、日常生活，以及战争和自然灾害中皆可发生。

筋伤的主要症状是疼痛、肿胀和功能障碍。它是损害人类健康、影响劳动生产的主要疾病之一。随着疾病谱的改变，急慢性筋伤疾病逐渐增多。因此，加强对筋伤疾病的预防与治疗研究，是当前摆在骨伤科工作者面前的一项迫切任务。

对于筋伤疾病及其病因病机、临床表现等，历代医家有诸多论述。《素问·长刺节论》记载："病在筋，筋挛节痛，不可以行，名曰筋痹。"论述筋伤疾病多引起疼痛和肢体功能障碍。元代危亦林著的《世医得效方》记载："凡手臂肘出臼，此骨上段骨是臼，下段骨杵，四边筋脉锁定，或出臼，亦挫损筋。"论述暴力造成关节脱位同时伴有筋的损伤。清代胡廷光著的《伤科汇纂》中记载："如伤筋者，寒则拘紧，热则纵弛，在手足所过之处，则支转筋而痛……在肩则肩不能举，在膝则膝不能屈伸，皆筋之病也，亦不可不明。"论述筋伤疾病的病机有寒热之分，症状有关节僵硬和关节松弛之不同，以及筋伤主要临床表现为关节疼痛和肢体功能障碍，且肢体不同部位筋伤有不同功能障碍的特点。

四、"筋出槽""骨错缝"的概念

"筋出槽""骨错缝"是中医骨伤科的特有概念。它是对筋的解剖位置发生异常变化和关节发生微小错位，且引起肢体功能障碍等一类筋伤疾病的统称。它既是对该类筋伤疾病病机变化的概括，也方便于该类疾病的诊断和指导治疗。

"筋出槽"是指筋的解剖位置发生异常变化，且引起肢体功能障碍者。临床可表现为筋歪、筋走、筋翻、筋卷、筋转等。筋居之所，谓之筋槽。正常生理情况下，筋骨系统处于"骨正筋柔"的状态，用手触摸体表不易感觉到"筋槽"的存在。病理情况下，以手触摸筋伤之处，感觉筋的柔顺性下降，张力增高，或高出其周围正常的组织，甚或触及筋的凹槽，表明筋不在原来的筋槽内，故称之为"筋出槽"。

"骨错缝"是指关节发生微小错位，且引起肢体功能障碍者。中医学把人体诸多小关节、微动关节或联动关节的正常间隙称为"骨缝"。因此，由于外伤或劳损等原因造成这类关节的微小错位，且引起肢体功能障碍者，称为"骨错缝"。"骨错缝"与"关节脱位"都是关节解剖位置发生改变，伴有肢体功能障碍，但两者有明显区别。"骨错缝"多发生在小关节、微动关节或联动关节，外力相对较小，关节发生微小错位，一般 X 线检查难以发现。"关节脱位"可发生在任何关节而以大关节为多，外力相对较大，关节发生明显移位，X 线检查很容易发现。

第二节 筋伤学发展简史

中医筋伤学历史悠久，它是我国劳动人民在长期与筋伤疾病的斗争中创造发展起来的，并逐渐形成具有中医特色的理论体系和治疗方法的一门学科。

早在远古时代，我们的祖先就在这块伟大的土地上生活和劳动。为了生存，他们使用原始工具进行生产劳动，还要与野兽搏斗，或发生部落之间的战争，这必然会引起筋的损伤。伤后常常用手去抚摩，或用植物、矿物涂搽，或用树叶、树枝、藤条包扎及固定肢体，逐步从中总结出了治疗筋伤疾病的按摩、药物、固定等方法。这就是筋伤外治疗法的起源。

商代，甲骨文卜辞中就有"疾手""疾肘""疾胫""疾止"等病名记载，并采用按摩、外敷药物等方法治疗筋骨疾病。

周代，《周礼·天官冢宰》记载了"以酸养骨，以辛养筋，以咸养脉，以甘养肉"等理论。《礼记·月令》记载："命理瞻伤、察创、视折、审断，决狱讼，必端平。"蔡邕注："皮曰伤，肉曰创，骨曰折，骨肉皆绝曰断。"说明当时对筋骨损伤已经有了充分认识，并进行了分类。后世《吕氏春秋》记载了"昔陶唐之始，阴多滞伏而湛积……民气郁阏而滞着，筋骨瑟缩不达，故作为舞以宣导之"，提出用导引练功的方法来治疗筋骨疾病。

春秋战国时期，中医学经典著作《黄帝内经》详细记载了人体解剖、生理、病理、诊断及治疗等基本理论，其中阐发的肾主骨、肝主筋、脾主肌肉，以及气伤痛、形伤肿等学说和论述，奠定了中医筋伤学的理论基础。它不仅对"筋"的概念做了描述，还对"筋膜""经筋""宗筋""肌肉"等名词概念及其病变进行了论述。另外，《吕氏春秋·季春纪》记载："流水不腐，户枢不蠹，动也；形气亦然，形不动则不流，精不流则气郁。"其主张用练功的方法治疗足部"痿蹙"，即用练功治疗肢体筋脉弛缓、软弱无力、行动不便的疾病，为后世骨折筋伤疾病"动静结合"治疗理论奠定了基础。

汉代，中医骨外科鼻祖华佗已使用麻沸散麻醉，进行了骨外科手术，还创造了"五禽戏"，指出了练功活动在骨折筋伤疾病治疗中的重要作用。《神农本草经》中记载治疗折跌绝筋的药物及治疗腰痛、痹证的药物达 60 余种。《金匮要略》中记载有导引、吐纳、膏摩等方法，用于预防和治疗筋伤疾病。

晋代，葛洪著《肘后救卒方》，不仅对骨折、脱位治疗有详尽记载，而且对筋伤出现疼痛、肿胀等症状有描述。还记载有活血化瘀药物加酒内服以增强活血力量，使用药物外熨患处，以药酒、药醋涂搽患处等。

隋代，巢元方著《诸病源候论》，对筋伤列有"金疮伤筋断骨候""金疮筋急相引痛不得屈伸候"等专门证候，明确提出了筋伤有别于骨折脱位的诊断，对筋伤出现的症状也有所描述。该书还记载了开放伤口的正确缝合方法。

唐代，孙思邈著《备急千金要方》，较为全面地论述了筋伤的内外用药，提出了填骨髓、长肌肉、坚筋骨等治伤疗法，记载了"老子按摩法""天竺国按摩法"，归纳按摩手法有擦、捻、抱、推、捩、打、筑、捺等。蔺道人所著的《仙授理伤续断秘方》是现存最早的中医骨伤科专著，明确提出了治伤的原则，如清创缝合、手法复位、固定、练功、内外用药等。该书对筋伤的病因病机、早期及后期症状均有所论述。对于筋伤日久形成痹证，主张内外用药治疗。该书的问世，也标志着中医筋伤治疗的技术体系基本形成。

宋代，张杲著《医说》，记载了采用脚踏转轴法治疗骨折后膝、踝关节功能障碍的病例，说明这一时期对骨折筋伤的后期已经能够采用器械辅助练功锻炼治疗。

元代，李仲南著《永类钤方》及危亦林著《世医得效方》等，确立了骨伤三期用药原则，即损伤早期用活血化瘀法、损伤中期用养血舒筋法、损伤后期用培补肝肾法治疗，同时配合以辛热芳香、温经散寒和活血定痛为主的熏洗药、熨药、贴药和敷药等外治方法治疗筋伤疾病。

明代，薛己著《正体类要》两卷，上卷论正体主治大法及扑伤、坠跌金伤治验、汤火伤治验，下卷附诸方药。全书记载验案 65 则，载方 71 首，主要介绍跌打损伤的辨证论治。薛氏非常重视整体疗法，在该书序文中指出"肢体损于外，则气血伤于内，营卫有所不贯，脏腑由之不和"，阐明了骨伤科疾病局部与整体的辩证关系，这一论点对后世产生了巨大影响。朱橚等编著的《普济方》、异远真人所著的《跌损妙方》及李时珍的《本草纲目》和王肯堂的《证治准绳》等，均收集了有关筋伤的大量药物、方剂及医案等资料。

清代，吴谦等编著《医宗金鉴·正骨心法要旨》，系统地总结了清代以前治疗骨折筋伤的经验，对于筋伤的诊断、手法治疗记载详细。该书在手法总论中写道："盖一身之骨体，既非一致，而十二经筋之罗列序属，又各有不同，故必素知其体相，识其部位，一旦临证，机触于外，巧生于内，手随心转，法从手出……筋之弛、纵、卷、挛、翻、转、离、合，虽在肉里，以手扪之，自悉其情。"书中强调了用摸法诊断治疗筋伤的重要性，归纳了"摸""接""端""提""推""拿""按""摩"正骨八法，以推拿按摩手法治疗筋伤疾病。钱秀昌所著的《伤科补要》、胡廷光所著的《伤科汇纂》、赵竹泉所著的《伤科大成》等对筋伤的病因病机、辨证论治、手法治疗等都有较为详细的记载。至此，中医筋伤与中医正骨学科一样已经发展成熟，并形成了以武功治伤为主和以药物内治为主等治伤学术流派。

从晚清开始，中国沦为半封建半殖民地社会，由于封建主义的禁锢和帝国主义文化侵略的摧残，中医遭受濒临灭亡的厄运，中医筋伤学的诊疗技术赖师授家传才得以保存下来，而不致灭绝。

新中国成立后，党和政府制定了一系列中医政策，中医学获得了蓬勃发展。自 20 世纪 50 年代中期，全国各省市相继成立高等中医院校和中医医院，各地著名的中医骨伤科专家被聘请到中医院校和中医医院执教与医疗，使过去师授家传的筋伤学诊疗技术得到了系统整理和提高，并撰写成专著出版发行。如郭汉章著《实用正骨学》、郭春园著《平乐郭氏正骨法》、石筱山著《正骨疗法》、王子平等著《却病延年十二势》、朱兴恭著《临床正骨学》、李国衡著《伤骨诊疗》、杜自明著《中医正骨经验概述》等。还有一些老专家的经验也经总结后成为专著，如《刘寿山正骨经验》《陈氏祖传正骨疗法》《林如高正骨经验》《李墨林按摩疗法》等。中医筋伤学开始得到了全面继承和发展。自 20 世纪 80 年代开始，全国先后有 10 多所中医院校创立了骨伤科系，开设了中医骨伤科学专业或专业方向，编写全国统一的包括《中医筋伤学》在内的中医骨伤科学专业系列教材。各中医院校还先后开展了骨伤科专业研究生教育，培养了一批中医骨伤科专业的本科生、硕士研究生、博士研究生等各层次人才，为今后骨伤科事业的发展打下了坚实的基础。

60 多年来，我国骨伤科学工作者开展了筋伤常见疾病临床研究、治疗技术创新、中药研发和基础研究，均取得了可喜的成果。在常见病临床研究方面，采用推拿按摩、牵引疗法、中药治疗和练功等方法综合保守治疗颈椎病、腰椎间盘突出症，大幅度提高了临床疗效，使很多患者免受手术痛苦。2005 年，北京孙树椿等总结出"孙氏治疗颈椎病系列疗法"，将手法治疗系统化和规范化，其临床应用疗效确切，并作为国家中医药科技成果在全国推广。在治疗技术创新方面，朱汉章等创立了小针刀疗法治疗狭窄性腱鞘炎和筋膜粘连性疾患等，取得了显著的临床疗效，该疗法具有操作简便、疗效确切、患者痛苦少、费用低等优点。研制出了腰椎牵引床、颈椎牵引器、颈托等医疗器械。在中药研发方面，有壮骨关节丸、颈复康、腰痹痛胶囊、活血止痛胶囊、南星止痛膏等一大批内外用中药制剂相继问世。在基础研究方面，上海施杞、王拥军等开展椎间盘退变机制的基础研究，取得了阶段性研究成果等。近 10 年，现代检查技术如 CT、磁共振、关节镜等在临床上得到了普遍推广应用，筋伤疾病的诊断治疗水平获得较大的提升。

第三节 筋伤的病因病机和分类

一、筋伤的病因病机

（一）筋伤的病因

筋伤的病因是指引起筋伤的致病因素。筋伤的病因比较复杂，任归纳起来有外因和内因两大类。

1. 外因 外因是指从外界作用于人体而引起筋伤疾病的致病原因，主要是指外力伤害，但与外感六淫、邪毒感染也有密切关系。

（1）外力伤害 是指外界暴力所致的损伤，如跌仆、坠落、撞击、闪挫、扭捩、负重、锐器切割、压轧等所引起的筋伤。根据外力的性质不同，一般可分为直接暴力、间接暴力、肌肉强烈收缩、慢性劳损等四种。

①直接暴力 损伤发生在外来暴力直接作用部位。如棍棒打击、撞压碾轧等暴力所引起筋的挫伤。

②间接暴力 损伤发生在远离于外来暴力作用的部位。如强力扭转关节所引起筋的扭伤，可造成筋膜、肌腱、韧带的撕裂等。

③肌肉强烈收缩 肌肉突然强烈收缩可造成筋肉的牵拉撕裂伤。如突然弹跳、高处跳下、猛烈奔跑使腓肠肌、比目鱼肌猛力收缩，可导致跟腱撕裂损伤，甚则断裂。

④慢性劳损 是慢性筋伤的主要病因之一。长期、单调或反复地动作，应力作用于人体某一部位，可引起局部筋肉积劳成伤。如长期弯腰工作可造成腰肌劳损、反复伸腕用力可发生肱骨外上髁炎等。

（2）外感六淫 外感六淫与筋伤疾病关系密切。各种损伤可因风寒湿邪侵袭，经络阻滞，引起筋肉挛缩或松弛无力，或关节活动不利，肢体功能障碍，也可使急性筋伤缠绵难愈或使慢性筋伤症状加重。如落枕常与感受风寒湿邪有关。风寒湿邪侵袭是筋伤中比较常见的病因之一。

（3）邪毒感染 外伤后再感受邪毒，或邪毒从伤口乘虚而入，邪毒化热，热盛肉腐，脓毒形成，可引起局部或全身感染，出现各种变证。如开放性筋伤、严重的软组织挫伤可导致邪毒感染，严重者可引起化脓性骨髓炎、肢体组织缺血坏死等。

2. 内因 内因是指受人体内部因素影响而致筋伤的因素。无论是急性筋伤还是慢性劳损，外力伤害等外因固然起重要作用，但是否发病、发病的轻重与人体的内在因素有较为密切的关系。筋伤内因主要与患者的年龄、体质、局部解剖结构、职业工种和先天因素等有密切关系。

（1）年龄 筋伤的发病与患者的年龄有关。不同的年龄，筋伤的好发部位和发生率也不一样。儿童气血未盛，筋骨发育不全，易发生扭伤、错缝等，小儿易发生髋关节一过性滑膜炎等。青壮年人活动和运动多，易造成筋的扭挫伤、撕裂伤等。中老年人气虚血衰，筋骨懒惰，易发生劳损性、退行性疾病，如颈椎病、肩关节周围炎、腰肌劳损等。

（2）体质 筋伤的发生与体质的强弱有密切关系。体质因素与先天禀赋、后天摄养、锻炼等有关。先天禀赋不足或后天失养、缺乏体育锻炼者，气血亏虚，体质较弱，筋骨痿软，稍过劳累，即感筋骨酸痛，承受外来暴力和风寒湿邪侵袭的能力弱，易发生筋的损伤。先天充盛、善摄养、经常参加体育锻炼者，气血充沛，筋骨强壮，承受外来暴力和风寒湿邪侵袭的能力强，不易发生筋的损伤。即使遇有损伤，一般恢复也较快。

（3）局部解剖结构　　筋伤的发生与局部解剖结构有密切关系。一方面是局部解剖结构本身的强弱对筋伤的影响。人体解剖结构有强弱之分，有些部位的解剖结构较强，不易造成损伤；有些部位的解剖结构较弱，容易发生损伤。如髋关节骨质结构和周围的韧带等组织都较强大，若非较强大暴力不易造成髋关节部位的筋伤。而肩关节是全身活动范围最大的关节，其关节盂小而浅，关节周围韧带也较薄弱，故损伤的机会也就比其他部位多。另一方面，局部解剖结构的特殊性导致某些部位容易发生筋伤。如踝关节是人体的负重关节，承受踝关节以上的肢体重量，在行走、跑步等运动时踝关节承受的负荷可达到数倍体重，而维持踝关节动态稳定的胫、腓侧副韧带相对而言显得较为薄弱，因而遭受外力时容易受到损伤，发生筋膜、韧带不完全断裂伤或完全断裂伤。位于多动关节骨突或骨沟内的肌腱和腱鞘，也常容易发生肌腱炎或腱鞘炎。

（4）职业工种　　筋伤的发生与职业也有一定的关系。职业工种不同，所处的工作环境和工作性质不同，常见的筋伤疾病也不同。如长期伏案工作人员易发生颈部肌肉筋膜劳损和颈椎病，运动员、舞蹈演员或杂技演员易发生扭挫伤，网球运动员易患网球肘。手部筋伤多发生在手部劳动频繁或缺乏必要防护设备的机械工人、编织工人等，如肌腱炎、腱鞘炎、腕管综合征等。长期弯腰负重工作者，如搬运工人则易发生腰肌劳损、腰椎间盘突出症等。因此，从某种意义上讲，职业工种也可说是筋伤的一种致病因素。

（5）先天因素　　筋伤的发生与先天禀赋也有密切关系。先天解剖结构异常，承受外力的能力相应减弱，容易发生筋伤。例如第1骶椎的隐性脊柱裂，由于棘突缺如，棘上韧带与棘间韧带失去良好的依附，腰骶部的稳定性受到影响，这种局部解剖结构的先天异常容易造成腰部劳损。

3. 内因与外因的关系　　不同的外因可以引起不同的筋伤疾病。但由于内因的影响，在同一外因情况下，筋伤的种类、性质和程度都可有所不同。所以，筋伤疾病的发生，外因虽然是重要的，但亦不能忽视内因。必须正确认识外因与内因之间的辩证关系，通过疾病的症状、体征、发生、发展及相关处理过程来分析病因病机，从而为临床治疗提供根据，亦即是要做到辨证求因、审因论治。

（二）筋伤的病机

筋伤的病机是指筋伤疾病发生、发展变化的机理。正常人体是由脏腑、经络、皮肉、筋骨、气血、津液等共同组成的一个生命整体。筋的局部损伤必然导致脏腑、经络、气血、津液的功能紊乱，从而出现相应的证候。明代薛己的《正体类要》曰："肢体损于外，则气血伤于内，营卫有所不贯，脏腑由之不和，岂可纯任手法，而不求之脉理，审其虚实，以施补泻哉？"其明确指出了外伤与内损、局部与整体之间的辩证关系，阐明了损伤的病理机制和发展变化的规律。筋伤的病机归纳起来有气血病机、津液病机、脏腑病机、经络病机、筋骨关节病机等。

1. 筋伤的气血病机　　急性筋伤，急骤的暴力作用常导致气血运行失常而产生一系列的病理改变。慢性筋伤，素体气血虚弱，筋肉失养，易发生筋的慢性劳损。筋伤的气血病机有伤气和伤血的不同，但两者常相互影响。

（1）伤气　因用力过度、跌仆闪挫或击撞胸部等因素造成筋伤，导致人体气机运行失常，乃至脏腑发生病变，出现"气"的功能障碍及相应的病理现象。一般表现为气滞与气虚，损伤严重者可出现气闭、气脱等。

①气滞　气运行于全身，正常时流通舒畅，当人体某一部位筋伤或某一脏腑发生病变，都可使气的流通发生障碍，出现"气滞"的病理现象。《素问·阴阳应象大论》说："气伤痛，形伤肿。"气本无形，郁滞则气聚，聚则似有形而实无质，气机不通之处，即伤病之所在，常出现胀闷疼痛。如气滞发生于胸胁，则出现胸胁胀痛，呼吸、咳嗽时均可牵掣作痛等。损伤气滞的特点为外无肿形，痛无定处，自觉疼痛范围较广，体表无明确压痛点。单纯气滞在筋伤中多见于胸胁迸伤或挫伤。

②气虚　气虚是全身或某一脏腑、器官、组织出现功能不足和衰退的病理现象。在筋伤疾病中，某些慢性筋伤、严重筋伤后期和体质虚弱或老年患者等均可见到。其主要证候是伤痛绵绵不休、疲倦乏力、语声低微、气短、自汗、脉细软无力等。

③气闭　常为损伤严重而骤然导致气血错乱，气为血壅，气闭不宣。其主要证候为出现一时性的晕厥、不省人事、窒息、烦躁妄动、四肢抽搐或昏睡困顿等。常见于严重筋伤的患者。

④气脱　严重筋伤可造成本元不固而出现气脱，是气虚最严重的表现。如损伤引起大出血，可造成气随血脱。表现为呼吸浅促、面色苍白、四肢厥冷、二便失禁、脉微弱等。常发生于开放性筋伤失血过多、严重肢体碾压伤等患者。

（2）伤血　由于跌打、挤压、挫撞等伤及血脉，导致出血或瘀血停积。筋伤后血的功能失常可出现各种病理现象，主要有血瘀、血虚、血脱和血热。

①血瘀　血瘀可由局部损伤出血及各种内脏和组织发生病变所形成。在筋伤疾患中的血瘀多由于局部损伤出血所致。血有形，形伤肿，瘀血阻滞，经脉不通，不通则痛，故血瘀出现局部肿胀、疼痛。疼痛性质如针刺刀割，痛点固定不移，是血瘀最突出的一个症状。血瘀还可在伤处出现肿胀青紫，同时由于瘀血不去，可使血不循经，反复出血不止。在全身症状表现为面色晦暗、唇舌青紫、脉细或涩等。在筋伤疾患中，气滞血瘀常常并见，《素问·阴阳应象大论》指出："气伤痛，形伤肿。故先痛而后肿者，气伤形也；先肿而后痛者，形伤气也。"临床上多见气血两伤，肿痛并见，唯有所偏胜，或伤气偏重，或伤血偏重，以及先痛后肿，或先肿后痛等不同情况。

②血虚　血虚是体内血液不足所发生的病变，其原因主要是由于失血过多，或心脾功能不佳，生血不足所致。在筋伤疾患中，由于失血过多，新血一时未及补充；或因瘀血不去，新血不生；或素体肝肾亏虚，肝血肾精不充，都能导致血虚。血虚证候表现为面色不华或萎黄、头晕、目眩、心悸、手足发麻、心烦失眠、爪甲色淡、唇舌淡白、脉细无力。在筋伤疾患中，还可表现为局部损伤之处久延不愈，甚至血虚筋挛、皮肤干燥、头发枯焦，或关节缺少血液滋养而僵硬、活动不利。血虚患者，往往由于全身功能衰退，同时可出现气虚证候。气血俱虚在筋伤疾患中表现为损伤局部愈合缓慢、功能长期不能恢复等。

③血脱　在严重的开放性筋伤、碾压伤等急性筋伤大量失血时，往往会出现四肢厥冷、大汗淋漓、烦躁不安，甚至晕厥等虚脱症状。血虽以气为帅，但气的宁谧温煦需血的濡养。失血过多时，气浮越于外而耗散、脱亡，出现气随血脱、血脱气散的虚脱证候。

NOTE

④血热　筋伤后积瘀化热或肝火炽盛、血分有热均可引起血热。临床可见发热、口渴、心烦、舌红绛、脉数等证候，严重者可出现高热昏迷。积瘀化热，邪毒感染，尚可致局部血肉腐败，酝酿液化成脓。

筋伤发生时，大多气血同时受损，伤气和伤血又相互影响，故筋伤往往气血同病，出现气滞血瘀、气血两虚等证候。

2. 筋伤的津液病机　筋伤可导致津液代谢失常，或为津液灼伤耗伤，或为津液停聚停积。

急性伤筋而致血瘀时，由于积瘀生热，热邪灼伤津液，可使津液出现一时性消耗过多，而不能很好发挥滋润作用，出现口渴、咽燥、大便干结、小便短少、舌苔黄而干糙等症。若重伤久病，常能严重耗伤阴液，除了可见较重的伤津证候外，还可见全身情况差、舌色红绛而干燥、舌体瘦小、舌苔光剥、口干而不甚欲饮等。

急性伤筋的组织破坏、慢性伤筋的组织劳损，或风寒湿邪侵袭致病，均可致津液代谢失调而发生局部肿胀或肢体水肿。若有关脏腑气机失调，影响三焦气化，妨碍津液正常运行，可发生囊肿或慢性滑膜囊炎等。

3. 筋伤的脏腑病机　较重的急性筋伤可累及脏腑，脏腑功能不足容易发生筋肉劳损，或使筋伤疾患缠绵难愈。正如《杂病源流犀烛·跌仆闪挫源流》中所说："虽受跌仆闪挫者，为一身之皮肉筋骨，而气既滞，血既瘀，其损伤之患，必由外侵内，而经络脏腑并与俱伤……其治之法，亦必于经络脏腑间求之。"筋伤与肝、肾、脾、胃、心、肺等脏腑关系最为密切。

（1）筋伤的肝、肾病机　主要有肝血不足、肝血凝滞、肝经气滞、肾精亏虚和肾气虚弱等。

①肝血不足　急性筋伤失血较多，或肝虚藏血不足，血不养筋，则出现手足拘挛、肢体麻木、屈伸不利等症。

②肝血凝滞　急性筋伤较重，恶血留内，则出现瘀肿难消、局部刺痛或胀痛等症。正如《医宗金鉴·正骨心法要旨》中所说："凡跌打损伤、坠堕之证，恶血留内，则不分何经，皆以肝为主。盖肝主血也，故败血凝滞，从其所属必归于肝。"

③肝经气滞　跌仆闪挫进伤发生在胸胁少腹处，可造成肝经气机阻滞，发生胸胁少腹疼痛、痛处走窜等症。

④肾精亏虚　先天禀赋肾精不足，可致某些骨骼发育畸形，中老年后易发生筋的慢性劳损而出现局部疼痛、活动不便等。肾精不足，骨髓空虚，筋骨失养，可致腿足痿弱而行动不便等症。

⑤肾气虚弱　中老年肾气虚弱或久病肾虚，筋骨不坚，易患腰部扭闪和劳损等筋伤疾患，从而出现腰背酸痛、膝软冷痛、活动受限等症状。《诸病源候论·腰痛不得挽仰候》中指出，"肾主腰脚"，"劳损于肾，动伤经络，又为风冷所侵，血气搏击，故腰痛也"。《医宗必读》也认为腰痛的病因"有寒有湿，有风热，有挫闪，有瘀血，有滞气，有积痰，皆标也。肾虚，其本也"。

"肝主筋"，故筋伤疾患多归属于肝。"肾主骨""肝肾同源"，故慢性筋伤疾患常常肝肾亏虚并见。

（2）筋伤的脾、胃病机　主要为脾胃虚弱、筋肉失养。

《素问·痿论》曰："脾主身之肌肉。"《灵枢·本神》曰："脾气虚则四肢不用。"筋伤患者，若脾胃虚弱，运化失常，气血生化乏源，筋肉失去濡养，则可发生肌肉瘦削、四肢疲惫、软弱无力等症，急性筋伤后期往往不易恢复。脾胃运化功能正常，则消化吸收功能旺盛，水谷精微得以生气化血，气血充足，输布全身，筋肉损伤也较容易恢复。

（3）筋伤的心、肺病机 主要有肺气虚弱、心血不足等。

①肺气虚弱 急性筋伤或久病及肺，肺的功能受损，不但会影响呼吸功能，而且也会影响气的生成，从而导致全身性的气虚，出现体倦无力、气短、自汗等症状。

②心血不足 筋伤后出血过多，血液不足，可导致心血虚损，心气也会随之不足，则出现心悸、胸闷、眩晕等症。

心主血，肺主气，心肺同处上焦，人体气血的正常循环输布，赖于心肺的共同推动来完成。故临床常见心肺同病，如心肺气虚、心肺气血两虚等。

4. 筋伤的经络病机 筋伤的经络病机比较复杂，既有脏腑、经络、筋肉病变相互影响传变的病机，又有经络损伤的局部病机。经络内联脏腑，外络支节。脏腑的病变可以累及经络，如经络运行阻滞，会影响其循行所过筋肉组织的功能，出现相应部位的证候。筋肉经络损伤病变又可内传脏腑，出现脏腑失和的表现。

经络的局部损伤病机主要有经络损伤、络脉失和等。

①经络损伤 急性筋伤经络受损，气血阻塞，不得宣通，导致局部气滞血瘀，发生疼痛、肿胀、关节活动受限等症。

②络脉失和 慢性筋伤筋肉劳损，导致局部络脉不和，筋肉失养，发生隐痛、微肿、关节活动不便等症。

5. 筋伤的筋骨关节病机 是指在筋伤过程中筋骨关节本身损伤的病理状况。有筋伤的筋病病机和筋伤的骨关节病机。

（1）筋伤的筋病病机 急性筋伤与慢性筋伤的病机有所不同。急性筋伤多为暴力致伤，以造成筋的组织破坏为主。慢性筋伤多为积劳成损，以筋的组织炎性反应、增生肥厚或挛缩等为主，并可继发血管、神经受压等病理变化。

①急性筋伤病机 暴力的大小、方式不同，决定筋的损伤破坏程度。暴力较小的扭挫伤，则发生肌腱、韧带、筋膜、肌肉等组织的纤维撕裂或轻度挫伤。暴力较大的关节强力扭转、肌肉猛力收缩和碾压伤等，可造成肌腱、韧带、肌肉、筋膜或关节囊等组织的部分撕裂或部分断裂。暴力强大的关节极度扭转、肌肉强力收缩和碾压伤、锐器切割伤等，可发生肌腱、韧带、肌肉和周围神经、血管等完全断裂。以上筋的损伤均可导致损伤局部不同程度的疼痛、肿胀、瘀血或出血、关节功能障碍等症状。

②慢性筋伤病机 因劳逸失度、姿势不正或长期单一姿势，外力积累可导致筋的慢性劳损。若体虚筋骨不坚，或筋骨发育不良，或外感风寒湿邪，则更易发生筋的慢性劳损。其病理主要是组织的无菌性炎症，可发生在关节周围肌肉起止点、筋膜、肌肉、韧带、肌腱、肌腱周围、腱鞘、滑囊、滑膜、软骨等组织而患相应的疾病。若组织发生囊性改变可患囊肿疾病。长期反复的无菌性炎症可引起肌肉、韧带等组织的增生肥厚或挛缩，造成骨纤维鞘管狭窄，压迫从其中通过的神经或血管等组织而产生相应的症状，亦可单独发生肌肉挛缩症。若发生椎间盘纤维环退变膨隆或纤维环破裂髓核突出，刺激或压迫神经或血管等组织，可患椎间盘突出症或颈椎病等。慢性筋伤所导致的症状比较复杂，主要有疼痛、肿胀和关节功能障碍等，但其程度

较急性筋伤轻。

（2）筋伤的骨关节病机　主要有骨错缝、关节失稳和骨断筋伤。

①骨错缝　由于外力作用或劳损等原因造成小关节、微动关节或联动关节的微小错位，不能自行恢复，可出现局部轻度疼痛、关节活动受限等症状。如腕间关节错缝、腰椎小关节错缝等。

②关节失稳　由于外力作用或劳损等原因造成关节周围的筋膜、韧带等组织损伤或松弛，不能维系关节正常的稳定性，从而发生关节失稳。桡尺远侧关节损伤可发生桡尺远侧关节失稳等。

③骨断筋伤　在骨折和关节脱位发生过程中，大多伴有筋膜、韧带或关节囊等筋的损伤。骨折治疗后期往往发生筋膜、韧带、关节囊等软组织的粘连和挛缩，造成关节活动障碍或关节僵硬。关节脱位整复固定后，其病机就是筋伤。因此，在骨折和关节脱位治疗时要筋骨并重，不可偏废。

二、筋伤的分类

筋伤的分类是根据损伤的性质、时间、方式、病理、部位、程度等不同，对筋伤疾病进行不同类型的划分。其有利于认识不同类型筋伤疾病的发生发展变化规律和指导临床诊断治疗。古代筋伤分类和现代筋伤分类有较大差别，现将两种筋伤分类方法分述如下。

（一）　古代筋伤分类

我国古代对筋伤的分类较为精细，在古代文献中有筋断、筋转、筋歪、筋走、筋翻、筋强、筋粗、筋结、筋缩、筋痿、筋柔等具体名称的分类描述。

1. 筋断　是指筋伤后筋的全部或部分断裂。

2. 筋走　是指筋扭伤后偏离原来正常的解剖位置，又称筋转、筋歪、筋翻等。

3. 筋强　是指筋伤后筋肉关节僵硬强直，多见于陈伤瘀结不化。

4. 筋粗　是指筋伤后筋较正常为粗，多因瘀血阻滞、组织增生变性或痉挛所致。

5. 筋结　是指筋伤后气血凝滞，出现结节状或囊肿状的局限性肿块。

6. 筋缩　是指筋伤后筋腱出现短缩现象，多见于损伤后关节固定时间较长，发生粘连或因固定于特定位置上出现特定的筋挛缩，造成关节活动功能障碍。

7. 筋痿　是指筋伤后筋腱功能减弱，痿软无力。

8. 筋柔　是指筋伤后关节松弛乏力。

以上分类方法是古代中医对筋伤病因病机及临床表现特征的高度概括，但这种分类方法现在已不常用。

（二）　现代筋伤分类

目前，临床上主要采用以下分类方法对筋伤进行分类。

1. 根据损伤性质分类　根据筋伤过程中外力作用性质的不同可分为急性筋伤和慢性筋伤。

（1）急性筋伤　是突然暴力造成筋的损伤，暴力作用的时间短暂，单位时间内造成的损伤较大，多由直接暴力、间接暴力、肌肉强力牵拉暴力所导致。急性筋伤有明显的外伤史，局部疼痛、肿胀、功能障碍等较明显。

（2）慢性筋伤　是指因劳逸失度、姿势不正或长期单一姿势，外力积累导致筋的慢性劳损。慢性筋伤好发于多动关节及负重部位。由于局部频繁活动，劳作过度，操作姿势不当，致使肌筋疲劳与磨损，气血运行不畅，筋失荣养。如长期伏案工作容易形成颈项部肌肉筋膜劳损、颈椎病等；腰部长期负重或反复弯腰劳作容易导致腰肌劳损、腰椎间盘突出症等。

2. 根据受伤时间长短分类 可分为新鲜性筋伤和陈旧性筋伤。

（1）新鲜性筋伤 亦称为新伤，一般指受伤后 2～3 周的筋伤。

（2）陈旧性筋伤 又称为陈伤、宿伤，是指筋伤后超过 3 周未愈者。

急性筋伤因失治或治疗不当可发展成为陈旧性筋伤。急性筋伤延误治疗或治疗不当，迁延日久，外伤瘀血凝结，积久不散，或与风寒湿邪相杂合，经络阻滞，以致伤处气血滞涩，血不养筋，可引起筋肉挛缩、关节僵硬等症状。

3. 根据受伤的方式分类 根据受伤的方式不同，急性筋伤可分为扭伤、挫伤、碾压伤、切割伤等。

（1）扭伤 任何关节（包括可动关节和微动关节）由于旋转、牵拉或肌肉猛烈而不协调的收缩等间接暴力，使其突然发生超出正常生理活动范围时，造成肌肉、肌腱、韧带、筋膜或关节囊被过度扭曲、牵拉或引起撕裂、断裂或移位，甚至可能引起关节的错缝。例如，因行走或奔跑于不平坦的道路上，或由高处跌下，或因踏入凹陷处，使足突然发生内翻或外翻，引起踝关节侧副韧带等组织的损伤，即属于扭伤。

（2）挫伤 是指跌仆撞击、重物打击等直接暴力作用于肢体而引起的闭合性软组织损伤。挫伤以外力直接作用于肢体局部皮肤皮下或深部组织损伤为主，轻则局部出现血肿、瘀血，重则肌肉、肌腱断裂，或骨错缝，或血管、神经严重损伤，可伤及气血、经脉，甚至伤及脏腑而造成内伤。如棍棒直接打击胸部而造成胸壁急性软组织损伤，即属于挫伤。

（3）碾压伤 由于钝性物体的推移挤压与旋转挤压直接作用于肢体，造成以皮下及深部组织为主的严重损伤，往往形成皮下组织的挫伤及肢体皮肤的撕脱伤。如上肢被绞入机器传动皮带内、肢体被慢行的汽车轮碾压等造成的软组织损伤，即属于碾压伤，常伴有不同程度的皮肤撕脱或皮肤套式撕脱等严重损伤。

（4）切割伤 皮肤、皮下组织或深层组织受到刀片、玻璃片等锐器的切割而发生破损裂伤，称为切割伤。切割伤的伤口特点是比较整齐、裂开小、出血多，严重者可切断肌肉、肌腱、血管、神经等重要组织。

4. 根据筋伤的病理分类 根据筋伤的病理性质不同，可分为筋伤血瘀、筋出槽（筋位异常）、筋撕裂伤、筋断裂伤和骨错缝等五种。

（1）筋伤血瘀 是指软组织受损后，局部血离经隧，小血管撕裂，浆液渗出，形成反应性肿胀，使气血循行不畅，血瘀不通，经络阻滞，但一般不引起严重的功能障碍。

（2）筋出槽（筋位异常） 是指肌腱、韧带、关节软骨盘等组织由于损伤导致位置发生异常改变，亦即筋歪、筋走、筋翻等。如腓骨长、短肌腱滑脱等。由于筋位改变，常导致关节功能障碍。若仔细触摸，可发现肌腱、韧带等组织位置发生异常。

（3）筋撕裂伤 是指由于扭转、肌肉收缩牵拉等较大外力造成筋的部分断裂损伤。一般腰部、腕部、踝部及指骨间关节的扭伤易导致不同程度的筋膜、韧带、关节囊等撕裂伤。肌腱周围的筋膜被撕裂，肌腱失去筋膜组织维系，可发生肌腱移位，即所谓的筋走、筋歪、筋离等。筋肉、韧带、关节囊等撕裂伤，可发生关节失稳。筋撕裂伤后期可因组织坏死、瘢痕化而

NOTE

发生筋肉的挛缩僵硬，痿软无力，即所谓的筋硬、筋缩、筋软、筋痿等。

（4）筋断裂伤   是指由于扭转、肌肉收缩牵拉等强大外力，或锐器切割造成肌腱、韧带、肌肉等组织完全断裂损伤。如起跑弹跳用力过猛，小腿三头肌强力收缩可造成跟腱断裂，膝关节强力扭转可发生侧副韧带断裂。

（5）骨错缝   是指联动关节和微动关节在外力作用下发生的微小错位，也称为关节骨缝错开，多因扭伤、挫伤而发生。骨错缝可引起关节功能活动障碍和局部疼痛、肿胀等症状。

5. 根据损伤后皮肤、黏膜的完整性是否破坏分类   可分为开放性筋伤和闭合性筋伤。

（1）开放性筋伤   是指急性筋伤部位的皮肤或黏膜破裂，皮下及深部组织与外界相通者。切割伤、爆炸伤、严重碾压伤等多造成开放性筋伤，易发生局部感染。

（2）闭合性筋伤   是指急性筋伤部位的皮肤或黏膜完整，皮下及深部组织未与外界相通者。一般扭伤、撞击伤等多属于闭合性筋伤。

6. 根据损伤的部位分类   根据筋伤发生于肢体部位的不同，可分为躯干筋伤、上肢筋伤、下肢筋伤等。躯干筋伤又可分为颈项部筋伤、胸背部筋伤、腰骶部筋伤等。上肢筋伤又可分为肩部筋伤、上臂部筋伤、肘部筋伤、前臂部筋伤、腕部筋伤、手部筋伤等。下肢筋伤又可分为髋部筋伤、大腿部筋伤、膝部筋伤、小腿部筋伤、踝部筋伤、足部筋伤等。

7. 根据损伤程度分类   根据暴力作用于人体后导致筋伤的程度不同，可分为轻度筋伤和重度筋伤。

（1）轻度筋伤   又称为轻伤，受伤程度较轻，伤后恢复较快。一般的扭挫伤多属于轻度筋伤。

（2）重度筋伤   又称为重伤，受伤程度较重，伤后恢复时间较长。严重的切割伤、碾压伤、撕裂伤，或肌腱、韧带断裂伤，以及合并血管、神经损伤，均属于重度筋伤。

上述分类方法在临床上常常复合使用，如急性髋部扭伤就是根据筋伤的受伤性质、部位和方式等三种分类方法综合起来使用的。

第四节   筋伤的诊断

筋伤的正确诊断有赖于丰富的解剖知识、准确了解病史及认真仔细查体，结合实验室和影像学等辅助检查，通过望、闻、问、切四诊，在搜集临床资料的基础上，全面了解病情，才能做出正确的诊断。

一、筋伤的临床表现

全面系统地掌握筋伤的临床表现是筋伤诊断的重要环节，对收集的临床资料加以正确的分析、归纳是做出筋伤正确诊断的基础。筋伤的临床表现主要有疼痛、肿胀和功能障碍等，但因导致筋伤的外力大小、性质和程度的不同，其表现也各不相同。临床表现多与损伤的程度和部位有关。一般急性筋伤发病突然，大都有明显的外伤史，临床症状比较典型，诊断比较容易，但要注意是否有骨折、脱位、血管神经损伤等并发症。慢性筋伤一般无明显的外伤史，起病缓慢，发病原因也多种多样，临床症状大多逐渐出现，易发生漏诊或误诊，要注意鉴别诊断。掌握筋伤的临床表现对于正确诊断筋伤疾病有很大帮助。

（一）全身情况

轻微或慢性的筋伤患者可无全身症状。较重的急性筋伤由于瘀血停聚，积瘀化热，常有发热，体温一般在38.5℃以内，多在5~7天后逐步恢复正常，可伴有口渴、口苦、心烦、尿赤、便秘、夜寐不安、舌质红、苔黄、脉弦紧或浮数等。若严重挤压伤导致肌肉坏死者，可并发酸中毒、高血钾、肌红蛋白尿、急性肾衰竭等。若筋伤伴有失血过多，或兼有内脏损伤者，可发生创伤性休克。

（二）局部症状

1. 疼痛压痛　筋伤疼痛多系肢体受到外来暴力撞击，强力扭转或牵拉压迫等原因，使筋脉受损、气滞血瘀、经络阻塞不通所致。一般急性筋伤疼痛较剧烈，多为锐痛、刺痛等。挫伤积血致气血壅聚者，疼痛多呈钝痛、胀痛。慢性筋伤疼痛多为酸痛、胀痛、隐痛等，常与牵拉有关，多因陈伤或劳损致气血瘀阻或复感风寒湿邪痹阻经络而致，或与天气变化有关。若增生物、突出物压迫或刺激神经者，则可有神经支配区域内放射性疼痛或麻木感。肌肉、神经或血管损伤一般在受伤后立即出现持续性疼痛，而肌腱、筋膜、肋软骨等部位损伤产生的疼痛常在突然发作后缓解一段时间，然后疼痛又逐渐加重。

筋伤局部均有压痛，其程度视发病急慢、病位浅深、伤情轻重和受伤部位不同而异。急性筋伤压痛明显，多拒按。慢性筋伤压痛较轻，不拒按，多在特定部位有压痛点，有时可触及筋束或筋结，常伴有某些特殊的体征。无论是对急性还是慢性筋伤患者，都要仔细确定主要的压痛点。压痛点往往是病灶所在，对慢性筋伤患者尤为重要。

2. 瘀血肿胀　一般筋伤均有不同程度的局部肿胀，其肿胀程度多与外力大小、损伤的程度有关。外力小，损伤程度轻，或慢性筋伤患者，局部肿胀也就较轻；外力大，损伤程度重，局部肿胀就较严重。伤后血管破裂形成血肿，肿胀局部呈现青紫色或瘀斑，一般比较局限，若出血较多的局部血肿有波动感，约两周后，瘀肿大部分消退，瘀斑转为黄褐色。血管未破者，局部肿胀多为神经组织反射性地引起血管壁渗透性增加所致。较大面积的碾挫伤，因损伤面积较大，渗出液也较多，肿胀多发生在浅表层，波动感较明显，临床上称为潜行剥脱伤。此外，临床上还常见一种慢性肿胀，当患肢远端处于低位时肿胀明显加重，称为体位性水肿。其主要原因是由于四肢筋伤后伤情较重，经络受损，气血运行不畅；或包扎固定过紧，影响气血流通；或下肢长时间处于下垂位，活动少，局部静脉回流不畅；等等。此多见于年老体弱患者。

3. 功能障碍　筋伤后的肢体由于疼痛和肿胀，大多会出现不同程度的功能障碍。检查关节的运动和活动范围及肌力，对于损伤部位的诊断帮助很大。有无超过正常运动范围的活动，对鉴别肌肉、肌腱或韧带等属撕裂伤还是断裂伤有很大意义。神经系统损伤可以引起支配区域感觉障碍或肢体功能丧失。因神经损伤、肌腱断裂引起的功能障碍，其特点是主动活动障碍，被动活动正常。若关节主动活动和被动活动都受限者，一般是因为损伤后肌肉、肌腱、关节囊粘连挛缩而引起关节活动障碍。

4. 畸形　筋伤后可能出现畸形，但与骨折畸形有明显区别。筋伤畸形多由肌肉、韧带断裂收缩所致。如肌肉、韧带断裂后，可出现收缩性隆凸，断裂缺损处有空虚凹陷畸形。例如，前锯肌损伤可以出现翼状肩胛畸形，检查时要仔细辨别，并与健侧肢体对比。

5. 肌肉萎缩　肌肉萎缩是慢性筋伤的常见症状。由于伤后气血瘀阻，疼痛及包扎固定使肢体活动减少，肌肉的收缩力降低，造成气血运行失常，日久导致局限性肌萎缩，一般称为失用性肌萎缩，在功能训练后可逐步恢复。

二、筋伤的检查方法

（一）望诊

对筋伤患者进行诊治时，应该首先通过望诊来进行全面观察。人体外部和体内五脏六腑有着密切的联系，故对于筋伤望诊，不仅要重视对损伤局部的观察，还要包括对人体的神、色、形、舌等进行观察，借以推断体内病情变化。

1. 望全身

（1）望神色　首先通过查看神色变化来判断筋伤的轻重缓急。神色指神态和气色而言，神的存亡是推断病情轻重转归的根本。一般筋伤对神色影响不大。较严重的筋伤或筋伤日久体质虚弱者，则可出现精神萎靡、色泽晦暗、面容憔悴等症状。严重筋伤者，若出现神志不清、面色苍白或发绀、呼吸微促等症，则表明精气衰亡，是危候。

（2）望形态　望形态可以了解损伤部位和病情轻重。主要观察患者体质的强弱、胖瘦及肢体的姿势和体位。形态发生改变多见于严重筋伤或合并骨折、脱位等。例如，急性腰扭伤患者身体多向患侧侧屈，且有用手支撑腰部等姿势；落枕患者颈部僵直，转头时常连同身体一起转动；等等。

2. 望局部

（1）望畸形　筋伤可能引起肢体畸形，但筋伤畸形往往没有骨折、脱位时的畸形明显，因此需要仔细观察。例如，髋部筋伤时下肢可出现假性延长，桡神经损伤时出现腕下垂畸形，等等。

（2）望肿胀、肤色　筋伤后因气滞血凝，多伴有肿胀、瘀斑。肿胀是筋伤中常见的症状。筋伤早期的肿胀是局限性的，陈旧性伤肿胀不明显。肿胀而有波动感，说明内有积血或积液。肿胀较重、局限而肤色青紫者，为新伤。肿胀较轻而局部肤色变黄，范围扩大者多为陈伤。局部肤色发红并且皮肤温度升高，提示继发感染。肤色苍白而发凉，说明血液循环障碍。局部肤色变黑，则提示组织坏死。

（3）望创口　对于开放性筋伤，应注意创口的大小、深浅，创口边缘是否整齐，是否被污染及有异物，色泽鲜红还是紫暗，以及出血情况等。如已感染，应注意是否畅通、脓液的颜色及稀稠等情况。

（4）望肢体功能　注意观察肢体功能活动情况，如上肢能否上举、下肢能否行走等，再进一步检查关节能否屈伸、旋转等。例如，肩关节的正常活动有外展、内收、前屈、后伸、内旋和外旋6种。凡上肢外展不满90°，且外展时肩胛骨一并移动者，说明外展动作受限制。当肘关节屈曲、肩关节内收时，肘尖不能接近正中线，说明内收动作受限。若患者梳头动作受限制，说明有旋外功能障碍。若患者手背不能置于背部，说明旋内功能障碍。望肢体功能往往与摸法、量法结合进行，通过对比方法以测定其主动与被动的功能活动度。

3. 望舌　观察舌质与苔色。望舌虽然不能直接判断筋伤的部位和性质，但心开窍于舌，又为脾胃之外候，与各脏腑均有密切联系，所以舌能反映人体气血的盛衰、津液的盈亏、病情的进退、病邪的性质、病位的深浅和筋伤后的机体变化。因此望舌是筋伤辨证的重要部分。

舌质和舌苔在反映筋伤病情方面各有侧重，一般反映在舌质上的以气血变化为重点，反映在舌苔上的以脾胃变化为重点，故观察舌质、舌苔可相互印证。

（1）望舌质　正常的舌质为淡红色，色泽鲜明滋润。舌质淡白，为气血不足或气伤血脱。舌质胖嫩边有齿痕者，为脾虚湿滞。舌质红提示有实热或阴虚内热，严重损伤早期血瘀化热可见红舌。舌质深红为绛舌，主热证和阴虚火旺。舌质红中带青紫色或蓝色称青紫舌，主瘀血。全舌紫者表示全身血行不畅或瘀血程度较重，局部紫斑者表示局部瘀血或瘀血程度较轻。紫中带有绛色，表示热盛。

（2）望舌苔　舌苔可分为苔质和苔色两个方面。

①望苔质　苔厚为邪盛，苔薄为邪衰，苔由薄变厚者为病情加重，由厚变薄者为病情减轻，这在筋伤感染患者中较为常见。苔润泽者为津液正常，干燥者为津液不足。苔腻者为体内有湿、有痰邪滞留，或为食积。苔剥而光，多为阴虚内热、津液不足或津液耗伤。

②望苔色　苔色有白、黄、灰、黑4种。白苔主表证、寒湿证。薄苔净而润泽为正常舌苔或疾病初起在表，苔白而滑多为寒证，苔厚白而滑多为寒证中之寒痰或痰湿，苔薄白而干燥为津液不足，苔厚白干燥为湿邪化热，苔白腻为痰湿阻滞。苔黄主里证、热证。苔薄黄而干提示热邪伤津，苔黄腻多为湿热，苔老黄（深黄色）、焦黄（黑黄色）为里有湿热积聚，苔黄白相间提示病邪由表入里，由寒化热。灰苔主里证，见于里热证，亦可见于里寒证。灰苔即浅色苔，多由白苔转变而来，亦可与黄苔并见。苔灰白而润多为寒湿内阻或痰饮内停，灰苔白而干燥多为热盛伤阴或阴虚火旺。黑苔主里证，主热极而又主寒盛。黑苔多由灰苔或焦黄苔发展而来，苔黑而燥裂，甚至有芒刺多为热极津枯，苔黑而润滑多为阳虚寒盛。

（3）望舌底脉络　凡舌底脉络青紫发暗者，提示筋伤疾病瘀血内停。

（二）闻诊

闻诊包括听声音和嗅气味两个方面，除应听患者的语言、呼吸、咳嗽等声音，嗅呕吐物、伤口、二便等排泄物的气味外，筋伤疾患闻诊还应注意以下几点：

1. 关节弹响声　关节内有游离体，关节活动时可有弹响。如膝关节半月板损伤时，在做膝关节旋转伸屈活动时，可发生较清脆的弹响。

2. 肌腱与腱鞘的摩擦音　肌腱周围炎的患者在检查时常可听到捻发音，常在有渗出的腱鞘周围可闻及，多见于前臂的伸肌群、大腿的股四头肌和小腿的跟腱部。指屈肌腱狭窄性腱鞘炎的患者在做手指伸屈运动时，可听到弹响声。

3. 关节摩擦音　退行性骨关节炎、关节面损伤剥脱甚至关节下骨质裸露，患者活动关节时，常可听到关节摩擦音。如髌骨软化症患者在做髌骨研磨时，可听到关节摩擦音。

（三）问诊

筋伤疾病问诊主要了解患者筋伤的部位、时间、经过、暴力性质、伤后处理和伤情变化等情况，通过分析，可对伤情有一个初步估计。问诊主要包括以下几方面内容：

1. 一般情况　包括详细询问患者的姓名、性别、年龄、职业、婚否、民族、籍贯、住址、工作单位、电话号码、邮政编码、身份证号码等，并记录就诊日期、病历陈述者（患者本人、家属或朋友等）。这些内容不但有利于诊断时参考，也有利于建立完整的病历记录，便于查询、联系和随访。特别是对涉及交通意外、刑事纠纷等方面的伤者，这些记录更为重要。

2. 主诉　询问患者就诊时的主要症状和受伤时间。这是提示病变的性质和促使患者前来就诊的主要原因，也是患者最需要解决的问题。因此，主诉是辨证诊断中的重要依据，内容要求简明扼要。

3. 现病史　指发病后的全身情况和局部情况，内容包括：

（1）伤处　对于筋伤部位的情况要仔细询问，如疼痛、肿胀情况、伤肢活动障碍程度、有无异常活动等。

（2）伤势　询问患者的受伤部位、受伤过程中是否发生昏厥、昏厥的时间及醒后有无再发生昏厥、有无抢救及抢救措施等，以了解患者伤势的轻重。

（3）受伤时间　询问患者受伤时间，要问清楚日期和时间，以判断是急性筋伤还是慢性筋伤。如果患者就医前已进行了其他治疗，还要问清楚治疗经过。

（4）受伤原因和体位　造成受伤的原因较多，故在询问时要问清楚受伤的具体原因，包括所受暴力的性质、强度、方式和患者受伤时的体位。对慢性筋伤患者还要询问其职业工种和生活环境是否潮湿、寒冷等。

（5）寒热　询问恶寒、发热的时间和程度及与筋伤的关系。如筋伤初期发热多为血瘀化热，体温一般不超过 38.5℃；而高热多为筋伤创口感染邪毒，或热盛肉腐成脓，体温常在 38.5℃以上。

（6）疼痛　筋伤患者多有疼痛，要详细询问疼痛的起始时间、部位、范围、性质和程度等。应问清患者是剧痛、酸痛还是麻木；疼痛是持续性还是间歇性，是加重还是减轻，麻木的范围是在扩大还是缩小；痛点是固定不移还是游走，有无放射痛，放射到何处；服止痛药后能否减轻；各种不同的动作（负重、咳嗽、喷嚏等）对疼痛有无影响；与气候变化有无关系；劳累、休息及昼夜对疼痛程度有无影响；等等。

（7）肢体功能　筋伤患者多有肢体功能障碍，应问清楚是受伤后立即发生的，还是受伤后经过一段时间才发生的。一般急性筋伤后肢体活动功能多立即出现较大障碍，慢性筋伤大多随着病情发展逐步发生肢体活动功能受限。还要询问肢体功能障碍是长期存在还是间歇性出现，长期存在者多为损伤后组织粘连，间歇性出现者多提示有某些障碍因素存在，例如关节内有游离体，当游离体嵌在关节腔内时就会发生关节交锁现象。

（四）切诊

切诊有脉诊和摸诊两部分。通过脉诊可掌握人体内部气血、虚实、寒热等的变化。摸诊是通过对四肢、躯干胸腹等部位的触摸按压，以鉴别筋伤的轻重和部位深浅。切诊在筋伤的检查中十分重要。

1. 脉诊　亦称切脉。通过脉诊，可以了解病情和辨证诊断疾病。筋伤中常见的病理脉象有浮、沉、迟、数、滑、涩、弦脉等。

浮脉：在新伤瘀肿、疼痛剧烈或兼有表证时多见。大出血及长期慢性劳损患者出现浮脉，说明正气不足，虚象严重。

沉脉：主病在里。筋伤的内伤气血、腰脊损伤疼痛时多见。

迟脉：主寒、主阳虚。在筋伤挛缩、瘀血凝滞等证常见。迟而无力者，多见于较重的筋伤后期气血不足，复感寒邪。

数脉：数而有力者，多为实热；虚数无力者多属虚热。在损伤发热时多见。浮数为热在表，沉数为热在里。

滑脉：主痰饮、食滞。在胸部挫伤血实气壅时及妊娠期多见。

涩脉：主气滞、血瘀、精血不足。筋伤血亏津少不能濡润经络的虚证、气滞血瘀的实证多见。

弦脉：主诸痛，主肝胆疾病，阴虚阳亢。在胸肋部筋伤及各种筋伤剧烈疼痛时多见。弦而有力者称为紧脉，多见于外感寒盛之腰痛。

濡脉：筋伤气血两虚时多见。

洪脉：主热证，伤后邪毒内蕴，热邪炽盛，或伤后血瘀化热时多见。

细脉：多见于虚损患者，以阴血虚为主，亦见于气虚或久病体弱患者。

芤脉：多见于损伤出血过多者。

结脉、代脉：多见于筋伤骨折疼痛剧烈，脉气不衔接时。

筋伤疾患中的脉诊要领可大致归纳如下：①瘀血停积者多系实证，脉应坚强而实，并非虚细而涩。洪大则顺，沉细则恶。②失血过多系虚证，脉应虚细而涩，并非坚强而实。沉小则顺，洪大则恶。③六脉模糊者，证虽轻，而预后恶。④外证虽重，而脉来缓和有神者，预后良好。⑤在重伤痛极时，脉多弦紧，偶尔出现结脉、代脉，系疼痛引起的暂时脉象，并非恶候。

2. 摸诊　亦称摸法，它可以提供十分重要的筋伤诊断依据。《医宗金鉴·正骨心法要旨》说："以手扪之，自悉其情。"又说："摸者，用手细细摸其所伤之处……筋强、筋柔、筋歪、筋正、筋断、筋走。"故通过摸诊可以对筋伤部位的情况有较明晰的了解，尤其在缺少影像检查设备的情况下更具有重要意义。

（1）主要内容

①摸压痛　根据压痛的部位、范围、程度来鉴别其筋伤的性质。如直接压痛可能是局部的筋伤，压痛并有放射性疼痛则与神经受压有关。

②摸畸形　触摸体表骨突变化，判断畸形的性质、位置等，如腰椎间盘突出症者多有脊柱侧弯畸形等。

③摸肤温　通过局部皮肤温度的改变以辨别寒证和热证。局部肤温高，为新伤，或瘀血化热，或感染；肤温低，为寒性疾患，或为血液运行障碍。摸肤温，一般以手背测试并与对侧比较。

④摸异常活动　在肢体关节处出现超出正常范围的活动为异常活动，多见于韧带断裂，或合并骨折、脱位。

⑤摸肿块　首先应了解肿块的解剖层次，是在骨骼还是在肌腱、肌肉等组织中，是骨性的还是囊性的。其次还须触摸其大小、形状、硬度，边界是否清楚，推之是否可以移动及表面光滑度，等等。

（2）常用手法

①触摸法　用手指细心地触摸伤处，范围由远端开始，逐渐移向伤处，用力大小视部位而定。触摸时仔细体验指下感觉，从而辨明损伤局部的情况。

②挤压法　用手挤压头部或肢体，根据力的传导作用来检查筋伤疾患。如椎间孔挤压试验、腕三角软骨挤压试验检查方法等。

③叩击法　用拳叩击头部或肢体，利用纵向叩击所产生的冲击力来检查筋伤疾患。如头顶叩击试验等。

④旋转法　用手握住肢体关节远端做关节旋转动作，检查关节旋转活动度，并观察伤处有

无疼痛、活动障碍或特殊响声等。

⑤屈伸法　用手握住肢体关节远端做关节屈曲、伸展动作，检查关节屈伸活动度，并观察伤处有无疼痛、活动障碍等。检查关节活动度，应将主动和被动屈伸与旋转活动进行对比，以此作为测量关节活动功能的依据。

⑥抗阻法　选择适当的体位，医者用手固定患者肢体远端，嘱患者抗阻力运动，以检查肢体肌肉的肌力及损伤部位、疼痛情况等。

进行摸诊检查时，要注意与健侧比较，因为先天畸形等因素可影响诊断的正确性。

（五）筋伤检查法

1. 肢体测量法　肢体关节运动主要是依靠关节及周围肌肉相互协调来完成的，通过对关节活动范围、肢体长度和肢体周径的测量，分析和了解肢体损伤程度，这对于诊断、治疗和疗效观察均是必不可少的。

（1）关节活动范围的测量　全身各关节都有其正常的生理活动范围（图1-1～图1-8），在肢体发生疾病或损伤时，其活动范围可发生变化，活动度减小或增大，也可出现超越生理活动范围的异常活动。目前，临床上较为常用的测量方法是以中立位为0°计算的，简称中立位0°法。测量四肢关节角度时要准确放置量角器，详见表1-1。在测量时应注意除去关节周围的附加活动。如测量肩关节活动时，应固定肩胛骨；测量髋关节活动时，应固定骨盆。还应注意正常人体关节活动范围的差异，必要时要进行两侧关节活动对比。对不易精确测量角度的部位，关节功能可用测量长度的方法以记录各骨的相对活动范围。例如，颈椎前屈可测量下颏至胸骨柄的距离，腰椎前屈时测量下垂的中指尖与地面的距离，等等。

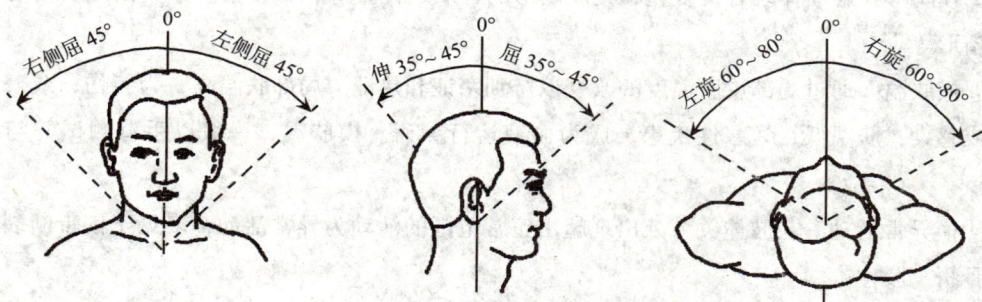

图1-1　颈椎活动范围

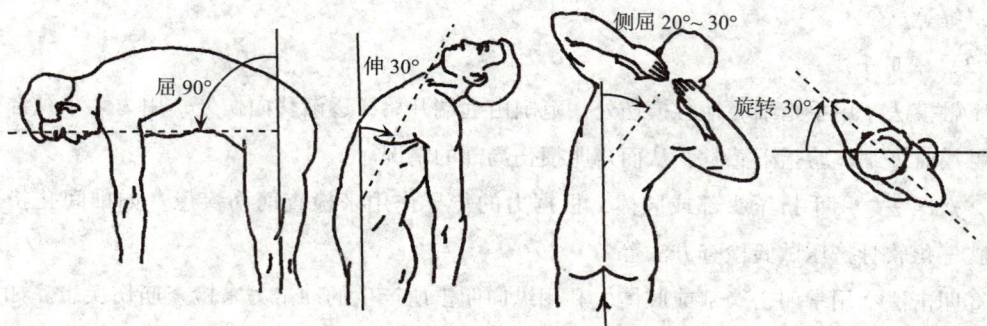

图1-2　腰椎活动范围

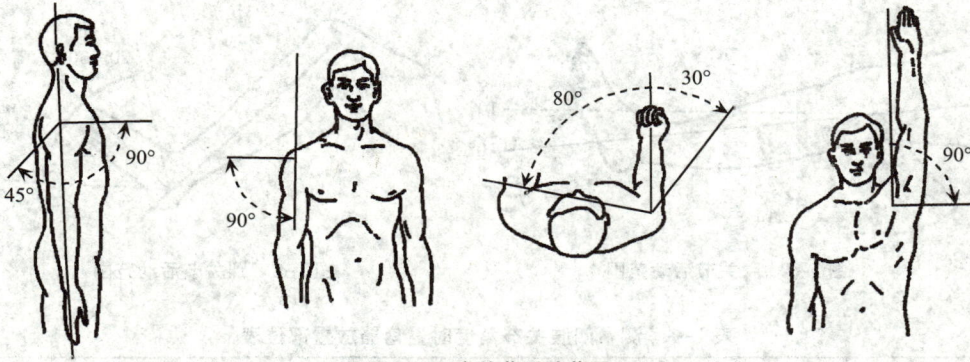

图 1-3 肩关节活动范围

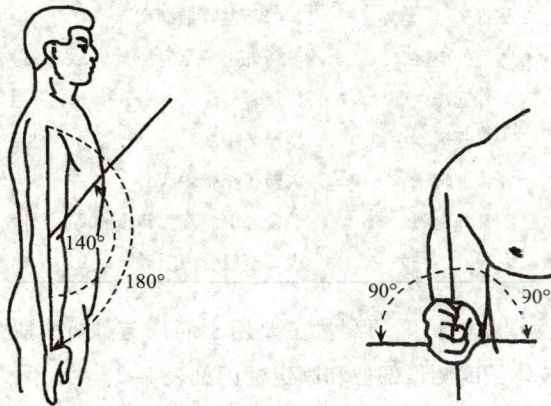

图 1-4 肘关节活动范围

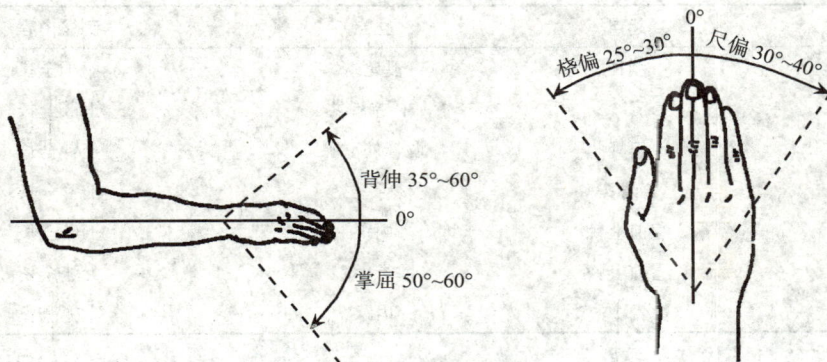

图 1-5 腕关节活动范围

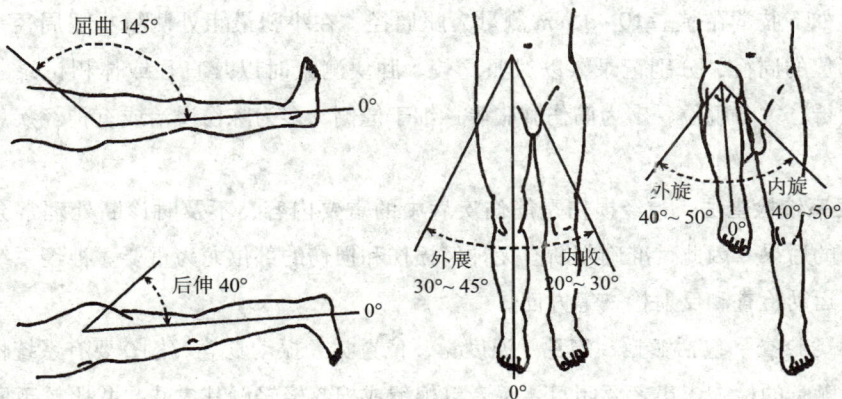

图 1-6 髋关节活动范围

NOTE

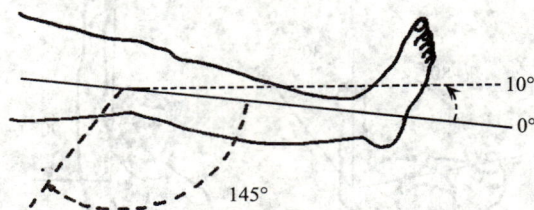

图1-7　膝关节活动范围

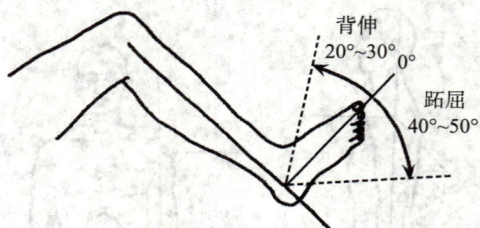

图1-8　踝关节活动范围

表1-1　测量四肢关节角度时量角器放置部位表

关节活动方式	量角器中心位置	量角器一脚的位置	量角器另一脚的位置
肩关节的屈伸、外展、内收	肱骨头	肩峰至髂骨最高点	肩峰至肱骨外上髁
肘关节的屈伸	肱骨外上髁	肱骨外上髁至肩峰	肱骨外上髁至桡骨茎突
桡腕关节的屈伸	尺骨远端	沿尺骨外缘	沿第5掌骨（小指缘）
桡腕关节的外展、内收	桡尺骨远端中点	桡尺骨中线	第4、5指间
髋关节的屈伸、外展、内收	股骨大转子	大转子至腋中线	大转子至股骨外上髁
膝关节的屈伸	股骨外上髁	股骨外上髁至大转子	股骨外上髁至腓骨外踝
踝关节的屈伸	内踝	内踝至股骨内上髁	内踝至第1跖趾关节

（2）肢体长度的测量　肢体长度的测量主要用于筋伤与骨折、脱位、先天性或继发性畸形的鉴别诊断。常用的肢体长度测量部位和固定标记见表1-2。

表1-2　常用的肢体长度测量部位和固定标记

部位	起点	止点	测量内容
躯干	颅顶	骶尾端	躯干全长
上肢	肩峰	中指末端	上肢全长
	肩峰	肱骨外上髁	上臂全长
	桡骨头	桡骨茎突	前臂全长
下肢	髂前上棘	内踝	下肢全长
	髂前上棘	髌骨中心	大腿全长
	髌骨中心	内踝	小腿全长

（3）肢体周径的测量　筋伤患者常表现出肢体肿胀或萎缩，测量其肿胀或萎缩的程度对于了解病情轻重、评定治疗效果很有帮助。一般常用软尺测量肢体周径，测量时取肿胀或萎缩最明显处。如下肢常在髌上10～15cm测量大腿周径、在小腿最粗处测量小腿周径等，并测量健侧对称部位的周径，分别记录，以对照比较。肿块测量时以其直径或体积记录。其粗于健侧，排除骨折、关节脱位，多为筋伤肿胀等；细于健侧，多为陈伤误治或有神经疾患而致筋肉萎缩。

2. 神经系统检查法　神经损伤是筋伤疾病中的重要内容，不及时诊断处理常会给患者带来不可挽回的后果。因此，准确判断有无神经损伤和损伤的部位尤为重要。神经系统检查包括感觉检查、运动检查和反射检查等方面。

（1）感觉检查　包括触觉、痛觉、温度觉、位置觉、振动觉等。检查要有系统性，且注意两侧对比。触觉的检查，患者要闭目，医者以棉絮或棉签轻轻触其皮肤，并比较不同部位的触觉变化。痛觉的检查，用针刺皮肤以检查痛觉，操作时应掌握刺激强度，可从无感觉区向正常区检查。温度觉的检查，用玻璃试管盛5℃～10℃冷水或40℃～50℃的温水检查皮肤温度觉。位置觉的检查，患者闭目，医者将患者末节指（趾）关节做被动活动，并询问其所处位置。振动觉的检查，患者闭目，用音叉柄端放在被检者骨突或骨面上，如踝部、髌骨、髂嵴、棘突、胸骨或锁骨，检查振动感觉。

（2）运动检查 包括肌容积、肌张力、肌力等。检查时应注意两侧肢体在同一体位，并两侧对比，做好记录。检查肌容积时，要注意肌肉的外形有无萎缩和肿胀。测出肢体的周径，按部位与健侧对比。检查肌张力时，肌张力增强者，静止时肌肉紧张，被动活动关节有阻力，见于上运动神经元损伤。肌张力减低者，肌肉松弛，肌力减退或消失，见于下运动神经元损伤。检查肌力时，必须将神经损伤水平以下的主要肌肉一一检查，并与健侧或正常人做对比，以估计其肌力。通常将完全麻痹至正常的肌力分为6级，其标准如下：

0级：肌肉无收缩（完全瘫痪）。

1级：肌肉有轻微收缩，但不能移动关节活动（接近完全瘫痪）。

2级：肌肉收缩可带动关节水平方向运动，但不能对抗地心引力（重度瘫痪）。

3级：能抗地心引力移动关节，但不能抵抗阻力（轻度瘫痪）。

4级：能抗地心引力运动肢体，且能抵抗一定强度的阻力（接近正常）。

5级：能抵抗强大的阻力运动肢体（正常）。

（3）反射检查 检查时应使患者体位适当，肌肉放松，避免紧张。医者叩击位置要准确，用力均匀，并注意两侧的对比。

①浅反射 刺激体表感受器引起的反射。反射消失，则表明体表感受器至中枢的反射弧中断。临床上常用的浅反射及其相应的脊髓节段为：

腹壁反射：用钝器或手指轻划腹壁两侧上、中、下部皮肤，可见到该处腹肌有收缩反应。上腹壁反射消失提示为胸7～8脊髓节段损伤，中腹壁反射消失提示胸9～11脊髓节段损伤，下腹壁反射消失提示胸11～腰1脊髓节段损伤。

提睾反射：用钝器轻刮大腿内侧皮肤，则引起提睾肌收缩，睾丸上升。该反射消失提示腰1～2脊髓节段损伤。

肛门反射：用钝器轻刮肛门周围皮肤，引起括约肌收缩。该反射消失提示骶1～5脊髓节段损伤。

②深反射 是刺激肌肉、肌腱、关节内的本体感受器所产生的反射，临床上常用的深反射及其相应的脊髓节段为：

肱二头肌反射：患者前臂置于旋前半屈位，医者将其拇指放在肱二头肌腱上，用叩诊锤叩击拇指，引起肱二头肌收缩，由颈5～6脊髓节段支配。

肱三头肌反射：患者前臂置于旋前半屈位，医者以手握住其前臂，用叩诊锤叩击其肘后肱三头肌腱，引起肱三头肌收缩，由颈6～7脊髓节段支配。

桡骨膜反射：患者肘关节半屈，前臂旋前，叩击其桡骨茎突，引起其前臂屈曲和旋外动作，由颈7～8脊髓节段支配。

膝反射：检查时应使患者放松肌肉，用叩诊锤叩击其髌韧带，引起伸膝动作，由腰2～4脊髓节段支配。

跟腱反射：用叩诊锤叩击跟腱引起足的跖屈。检查时患者仰卧，膝关节半屈曲，足跟向

NOTE

内。医者左手持握足部（拇指在下，余4指在足背部，使足呈背伸位），右手叩击跟腱引起小腿三头肌的收缩和足的跖屈，由骶1~2脊髓节段支配。

以上深反射如消失，提示相应支配节段脊髓损伤。

③病理反射　主要有以下几种：

霍夫曼（Hoffmann）征：医者左手托住患者手掌，右手的食指和中指夹住患者的中指，再用拇指轻弹患者中指指甲。如引起患者拇指及其余各指出现屈曲动作为阳性反应，提示上运动神经元损伤。

巴宾斯基（Babinski）征：以钝器划患者足底外侧，引起拇趾伸直背屈，其他4趾扇形分开为阳性反应。这是锥体束损伤所表现的最重要的一个病理反射。

髌阵挛：患者仰卧，下肢伸直。医者以手指按在髌骨上缘，骤然向下推动髌骨，并将推下的髌骨继续保持于这个位置。如股四头肌腱有节律地阵阵收缩而使髌骨急速阵阵上下移动，则为阳性。

踝阵挛：患者仰卧，医者用右手握住其足部，使膝关节处于半屈曲位，猛力推足使踝关节背屈。若引起踝关节有节律地出现屈伸动作，则为阳性。

3. 特殊检查

（1）脊柱检查

①头顶叩击试验　患者端坐，检查者一手平按患者头顶，用另一手握拳叩击按在患者头顶的手掌掌背。患者若感觉颈部疼痛不适或向上肢窜痛、麻木，即为阳性（图1-9）。用于颈椎病或脊柱损伤的检查。

②椎间孔挤压试验　患者端坐，头部略向患侧的侧后方倾斜，检查者两手交叉，按住头顶向下施加压力。患者若感觉颈痛并向上肢放射，即为阳性（图1-10）。用于颈椎病的检查。

③臂丛神经牵拉试验　患者端坐，检查者一手握患者病侧手腕，另一手按住患者头部，两手反方向推拉。若患者感到疼痛并向上肢放射，即为阳性（图1-11）。用于颈椎病的检查。

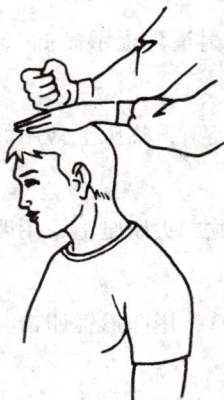

图1-9　头顶叩击试验　　　图1-10　椎间孔挤压试验　　　图1-11　臂丛神经牵拉试验

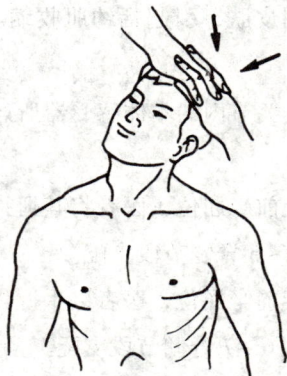

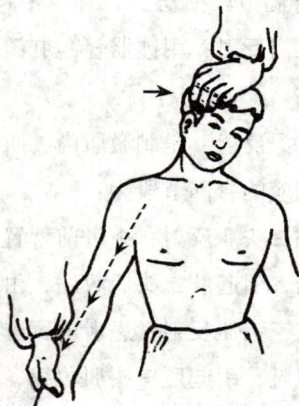

④牵引试验　患者取坐位，检查者一手托于患者颏部，另一手托扶枕部，然后慢慢提升患者头部，牵引颈椎。如提升牵引时疼痛缓解或减轻者为阳性。多用于就诊时有颈神经根受压表现患者的检查。

⑤旋颈试验 又称椎动脉扭曲试验，患者取坐位，快速做仰头转颈动作。如出现明显的头昏、头晕、视雾、闪光、呕吐或歪倒，则为阳性。这可能是椎动脉突然发生扭曲，致血流减少，提示为椎动脉型颈椎病。

⑥Adson 试验 患者坐位挺胸，仰头转向患侧，上肢外展15°、后伸30°，深吸气后屏住呼吸，检查者一手抵住患者下颌，一手摸患侧桡动脉。若桡动脉搏动减弱或消失，则为阳性，提示锁骨下动脉受挤压。常见于前斜角肌综合征。

⑦直腿抬高试验 患者仰卧，两腿伸直。检查者用一手握患者跟部，一手扶膝保持下肢伸直，逐渐抬高患者下肢，正常者可以抬高70°～90°而无任何不适感觉。若小于以上角度并有下肢放射性疼痛或麻木者为阳性（图1-12）。多见于坐骨神经痛和腰椎间盘突出症。

⑧直腿抬高加强试验 又称足背屈试验，体位同直腿抬高试验。当患者抬高下肢发生疼痛后，略放低患者下肢使其不感到疼痛。检查者一手握住患者足部突然使其背屈，若患者突感疼痛加剧或引起患肢的放射性疼痛即为阳性（图1-13）。用于腰椎间盘突出症和坐骨神经痛的检查。

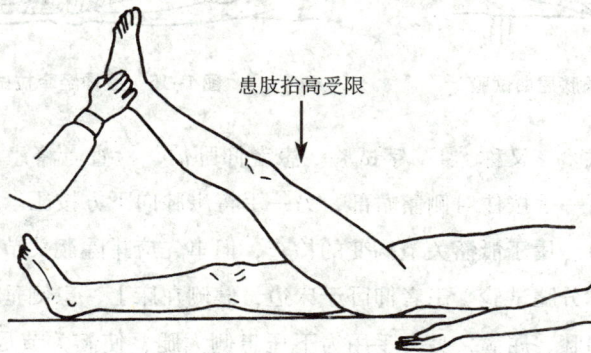

图1-12 直腿抬高试验

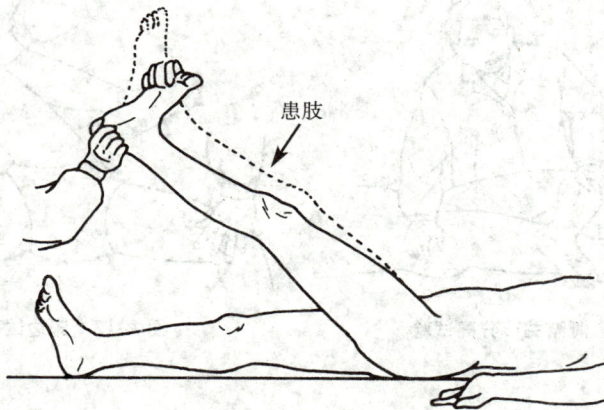

图1-13 直腿抬高加强试验

⑨屈髋伸膝试验 患者取仰卧位，医者使患者下肢尽量屈髋、屈膝，然后逐渐伸直膝关节。若在伸膝时出现下肢放射痛即为阳性。多用于坐骨神经痛的检查。

⑩髋膝屈曲试验 患者取仰卧位，检查者用两手握住患者两膝部使其髋、膝关节尽量屈曲，并向头部推压，使臀部离开床面。若腰骶部发生疼痛即为阳性（图1-14）。如果腰部筋

NOTE

伤、劳损或腰椎间关节、腰骶关节、骶髂关节有病变或腰椎结核等均可以出现阳性，但腰椎间盘突出症做此试验常为阴性。

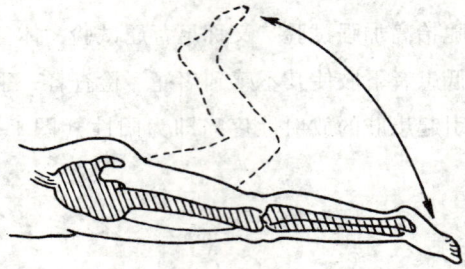

⑪股神经牵拉试验　患者俯卧位，患侧膝关节伸直，检查者将患肢小腿上提，使髋关节处于后伸位；或患者健侧卧位，健侧髋关节、膝关节轻度屈曲，腰背部保持挺直，颈部轻度屈曲，检查者握住患肢伸直膝关节同时后伸髋关节15°，然后屈曲膝关节。如出现疼痛沿大腿前方向下放射即为阳性（图1-15）。此为股神经受到牵拉，提示为L2～L3和L3～L4椎间盘突出症。

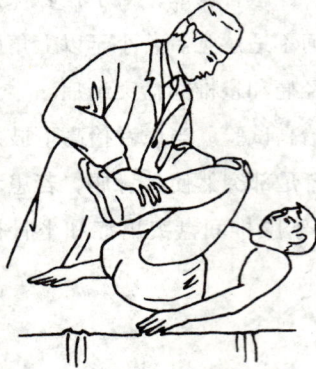

图1-14　髋膝屈曲试验   图1-15　股神经牵拉试验

⑫骶髂关节分离试验　又称"4"字试验。患者仰卧位，检查者将患者伤肢屈膝后做盘腿状放于对侧膝上，然后一手按住对侧髂嵴部，另一手将患膝向下方按压。若骶髂关节部发生疼痛即为阳性（图1-16）。用于骶髂关节病变的检查，但事先应排除髋关节病变。

⑬床边试验　又称分腿试验。患者仰卧于床边，健侧在床上，患侧垂于床边。检查者一手握住健侧膝前部使其屈膝、屈髋，另一手用力下压患侧大腿，使髋关节尽量后伸（图1-17）。若骶髂关节部发生疼痛即为阳性，提示骶髂关节有疾患。

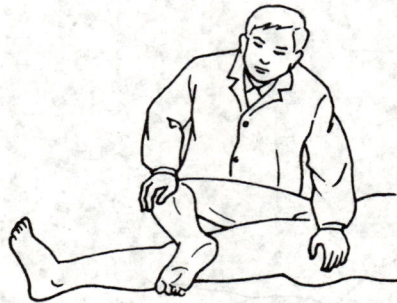

图1-16　骶髂关节分离试验   图1-17　床边试验

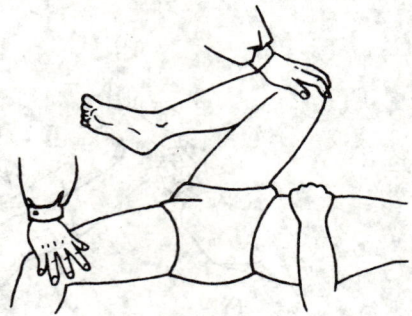

（2）上肢检查

①肩关节疼痛弧试验　又称肩关节外展上举试验。患者上肢外展0°～60°范围不痛，外展到60°～120°范围内则发生肩关节疼痛，再上举至180°反而不痛，即为阳性。此特定区域的外展疼痛称为疼痛弧（图1-18），提示肩峰下的肩袖有病变。

②冈上肌腱断裂试验　患者肩外展，当外展30°～60°时，可以看到患侧三角肌明显收缩，但不能外展上举上肢，越用力越耸肩。若被动外展患肢超过60°，则患者又能主动上举上肢，这一特定区的肩外展障碍即为阳性，提示有冈上肌腱断裂或撕裂。

③肱二头肌抗阻力试验　患者屈肘90°，检查者一手扶住患者肘部，一手扶住腕部，嘱患者用力屈肘、外展、外旋，检查者拉前臂抗屈肘。若肱骨结节间沟处疼痛则为阳性，提示肱二头肌长头肌腱炎或肱二头肌腱滑脱。

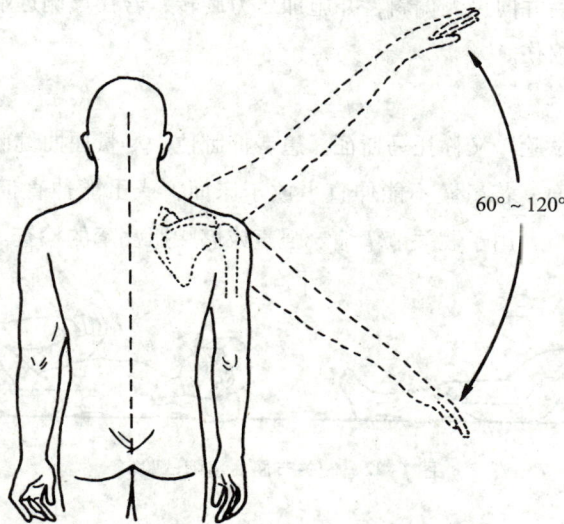

图1-18　肩关节疼痛弧试验

④前臂伸肌紧张试验（Cozen 试验）　患者屈腕屈指，检查者将手压于各指的背侧做对抗，再嘱患者抗阻力伸指及背伸腕关节。如出现肱骨外上髁疼痛即为阳性（图1-19），多见于肱骨外上髁炎。

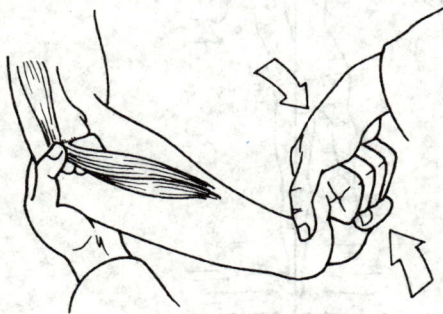

⑤网球肘试验（Mill 征）　患者前臂于旋前位将桡腕关节屈曲再伸肘时，由于桡侧腕伸肌张力增大引起肱骨外上髁处疼痛，即为阳性（图1-20）。

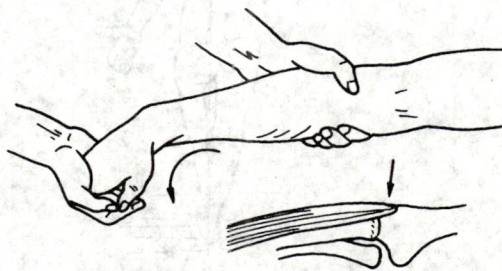

图1-19　前臂伸肌紧张试验

图1-20　网球肘试验

⑥前臂屈肌紧张试验　患者握住检查者的手指，强力伸腕握拳，检查者手指与患者握力做对抗，如出现内上髁部疼痛则为阳性。多见于肱骨内上髁炎。

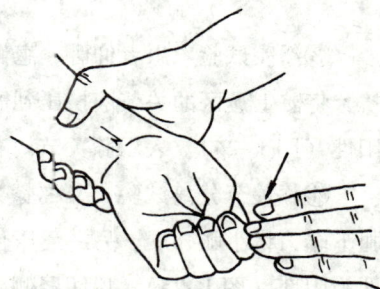

⑦握拳尺偏试验　患侧握拳，拇指握于掌心内。检查者一手握患腕，一手将患腕向尺侧倾斜。若桡骨茎突部疼痛即为阳性（图1-21），多见于桡骨茎突腱鞘炎。

⑧屈腕试验　检查者将患者伤侧手腕屈曲，同时压迫

图1-21　握拳尺偏试验

NOTE

腕掌侧正中神经 1~2 分钟。如手掌侧麻木感加重，疼痛放射至食指、中指即为阳性。用于检查腕管综合征。

⑨腕三角软骨挤压试验　患者端坐，检查者一手握住患者前臂下端，另一手握住手部，用力将手腕极度掌屈、旋后并向尺侧偏斜，并施加压力旋转，若在尺侧远端侧方出现疼痛，即为阳性。提示有三角软骨损伤。

（3）下肢检查

①髋关节屈曲挛缩试验　又称托马斯征。患者仰卧位，尽量屈曲健侧髋膝关节，使大腿贴近躯干，腰部紧贴于床面。若患髋不能伸直平放于床面，或虽能伸直但腰部出现前突离开床面，即为阳性（图 1-22）。用于髋关节挛缩、强直或髂腰肌痉挛的检查。

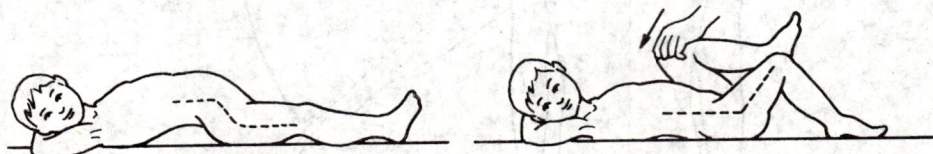

图 1-22　髋关节屈曲挛缩试验

②单腿站立试验　又称臀中肌试验。患者健肢单足站立，抬起患肢，患侧骨盆及该侧臀皱褶上升，即为阴性。再令患者以患肢单足站立，健肢抬起，则健侧骨盆及臀皱褶下降，即为阳性（图 1-23）。此试验检查髋关节脱位或臀中、小肌麻痹，任何使臀中、小肌无力的疾病，这一体征均可出现阳性。

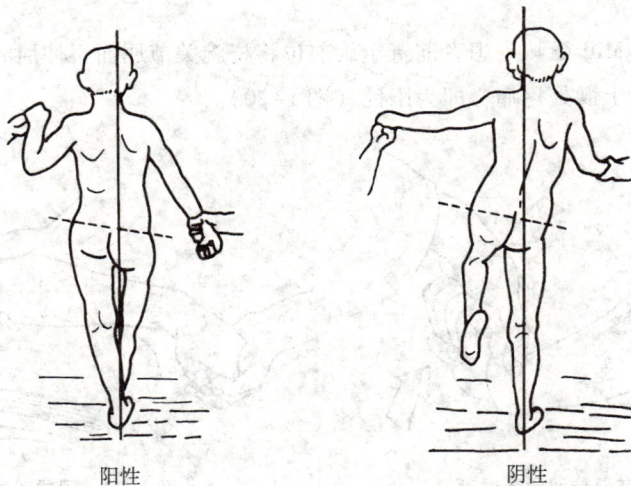

阳性　　　　　　　阴性

图 1-23　单腿站立试验

③浮髌试验　患者仰卧，患侧膝关节伸直，令其放松股四头肌。检查者一手在髌骨上方压挤，将髌上囊区的关节液挤压到髌骨下方，另一手食指向下压髌骨，若出现髌骨有浮动感即为阳性（图 1-24）。表示膝关节内有积液。

④膝关节分离试验　又称膝关节侧副韧带牵拉试验。患侧膝关节伸直，检查者一手握住小腿下端，将小腿外展，另一手压住膝关节外侧向内侧推压。如膝关节内侧发生疼痛和侧方活动即为阳性（图 1-25），说明胫侧副韧带损伤或断裂。检查腓侧副韧带时，方法与之相反。

⑤抽屉试验　患者取仰卧位，患膝屈曲 90°。检查者两手握住患侧膝部下方，向前后推拉。

若小腿前移约1cm，表示前交叉韧带断裂或松弛；反之，表示后交叉韧带松弛或断裂（图1-26）。

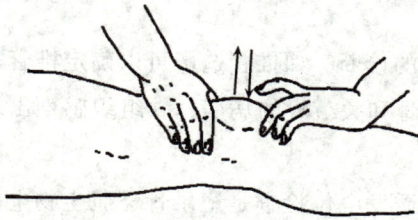

图1-24 浮髌试验

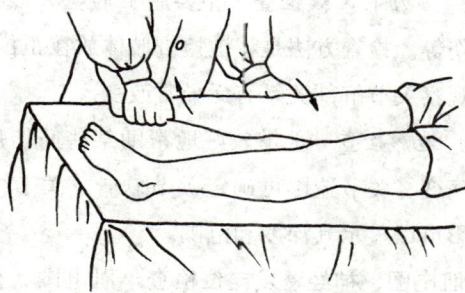

图1-25 膝关节分离试验

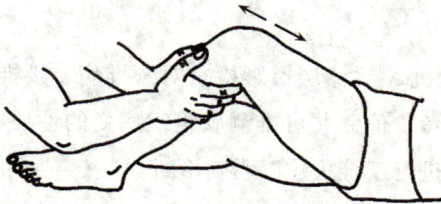

图1-26 抽屉试验

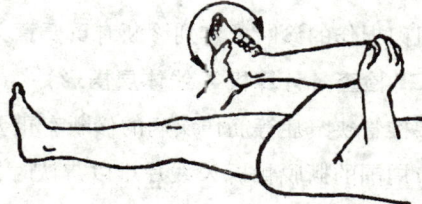

图1-27 回旋挤压试验

⑥回旋挤压试验 又称麦氏征。患者仰卧位，检查者一手握膝，另一手握足。先使患肢尽量屈膝，然后使小腿充分外展、旋外或内收、旋内，并逐渐伸直。在伸直过程中患膝出现疼痛和弹响声即为阳性，检查时小腿外展、旋内伸膝出现疼痛和弹响者，多提示为外侧半月板损伤，小腿内收、旋外伸膝出现疼痛和弹响者，多提示为内侧半月板损伤，但临床中也可能有与之相反的结果（图1-27）。

⑦研磨试验 患者取俯卧位。医者两手握住患肢踝部，屈膝90°，然后用力沿小腿纵轴向下挤压膝关节，并做内、外旋转活动。如患膝关节内外侧疼痛即为阳性，说明内、外侧半月板损伤。此外，如将小腿向上牵拉，做内、外旋转活动引起疼痛，则说明膝胫、腓侧副韧带有损伤（图1-28）。

⑧半月板重力试验 又称膝伸屈试验。患者侧卧位，患肢离开床面，让患者做膝关节伸屈活动，用小腿的重力挤压内、外侧半月板牵张侧副韧带。如出现弹响声或疼痛，提示半月板或侧副韧带损伤。

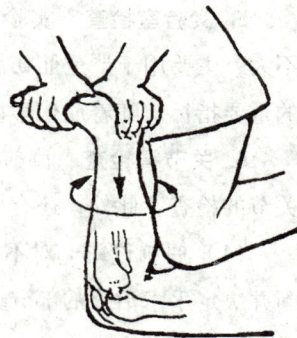

图1-28 研磨试验

（六）筋伤的现代诊断检查方法

1. X线检查 X线检查对筋伤疾患的诊断与鉴别诊断有一定意义。一般X线平片检查，广泛用于筋伤与骨折、脱位和骨病等其他伤病的鉴别诊断，对少数筋伤疾患如腰椎滑脱症、颈椎病、腰椎间盘突出症、腰椎管狭窄症等有诊断和辅助诊断价值。创伤后筋伤的X线表现主要有：软组织厚度增加，局部膨隆；局部软组织影像密度增高；因皮下组织内有间质水肿而成网状结构；原有组织层次混乱不清晰；由于关节内积液、积血致关节囊膨隆，并可造成关节囊外脂肪垫间脂肪线的推压移位或受压变窄；等等。这些X线表现对部分筋伤的诊断有提示和参考价值。除常规X线平片外，临床还采用应力下X线摄片和造影摄片检查来帮助对部分肌腱、

NOTE

韧带和软骨等损伤的诊断。

（1）应力下 X 线检查   主要用于常规 X 线平片检查所不能显示的关节松弛、关节脱位和韧带损伤等。检查方法是将被检查肢体放在正位，强迫在内翻或外翻、外展或内收位摄片，来进一步观察关节解剖关系有无异常改变。

（2）造影检查   能够较好地帮助某些筋伤疾患的诊断。如椎管造影可以确定椎管本身及椎管内病变，关节造影可确定关节软骨、关节内软骨和关节囊的病变，软组织感染出现窦道时，造影可以显示其深度和范围。

2. 肌电图、神经诱发电位检查   肌电图、神经诱发电位检查是记录骨骼肌生物电的一种方法，根据病理肌电图的形态、分布和范围，可以明确神经损伤的部位，判断神经肌肉损伤的程度和预后，进一步可以对上、下运动神经元的病变予以鉴别。肌电图及神经诱发电位检查对于神经肌肉损伤的诊断及鉴别诊断有重要意义。

3. CT 检查（计算机 X 线体层摄影）   计算机 X 线体层摄影检查对颈椎病、腰椎间盘突出症、腰椎管狭窄症等筋伤疾病的诊断有重要参考价值，并可推测软组织病变的性质和范围。对于关节周围的撕脱骨折 X 线片难以辨认时，可进行三维重建以明确诊断。

4. MRI 检查（磁共振成像）   磁共振的原理是某些物质的原子核内具有单数的原子或中子，有可被测量出来的微量磁力。当这些有磁力的原子核被置于强磁场时，它们就围绕磁力线做旋转运动，其周期则根据磁线的强弱和核的类型而异，出现一定的强度。因而可以通过数据处理使组织的磁共振图像呈现出不同的台阶，按其明暗度呈现以下顺序：脂肪，脑及脊髓，内脏，肌肉，液体充盈的体腔、韧带及肌腱，有迅速血流的血管，骨密质，空气，等等，从而可产生明显的对比。磁共振的应用范围与计算机 X 线体层摄影相似，可用于检查脊髓、椎间盘、膝关节、韧带病变、滑膜肥厚、软组织肿瘤和原发性肌肉疾患等。

5. 实验室检查   实验室检查是筋伤诊断中不可缺少的一项检查，但对一般筋伤诊断意义不大，主要用于严重筋伤患者的诊断与鉴别诊断，并作为对病情变化、发展的判断和指导治疗的重要指标。随着筋伤学基础研究的开展，实验室检查在临床上越来越重要。

6. 关节镜检查   目前主要用于膝关节检查，正逐步用于其他关节如肩、肘、桡腕、踝等关节的检查。此外，还有椎间盘镜等。关节镜的适应证及其应用价值主要有以下几点：

（1）明确诊断   对不能明确诊断的关节疾病，可行关节镜检查以确诊。对临床已做出诊断并决定手术治疗的部分关节疾病，可在手术前行关节镜检查，以进一步明确临床诊断，从而避免不必要的手术。

（2）确定病变部位和程度   通过关节镜检查可了解关节内损伤的具体部位和损伤的程度，以制定正确的治疗方法。

（3）直视下取活检   可在关节镜直视下获取病变组织进行病理检查，明确诊断。关节镜不仅可用以检查诊断，也可以用于某些关节疾病的治疗，如使用膝关节镜进行关节内半月板切除手术等。

关节镜检查目前已被公认为是一种有价值的辅助诊疗方法，准确率高，并发症少，在临床上的应用越来越广泛。但是，关节镜检查不能排除或代替其他诊断方法，临床上应有选择的使用。

7. 超声检查   采用超声诊断技术检查，对神经肿瘤的诊断和定位、判定神经卡压疾病局部的病因和定位、判定神经卡压受累的神经异常回声和失神经支配肌肉的结构改变具有重要价值。此外，对关节积液、腘窝囊肿、半月板囊肿、肌肉损伤及软组织内血肿等筋伤疾患的诊断有重要的辅助作用。

三、筋伤的并发症

各种暴力作用于人体，除发生筋伤外，在早期可合并骨、关节、神经、血管等损伤，或发生感染等。在晚期常因筋伤固定、筋肉粘连或增生肥厚、治疗不当等可发生肌肉萎缩、关节僵硬、骨质疏松等并发症。筋伤早期并发症要及时诊断治疗，晚期并发症重在预防。

（一） 早期并发症

1. 骨折 筋伤时在肌腱或韧带的附着点可发生撕脱骨折，多由关节强力扭转韧带牵拉或肌肉强力收缩肌腱牵拉造成。如指伸肌腱止点处断裂可伴有撕脱骨折。

2. 关节脱位 筋伤发生重要韧带断裂，关节稳定性遭到破坏，可造成关节半脱位或全脱位。如膝关节十字韧带损伤可并发膝关节半脱位。

3. 神经损伤 较严重的碾压伤及机器绞轧伤可在筋伤同时合并神经挫伤或牵拉伤。锐器切割所造成的开放性筋伤可合并神经断裂伤。

4. 血管损伤 锐器切割所造成的开放性筋伤可同时合并血管断裂损伤。出血较多者，可发生出血性休克。

5. 感染 开放性筋伤，创口污染严重，若不及时清创或清创不彻底，很容易发生感染。筋伤有较大血肿也易发生感染。

（二） 晚期并发症

1. 肌肉萎缩 筋伤后由于气血瘀阻、疼痛和包扎固定而使肢体活动减少，肌肉收缩能力减弱，造成血液循环障碍，日久导致肢体肌肉萎缩，称之为失用性肌萎缩。某些慢性筋伤累及神经，亦可发生肌肉萎缩。如脊髓型颈椎病。

2. 关节僵硬 筋伤后由于失治、误治，常常引起筋的挛缩和粘连，使关节主动活动和被动活动受限而出现关节僵硬。特别是手部筋伤治疗要注意早期功能锻炼，以预防指骨间关节僵硬的发生。

3. 骨质疏松 筋伤患者长期卧床，肢体固定或失用后，亦可发生失用性骨质疏松。表现为骨骼脆弱、两下肢痿软乏力、腰酸背痛、活动受限等。

4. 组织粘连 筋伤后血溢脉外，修复时纤维机化易致修复部位与周围组织粘连，从而影响关节活动。如膝关节侧副韧带的损伤、手部肌腱的损伤等。因此，治疗时要注意早期功能锻炼，预防筋伤修复过程中造成的组织粘连。

5. 损伤性骨化（骨化性肌炎） 严重筋伤，局部反复出血，渗入被破坏的肌纤维之间，血肿机化后，通过附近骨膜化骨的诱导，逐渐变为软骨，然后再钙化、骨化。在 X 线片上可能见到骨化阴影。以肘关节筋伤容易并发，常可严重影响关节活动功能。

6. 关节游离体 筋伤时有软骨损伤，在后期可演变为小软骨块，脱落而成关节游离体。

NOTE

第五节　筋伤的治疗

筋伤的治疗方法主要有理筋、固定、练功、药物等，临床上应在贯彻筋伤治疗原则的基础上，根据辨病辨证的结果有针对性的应用，必要时配合手术、针灸、针刀、牵引等其他疗法。筋伤疾病的治疗比较复杂，临床应多选用几种治疗方法综合治疗。

一、治疗原则

（一）筋骨并重

筋骨并重治疗原则是指在治疗过程中要把对筋伤、骨伤和骨病的治疗放在同等重要的位置，不可偏废。

肝主筋，肾主骨，筋与骨不仅在生理功能上有密切联系，在病理上也会相互影响。筋伤与骨伤可同时发生，也可单独发生，并能相互影响。例如，暴力造成的骨折与脱位，都伴有不同程度的筋伤；有些筋伤韧带断裂或松弛，可造成关节不稳或错位；有些慢性筋伤劳损易导致骨质增生等骨病的发生，且筋伤劳损和骨病同时存在。如果在治疗时只重视骨而忽视筋，或只重视筋而忽视骨，都将使伤病缠绵难愈，影响肢体功能的恢复。因此，在治疗筋伤疾患过程中，要贯彻筋骨并重的治疗原则，临床上要辨清筋与骨关节间的病理变化，筋骨并重治疗，才能达到最佳治疗效果。

（二）动静结合

对骨伤科疾病的治疗，采用固定治疗方法使伤处静止不动为"静"，采用练功治疗方法使伤肢活动为"动"。动静结合治疗原则是指把固定和练功两种方法同时合理地用于对筋伤的治疗。

固定可维持筋伤整复后的效果，减轻疼痛，有利于筋伤组织的修复。练功活动可祛瘀生新，促进肿胀消退，防止肌肉萎缩、组织粘连、关节僵硬和骨质疏松等。固定强度、范围过大，时间过长，可导致肌肉萎缩、组织粘连、关节僵硬和骨质疏松等筋伤并发症。练功活动强度、范围过大，则影响固定效果，可导致筋伤组织难以修复。因此，在治疗筋伤疾患过程中，运用固定和练功疗法，应根据筋伤急慢性的不同阶段、不同的病理特点，以及患者对治疗时的不同反应，选择恰当的方法相配合，使筋伤的组织修复与关节功能恢复齐头并进。

（三）内外兼治

内外兼治治疗原则是指治疗筋伤要局部与整体、外伤与内损兼顾治疗。

人体是一个内外统一的有机整体，无论是暴力损伤，还是外邪侵袭，损伤筋骨，经络受累，使气血运行紊乱，严重者耗伤津液，均可引起脏腑不和。若脏腑功能不足，气血生化乏源，经络失调，易导致慢性筋伤，或加重急性筋伤病情。因此，人体的局部与整体、外伤与内损关系密切，彼此相互影响。如果在治疗时只注重局部而忽视整体，只注重外伤而忽视内损，则筋伤难以治愈。因此，在筋伤治疗中，要贯彻内外兼治的治疗原则，既要外治筋骨、皮肉损伤，又要内治脏腑、气血的病变。临床上要根据筋伤的病理变化，或以外治为主，或以内治为主，或内外治并重，才能达到较好的治疗效果。

（四） 防治结合

防治结合治疗原则主要是指对筋伤的治疗应与预防保健密切结合。

体虚筋骨不坚、过度疲劳、外感风寒湿邪等与筋伤疾病发生有关，也与筋伤疾病反复发作和难以康复有密切关系。因此，治疗筋伤与预防保健密切结合起来，其目的就是增强体质、去除病因或诱因，减少反复发作，促进肢体功能恢复。积极的体育锻炼、注意劳逸适度和药物调补等有利于增强体质。合理的肢体练功活动，可加强气血运行，促进祛瘀生新，使筋骨关节得到滋养，有利于慢性筋伤的修复。注意避免肢体过度劳累和防寒保暖等可减少慢性筋伤疾患的发生。临床上应根据筋伤患者的不同情况指导患者有针对性地进行筋伤疾病的预防保健。

筋伤的筋骨并重、动静结合、内外兼治、防治结合治疗原则是针对筋伤疾病的辨证论治规律而总结出来的，对筋伤疾病的治疗有重要指导作用。此外，在筋伤治疗过程中还应遵循治病求本、调整阴阳、扶正祛邪、三因制宜等中医学治疗疾病的原则。

二、手法

筋伤的治疗手法，又称为理筋手法，是治疗筋伤的主要方法之一，在筋伤疾患的治疗中占有重要地位。手法是通过外力作用于肢体或伤处，以手的力量和技巧来调节机体生理、病理变化而达到治疗的目的。手法应用范围广泛，几乎可用于全部急慢性筋伤疾患，临床疗效明显。

（一） 作用机理

1. 活血散瘀，消肿止痛　损伤发生后，由于有不同程度的血管破裂，血离经脉，组织液渗出，积聚而成血肿，进而壅塞经脉，阻碍气血流通，导致气滞血瘀，而为肿为痛。手法按摩可以促进血液循环和淋巴回流，使气血通畅，加速局部瘀血的吸收，解除肌肉、血管的痉挛，从而达到活血散瘀、消肿止痛的目的。正如《医宗金鉴·正骨心法要旨》所说："为肿为痛，宜用按摩法，按其经络，以通郁闭之气，摩其壅聚，以散郁结之肿，其患可愈。"

2. 理顺筋络，整复错位　肢体受外力的牵拉、扭转作用，可造成筋肉组织纤维的扭曲、撕裂或肌腱的滑脱，亦可造成关节的细微错位，进而引起关节功能的障碍。采用手法治疗可理顺扭曲、抚平撕裂、整复错缝的关节，从而促进筋腱、关节功能的恢复。《医宗金鉴·正骨心法要旨》云："跌仆闪失，以致骨缝错开。"又说："以手法推之，使还归旧处也。"即对骨错缝采用手法推之整复归位。

3. 舒筋通络，解除痉挛　急性损伤和慢性劳损，由于伤后所发生的疼痛可以反射性地引起局部肌肉等软组织痉挛。肌肉的痉挛，又可以加剧疼痛，影响患肢功能活动。手法穴位按摩直接作用于痉挛的肌肉组织，可起到舒筋通络、解除痉挛的作用，使患部筋络通畅，疼痛减轻，从而为恢复肢体的功能活动创造良好的条件。

4. 松解粘连，通利关节　急性损伤后期或慢性筋伤，由于局部血肿机化或局部损伤性炎症产生，加之肢体长期制动，往往造成损伤局部组织间形成粘连、纤维化和瘢痕化，致使肢体关节功能活动障碍。运用舒筋和活络关节手法，可以软化瘢痕、松解粘连、通利关节，使关节功能逐步恢复正常。

5. 调和气血，散寒除痹　肢体损伤日久或慢性劳损，往往气血虚弱，正气不足，风寒湿邪易乘虚侵袭肢体，以致经络不通、气血不和，造成损痹并病，出现肢体麻木疼痛、筋脉拘急等症。通过手法刺激穴位得气或反复用强手法刺激局部等，可以起调和气血、温通经络、散寒除痹的作用，进而促使肢体功能恢复。

6. 防治废痿，促进修复　由于长期外固定、卧床或神经损伤等原因，可导致气血循行迟滞，血不荣筋，造成筋骨痿软无力，受损组织恢复缓慢。手法可以循经取穴，并施以补泻手法，能够直接加速气血循行，促进新陈代谢，改善肌肉、筋腱的营养，并可起到调和脏腑、经络、气血的作用，从而达到防治废痿、促进组织修复的目的。

（二）基本要求

手法治疗应在中医理论指导下，根据筋伤的辨病辨证灵活掌握运用。筋伤有轻重之分，又有皮肉、筋骨、关节之别，解剖位置亦各不相同，所以应根据筋伤的不同情况采用相应的手法予以治疗。手法之轻重、巧拙，直接关系着损伤的恢复。手法使用得当，治疗效果就明显，反之不仅达不到良好的治疗效果，甚至适得其反。正如《医宗金鉴·正骨心法要旨》中指出："夫手法者，谓以两手安置所伤之筋骨，使乃复于旧也。但伤有轻重，而手法各有所宜。其愈可之迟速，及遗留残疾与否，皆关乎手法之所施得宜，或失其宜，或未尽其法也。"因此，在使用手法时要掌握其基本要求。

1. 施行手法前要充分了解伤情，明确诊断。对扭挫伤，要了解损伤程度，有无断裂、粘连等情况，若有筋腱完全断裂则在损伤部位不宜直接使用手法，若有粘连则手法使用要得当，不可强拉硬扳。

2. 施行手法前要对手法步骤做出详细计划。对某一筋伤先使用何种手法，后使用何种手法，应做出适当的考虑。患者应采取何种体位、是否需助手配合、如何配合等，应该要有合理的统筹安排。

3. 施行手法时要指导患者密切配合。嘱患者尽量放松，并适时调整体位、姿势，让患部肌肉充分放松，让患者感到舒适。医生亦应选择适当的位置，以便于手法操作。

4. 施行手法时要精力集中，从容沉着，以取得患者的信任和配合，减轻患者的紧张情绪。

5. 施行手法应熟练、灵巧、准确。手法用力轻重适宜，用力应先轻后重，活动范围由小及大，活动速度先慢后快，避免加重损伤或造成新的损伤，尽量不造成患者痛苦。

6. 手法操作的强度、时间长短，应根据患者的伤情、年龄、性别、体质强弱、治疗部位和手法治疗时的反应等，适时进行调整。

7. 施行手法需要熟悉局部的解剖结构与关节正常的活动范围，避免手法操作幅度过大而造成不必要的损伤。

8. 手法使用要严格掌握其适应证和禁忌证。

（三）适应证、慎用证和禁忌证

1. 适应证

（1）肢体各部位的扭伤。如腰扭伤、指关节扭伤等。

（2）微动关节错缝、关节半脱位及滑膜嵌顿。如骶髂关节错缝、腰椎小关节紊乱等。

（3）各种损伤后遗症。如骨折、脱位、筋伤后期出现的筋僵、筋挛、筋粗、筋结、筋弛、筋痿，以及关节活动不利、关节僵硬等。

（4）慢性劳损性筋伤。如腰肌劳损等。

（5）脊柱四肢关节退行性病变所致的肢体关节疼痛、功能活动受限等。

（6）内伤气滞血瘀，胸腹疼痛肿满者，以及因风寒湿邪凝结于筋骨之间导致肢节疼痛、关节不利者。

（7）伤后合并痹证、痿证者。

2. 慎用证

（1）年老体虚，患有较重骨质疏松症，以及对手法治疗有恐惧心理，不愿意合作者。

（2）有严重心、肝、脾、肺、肾等器质性病变和脑部疾患者。

（3）精神疾患非发作期患者。

（4）急性筋伤初期局部疼痛剧烈或肿胀严重并仍有出血者。

（5）妇女妊娠期或月经期，尤其有习惯性流产者。

（6）骨折、脱位固定期间，解除固定后的一段时间。

3. 禁忌证

（1）诊断尚不明确的急性脊柱损伤伴有脊髓症状的患者。

（2）可疑或已确诊的骨与软组织恶性肿瘤、关节结核、骨髓炎、软组织化感染脓性者，以及严重脆骨病、严重的骨质疏松症患者。

（3）凝血机制障碍与血管脆性增加，常出现皮下组织及消化道、呼吸道、泌尿系统出血者。

（4）施术部位有严重的皮肤破损或皮肤有传染性疾病及感染者。

（5）肌腱、韧带等大部分或完全断裂者。

（6）颅内及胸腹内伤出血尚未停止者。

（四）　手法分类

筋伤治疗手法内容极其丰富，名称及分类方法繁多。临床常用分类方法如下：

1. 根据治疗作用与单、复手法式式分类　可分为活动关节的活节展筋类手法和不活动关节的舒筋镇痛类手法。

（1）活节展筋类手法　有牵法、抖法、摇法、归合法、伸屈法、背法、推搬法、旋转法等。

（2）舒筋镇痛类手法　又可分为舒筋类手法和镇痛类手法。

①舒筋类手法　有按法、摩法、推法、拿法、揉法、捏法、捻法、拍法、打法、劈法、叩法、踩法、捋法、顺法等。

②镇痛类手法　有弹筋法、拨筋法、分筋法、震颤法、点穴法、压法、散法、镇定法等。

2. 根据手法具体作用部位、功用及操作方法的不同分类　可分为舒筋通络类手法和活络关节类手法。

（1）舒筋通络类手法　有按摩法（轻度按摩法、深度按摩法）、捋顺法、一指弹推法、揉法、拨络法、擦法、滚法、击打法、拿捏法、弹筋法、捻法、捻散法、点穴法、抖法、搓法、归合法等。

（2）活络关节类手法　有屈伸关节法、旋转摇晃法（四肢旋转摇晃、颈部旋转法、腰部旋转法）、腰部背伸法（立位腰部背法、立位腰部牵引法、卧位背伸法、卧位牵引法）、拔伸牵引法、按压踩跷法（肘尖加压法、踩跷法）等。

3. 根据临床手法治疗顺序分类　可分为准备手法、治疗手法、结束手法等。

NOTE

（五）常用手法

筋伤治疗的理筋手法较多，现将临床常用理筋手法按舒筋通络类和活络关节类等两大类手法介绍如下。

1. 舒筋通络类　舒筋通络类手法是医者利用一定的手法作用于患者肌肉较为丰满的部位，从而达到疏通气血、舒筋活络、消肿止痛的目的。其临床常用的基本手法及其动作要领、功用、适应证如下。

（1）按摩法　根据手法轻重一般可分为轻度按摩法和深度按摩法两种。

①轻度按摩法　又称浅按摩法。用单手或双手的手掌或指腹放在患处，轻柔缓慢地用力做直线形或圆形的抚摩动作（图1-29）。

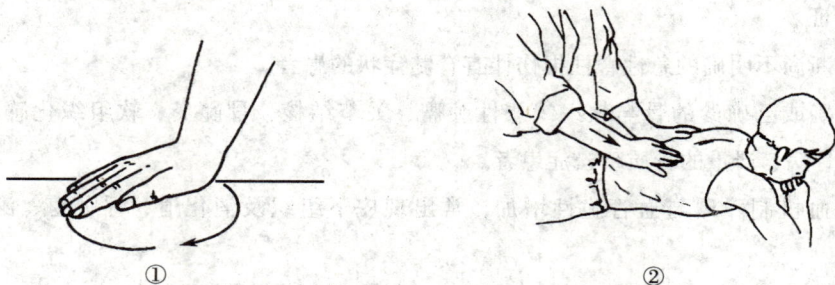

图1-29　轻度按摩法
①单手按摩法；②双手按摩法

动作要领：按摩时动作要轻柔和谐，动作要缓慢。

功用：有消瘀退肿、镇静止痛的功效，并能缓解肌肉紧张疼痛。

适应证：一般在理筋手法开始和结束时应用，适合全身各部位，以胸腹胁肋处损伤较为常用。

②深度按摩法　又称推摩法。用手指、掌根及全掌施行推摩理筋手法，也可用双手重叠在一起操作，按摩部位要深，按摩力量要大，要求作用力直达深部软组织（图1-30）。

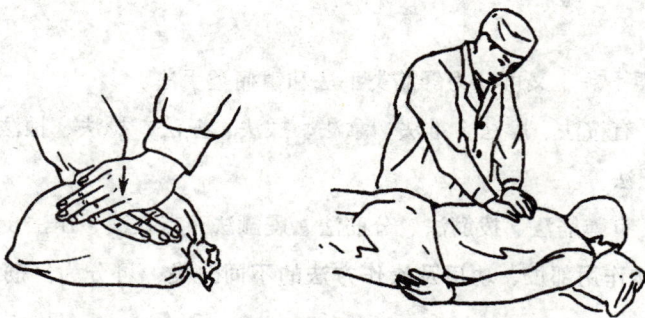

图1-30　深度按摩法

动作要领：摩动的频率快慢可根据病情、体质而决定，动作要协调，力量要均匀。

功用：本法能舒筋活血、祛瘀生新，对消肿及缓解局部伤痛很有效。可以解除痉挛，使粘连的肌腱、韧带、瘢痕组织软化分离。

适应证：本法在理筋手法开始由轻度按摩法转入，或结合点穴进行，并可运用在各个手法中，是治伤基本手法之一。对肢体各部位的损伤、各种慢性劳损、风湿痹证等均可采用。

在深度按摩法中还有捋顺法和拇指推法。

捋顺法：由肢体的近端向远端推摩的手法称为捋顺法（图
1-31）。俗称"推上去，捋下来"，或"捋下来，顺上去"，其
手法劲力与推摩法相同，只是有向心与离心方向上的区别。

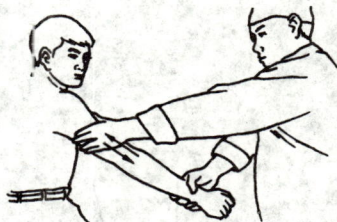

图1-31　捋顺法

拇指推法：又称一指禅推法。是用拇指单独进行的摆动性
推法。用拇指端掌面或偏桡侧，着力于一定部位或经络穴位
上，通过腕部的摆动和拇指关节的屈伸活动，使力持续作用于
患部或穴位上，推动局部之筋肉（图1-32），要求沉肩、垂
肘、悬腕。临床根据需要或加按摩，或结合揉法中之拨络手法，或加压、镇定。一般旧伤主要
用按摩，新伤主要用加压镇定。单指操作力量集中，指感确切，作月深透。

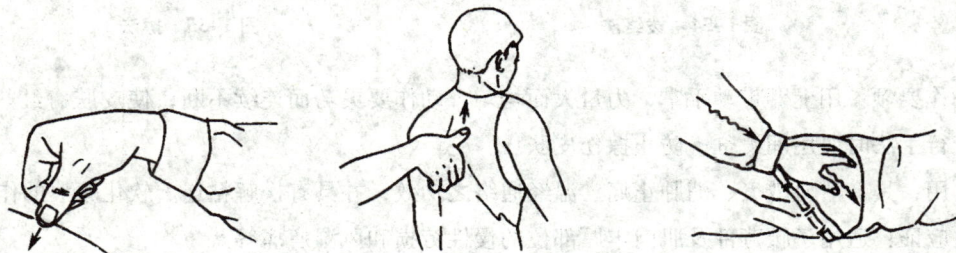

图1-32　拇指推法

（2）揉擦法　揉、擦二法是理筋常用手法。

①揉法　用拇指或手掌在皮肤上做轻轻回旋揉动的一种手法。也可用拇指与四指成相对方
向揉动，揉动的手指或手掌一般不离开接触的皮肤，仅使该处的皮下组织随手指或手掌的揉动
而滑动（图1-33）。

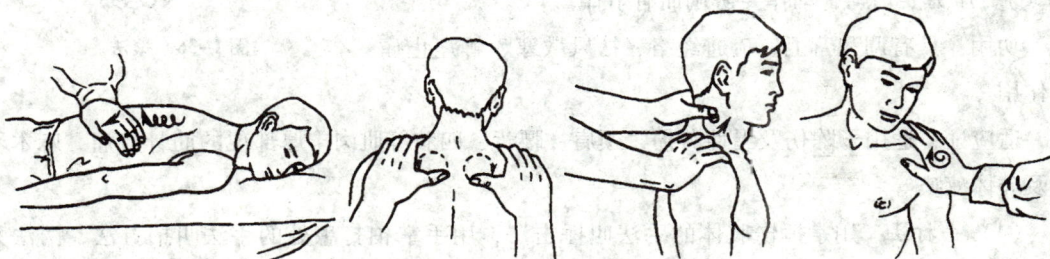

图1-33　揉法

动作要领：动作应柔和，手指或手掌不要与皮肤摩擦，使皮下组织随手指或手掌滑动。

功用：具有放松肌肉、缓解症状、活血祛瘀、消肿止痛的作用。

适应证：适用于肢体各部位损伤、慢性劳损、风湿痹痛等。

[附]

拨络法：用拇指加大劲力在筋络循行方向横向拨动，或拇指不动，其他四指取与肌束、肌
腱、韧带的垂直方向，单向或反复揉拨（图1-34），起到类似拨动琴弦一样的拨动筋络的作
用。手法力量大小与频率快慢可根据伤情而定。

功用：具有缓解肌肉痉挛、松解粘连、活血化瘀、通络止痛等作用。

适应证：适用于急慢性筋伤而致肌肉痉挛或粘连等。

②擦法　是用手掌、大小鱼际、掌根或手指在皮肤上摩擦的一种手法（图1-35）。

NOTE

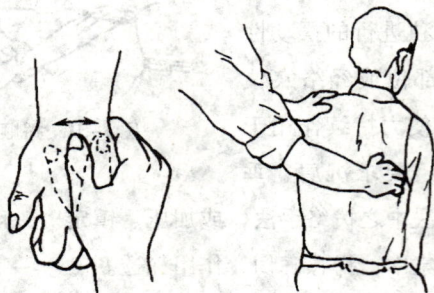
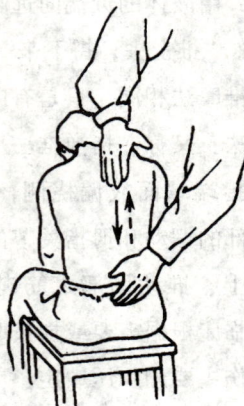

图1-34　拨络法　　　　　　　　　　　　　　图1-35　擦法

动作要领：用上臂带动手掌，力量大而均匀，动作要灵巧而连续不断，使皮肤有红热舒适感。施行手法时要用润滑剂，防止擦伤皮肤。

功用：具有活血散瘀、消肿止痛、温经通络之功效，并具有松解粘连、软化瘢痕的作用。

适应证：适用于腰背部及肌肉丰厚部位的慢性劳损和风湿痹痛等。

（3）擦法　是指手部在被治疗部位以滚动形式，形成滚压刺激的一类手法。

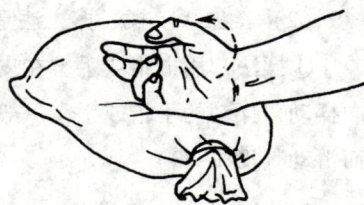

动作要领：用手的小鱼际尺侧缘及第3、4、5掌指关节的背侧，按于体表，沉肩、屈肘约120°，手呈半握拳状，手腕放松，利用腕力和前臂的前后旋转，反复滚动，顺其肌肉走行方向自上而下或自左而右，按部位顺序操作（图1-36），压力要均匀，动作要协调而有节律。

图1-36　擦法

功用：具有调和营卫、疏通经络、祛风散寒、解痉止痛的作用。

适应证：适用于陈伤及慢性劳损，颈肩、腰背、四肢等肌肉丰厚部位的筋骨酸痛、麻木不仁及肢体瘫痪等。

（4）击打法　用拳捶击肢体的手法叫捶击法，用手掌拍打患处的手法叫拍打法，两法并用称击打法，用掌侧击打又称劈法。头部可用指尖及指间关节叩打（图1-37）。

动作要领：击打时要求蓄劲收提，即用力轻巧，又有反弹感，避免产生震痛感。动作要有节奏，快慢要适中，腕关节活动范围不宜过大，以免手掌接触皮肤时用力不均。

功用：能疏通周身气血，消除外伤瘀积及疲劳酸胀，又有祛风散寒的作用。

适应证：适用于胸背部因用力不当而屏伤岔气；亦适用于腰背部、大腿及臀部等肌肉肥厚的区域，因陈旧性损伤而兼有风寒湿证者。

（5）拿捏法　本法是用拇指与其他四指相对形成钳形，一紧一松地用力拿捏，以挤捏肌肉、韧带等软组织的一种手法（图1-38）。本法在临床上有很多变化，可与揉法结合在一起，使其兼有揉捏两种作用。

动作要领：腕要放松，拇指与其他四指相对，逐渐用力内收，并连续不断地揉捏动作，用力由轻到重，再由重到轻，不可突然用力。

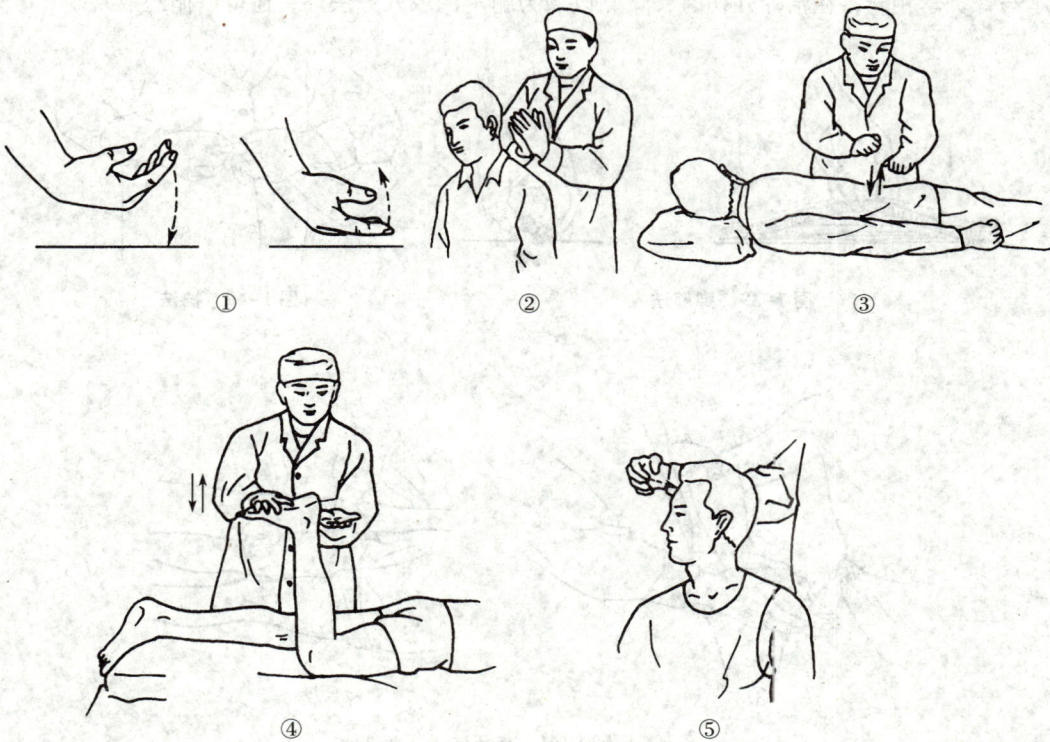

图1-37 击打法
①弹击法；②劈法；③捶击法；④拍打法；⑤叩打法

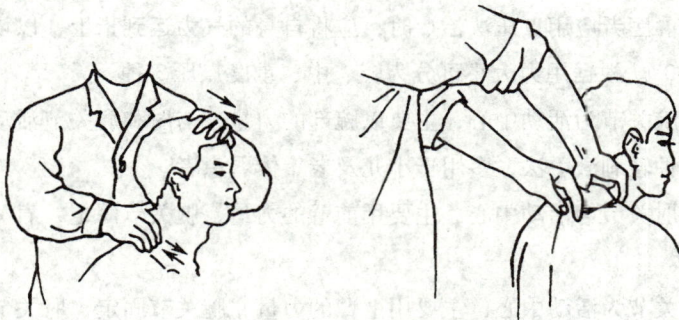

图1-38 拿捏法

［附］

弹筋法：本法是将肌肉、肌腱捏拿起来，然后迅速放开，像射箭时拉弓弦动作一样，让其在指间滑落弹回（图1-39）。从动作上看有提、弹两种作用力，临床上常与拨络法综合应用，称为弹筋拨络法。

［附］

捻法：拿捏手指等小关节，变揉捏为对称稍用力灵活捻动的手法，称为捻法（图1-40）。

功用：具有缓解肌肉痉挛、松解粘连、活血消肿、祛瘀止痛等作用。

适应证：急慢性筋伤而致痉挛或粘连者。

（6）点压法 是根据经络循行路线，选择适当穴位，用手指在经穴上点穴按压的一种手法（图1-41）。因用手指点压刺激经穴，与针刺疗法颇为相似，故又称点穴法、指针疗法，是中医骨伤特色手法之一。近年来，又在点压法的基础上发展成为指压按摩麻醉。点压法的取穴

NOTE

基本与针灸学相同，在治疗外伤时，除"以痛为腧"的取穴方法外，还可以循经取穴。

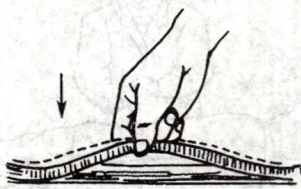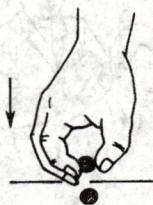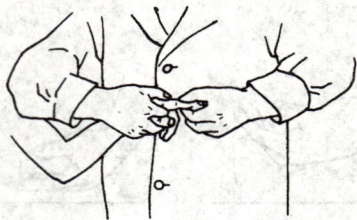

图 1-39　弹筋法　　　　　　　　　　图 1-40　捻法

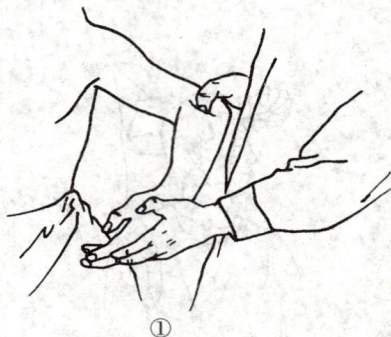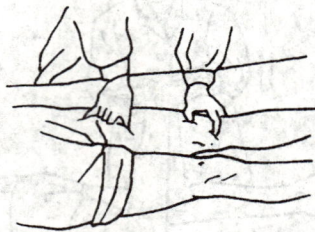

图 1-41　点压法
①上肢点压法；②下肢点压法

动作要领：用中指为主的一指点法，或用拇、食、中三指点法，或用五指捏在一起，组成梅花状的五指点法。医者应用点压法治疗时，应将自身的气力运到指上，以增强指力。指与患者的皮肤成 60°~90°。根据用力大小可分为轻、中、重度点压 3 种。

轻度点压是以腕关节为活动中心，主要以腕部的力量，与肘和肩关节活动协调配合。其力轻而有弹性，是一种轻刺激手法，多用于小儿及老年体弱患者。

中度点压是以肘关节为活动中心，主要用前臂的力量，腕关节固定，肩关节协调配合，是一种中等刺激手法。

重度点压以肩关节为活动中心，主要用上臂的力量，腕关节固定，肘关节协调配合，刺激较重，多用于青壮年及肌肉丰厚的部位。

功用：本法是一种较强的刺激手法，具有疏通经络、宣通气血、调和脏腑、平衡阴阳的作用。但对重要脏器所在部位应慎用，或在使用本法时力量要适当减轻。

适应证：适用于胸腹部内伤、腰背部劳损、截瘫、神经损伤、四肢损伤及损伤疾患伴有内伤者。

（7）搓抖法　分搓法和抖法。

①搓法　用双手掌面相对放置患部两侧，用力做快速搓揉，并同时做上下或前后往返移动的手法，称为搓法（图 1-42）。

动作要领：双手用力要对称，搓动要快，移动要慢，动作要轻快、协调、连贯。

功用：具有调和气血、舒筋活络、放松肌肉的作用，能消除肌肉疲劳。

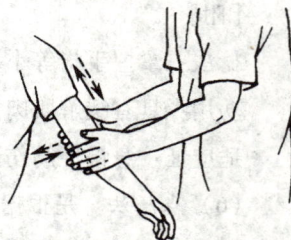

图 1-42　搓法

适应证：适用于四肢及肩、肘、膝关节，也可用于腰背、胁肋部的伤筋。

②抖法　用双手握住患者上肢或下肢的远端，稍微用力做连续、小幅度、快速的上下抖动，使关节有松动感，称为抖法（图1-43）。

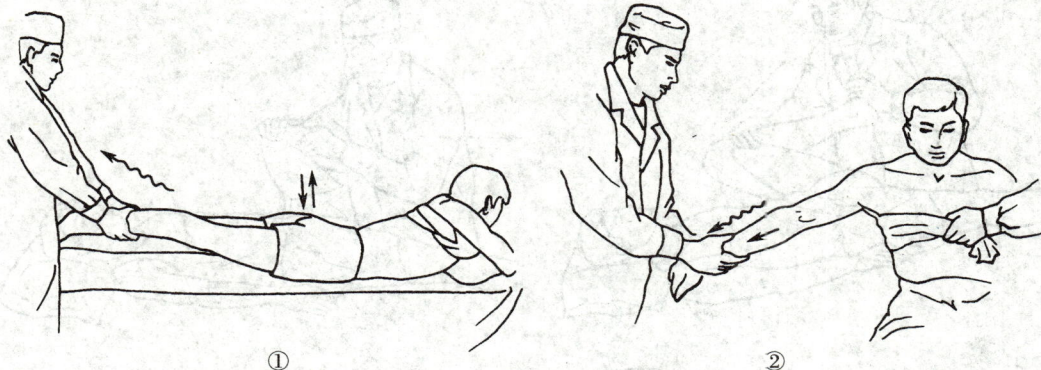

图1-43　抖法
①下肢抖法；②上肢抖法

动作要领：抖动幅度要小，频率要快，轻巧舒适，嘱患者要充分放松肌肉。

功用：本法能松弛肌肉关节，缓解外伤所引起的关节功能障碍，并能减轻施行重手法后的反应，增加患肢的舒适感。

适应证：多用于四肢关节，以上肢为常用，常配合按摩与搓法，综合运用于理筋手法的结束阶段。

2. 活络关节类　活络关节类手法是医者用一种或数种手法作压于关节处，从而达到活络和通利关节的目的，一般在施行舒筋手法后应用。本法适用于组织粘连、挛缩，关节功能障碍、活动受限，或伤后关节间微有错落不合缝者。通过活络关节手法逐步使肢体功能恢复正常。

（1）**屈伸法**　本法是针对有屈伸功能活动障碍的关节，使其做被动屈伸活动的一种手法。如内收、外展功能受限，可加用被动外展、内收的手法。

动作要领：医者一手握患者肢体的远端，一手固定其关节部，然后缓慢、均匀、持续有力地做被动屈伸或外展、内收活动（图1-44）。在屈伸关节时，要稍微结合拔伸或按压力。在特殊情况下可做过度屈曲或收展手法来分离粘连，但应防止粗暴的推扳而造成骨折等并发症，用力需恰到好处，刚柔相济。

功用：本法对各种损伤后的关节屈伸、收展活动障碍，以及筋络挛缩、韧带和肌腱粘连、关节强直均有松解作用。

适应证：适用于肩、肘、髋、膝、踝等关节伤后所致的关节功能障碍。

（2）**旋转摇晃法**　本法是针对关节旋转功能障碍，做被动旋转摇晃活动的一种手法，临床常与屈伸法配合使用。

动作要领：①四肢旋转摇晃法。医者一手握住患者关节的近端，另一手握其肢体的远端，做来回旋转及摇晃动作（图1-45），要按关节功能活动的范围，掌握旋转及摇晃的幅度。本法应轻柔，循序渐进，活动的范围由小到大，以不引起剧痛为原则。②颈部旋转法，又称扳颈手法，操作时一手托住下颌，另一手按扶头后；或一手托住下颌，另一手按住颈椎患部棘突上，做旋转动

NOTE

作（图1-46），可听到"格"的响声。③腰部旋转法，又称斜扳法。患者俯卧，医者一手扳其肩，一手扶其臀，向相反方向用力，使腰部产生旋转（图1-47）。本法也可采取坐位。

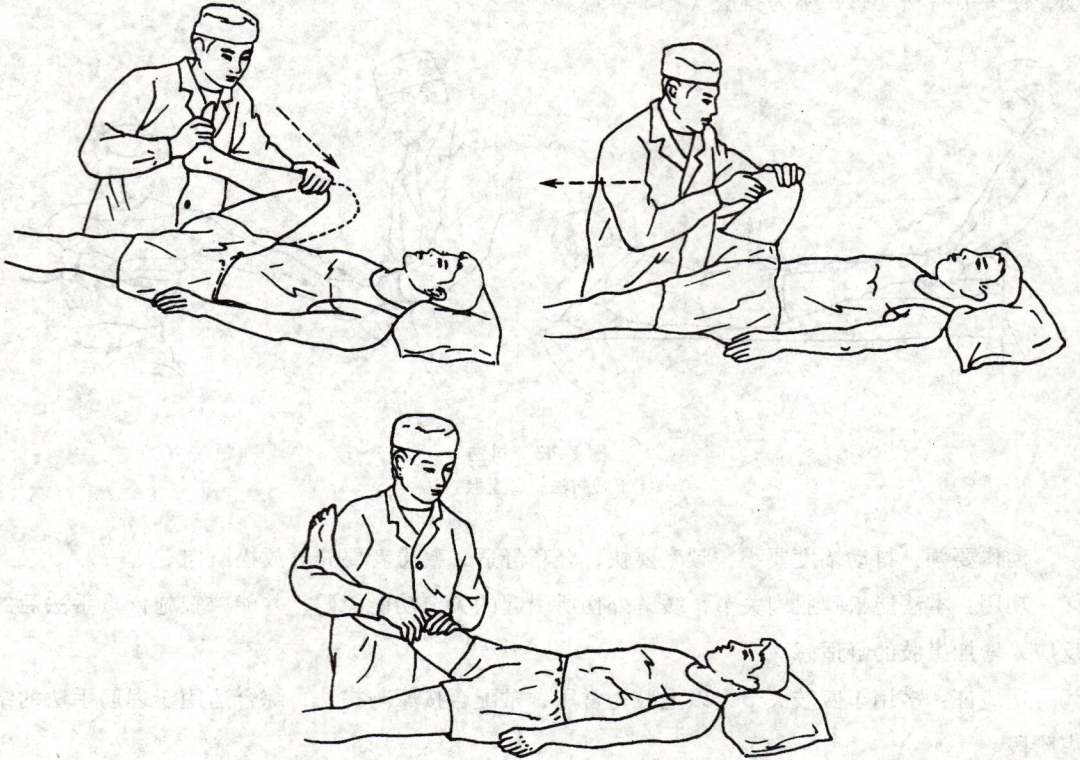

图 1-44   屈伸法

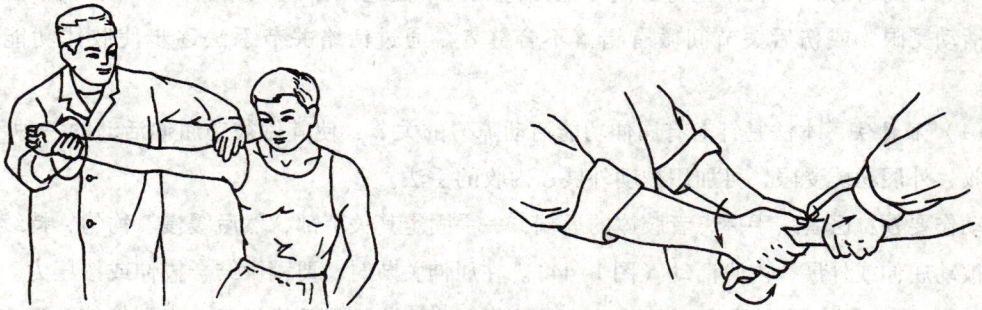

图 1-45   四肢旋转摇晃法

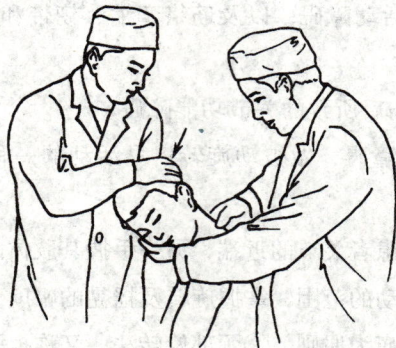

图 1-46   颈部旋转法   图 1-47   腰部旋转法

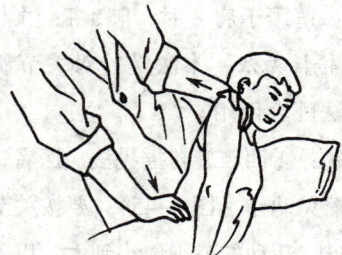

功用：具有松解关节滑膜、韧带及关节囊之粘连、恢复关节活动功能的作用。

适应证：适用于四肢关节及颈椎、腰椎部的僵硬、粘连及小关节的滑脱、错缝等。

（3）腰部背伸法 本法含有拔伸与背伸两种作用力，分立位、卧位两式。

动作要领：①立位法，又名背法。医者略屈膝，背部紧贴患者背部，使其骶部抵住患者之腰部，患者与医者双肘屈曲反扣，将患者背起，使其双足离地，同时以臀部着力晃动牵引患者腰部（图1-48）。臀部的上下晃动要和两膝的屈伸协调。②卧位法，又名扳腿法或推腰扳腿法。患者俯卧、侧卧均可，医者一手扳其腿，一手推按于腰部，迅速向后拉腿而达到使腰部过伸的目的（图1-49）。

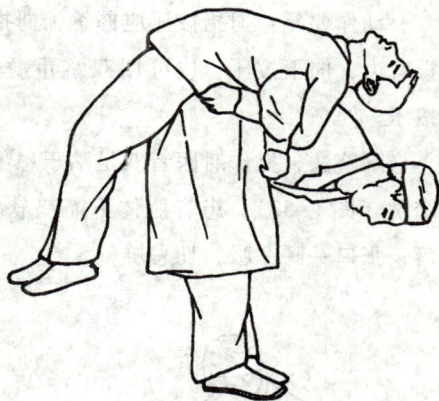

图1-48 腰部背伸法之立位法

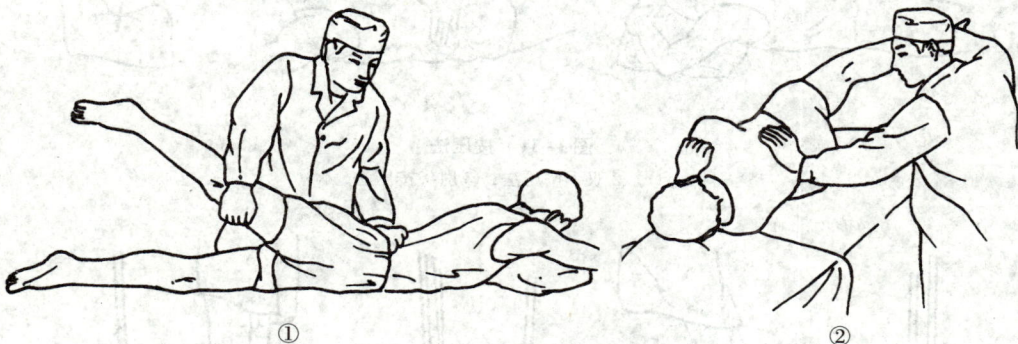

图1-49 腰部背伸法之卧位法
①俯卧；②侧卧

功用：使腰部脊柱及两侧背伸肌过伸，松弛肌紧张，使扭错的小关节复位，有助于腰椎间盘突出症状缓解，还可使压缩性椎体骨折的楔形变得以改善。

适应证：适用于急性腰扭伤、腰椎间盘突出症及稳定性腰椎压缩骨折。

（4）拔伸牵引法 本法是由医者和助手分别握住患者患肢远端和近端，对抗用力牵引。

动作要领：手法开始时，先按肢体原来体位顺势用力牵引，然后再沿肢体纵轴对抗牵引，用力轻重得宜，持续稳准（图1-50）。

功用：具有疏通筋脉、行气活血的作用，能使痉挛、缩短、僵硬的肌肉松弛，或使挛缩的关节囊松解。

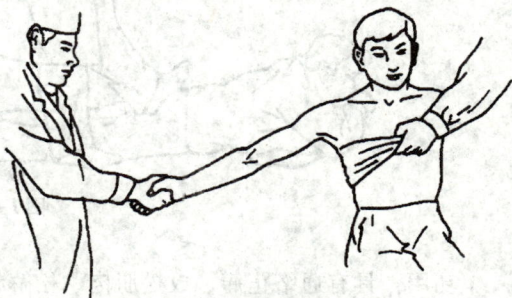

图1-50 拔伸牵引法

适应证：适用于肢体关节扭伤、挛缩及小关节错缝等。

（5）按压踩跷法 按压法是以拇指、手掌、掌根部，或双手重叠在一起向下按压（图1-51），使力作用于患部。必要时医者可前倾身体，用上半身的体重加强按压力，在腰臀部肌肉丰厚处可用肘尖按压。如需要更大的按压力，可用足部踩跷法。

　　动作要领：拇指按压应握拳，拇指伸直，用指端或指腹按压。掌根按压应用单掌或双掌掌根着力，向下按压，也可用双掌重叠按压。肘尖按压（肘压法）用屈肘时突出的鹰嘴部分按压。

　　踩蹻法，操作时医者双足踏于患部，双手撑于特制的木架上（以控制用力之轻重）进行踏跳（图1-52）。患者躯体下需垫软枕，以防损伤，并嘱患者做深呼吸配合，随着踏跳的起落，张口一呼一吸，切忌屏气。

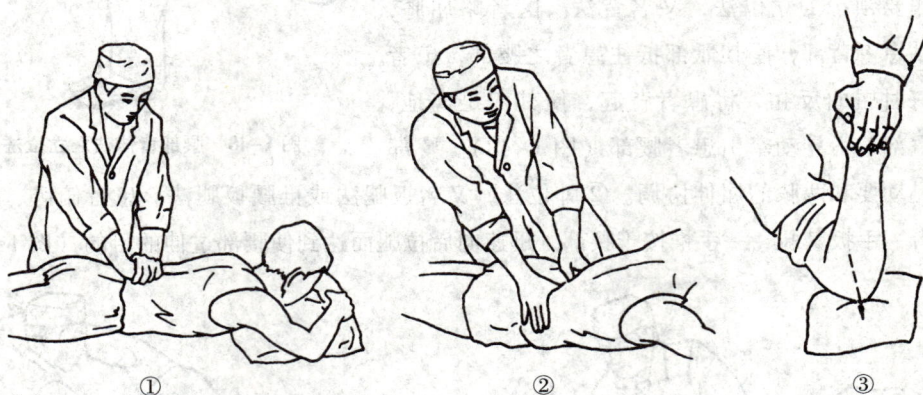

图1-51　按压法
①、②双手按压法；③肘尖按压法

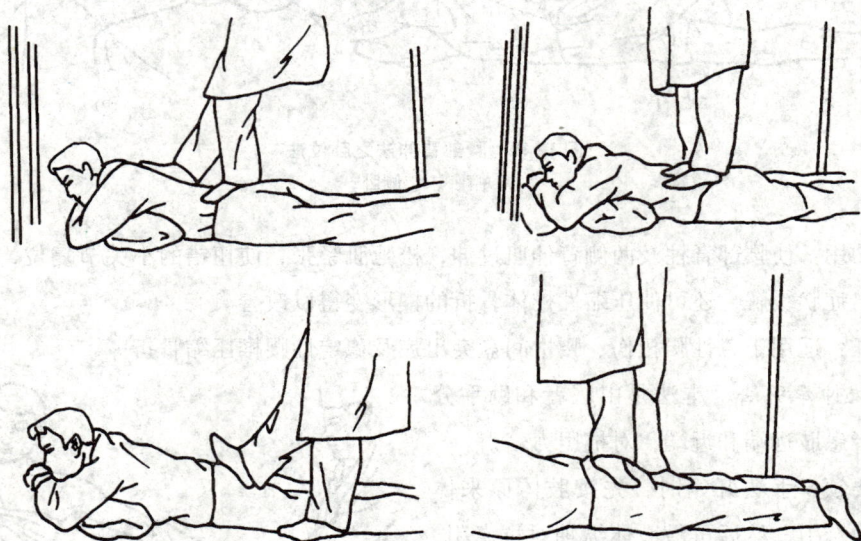

图1-52　踩蹻法

　　功用：具有通络止痛、放松肌肉、松解粘连的作用。

　　适应证：本法是一种较强的刺激手法，常与揉法结合应用。适用于肢体麻木、酸痛、腰肌劳损及腰椎间盘突出症等。拇指按压法适用于全身各个穴位；掌根按压法适用于腰背及下肢部；肘尖按压法与踩蹻法压力较大，适用于腰背臀部肌肉丰厚处。

三、固定

　　固定是治疗筋伤的重要方法之一。筋伤错位经过适当的手法治疗后，恰当及时的外固定有利于维持整复后的效果，减轻疼痛，加快肿胀的吸收和促进筋伤愈合。因此，对某些筋伤患者采取适当的外固定是非常必要的。

筋伤固定不如骨折固定要求那么高，其外固定材料亦取自骨折外固定材料，如绷带、石膏、胶布、纸板等。固定方法很多，在使用时应根据损伤的部位、类型及严重程度，选用合适的固定方法进行固定。如关节部位扭伤可采用绷带固定；肌腱、韧带等筋的断裂伤应选择牢靠的石膏固定或塑形小夹板固定；踝关节的内翻扭伤，导致踝关节腓侧副韧带撕裂时，常采用绷带将踝关节固定于外翻位。

（一）　固定的作用

1. 维持手法治疗后的效果　筋伤经手法治疗效果满意后，常固定关节于伤处筋肉松弛的位置，或固定关节于稳定的位置，可以维持手法的效果，以利于损伤的愈合。有些骨错缝、筋错位患者，手法复位后，如不做适当固定，容易发生再移位，故应将肢体固定在与造成筋伤暴力方向相反的位置，防止其再移位与重复损伤，维持手法治疗的效果。如寰枢椎错缝，在手法治疗后多采用围领外固定以巩固治疗效果和防止再错缝。

2. 有利于消肿止痛、解除痉挛　筋伤后血管破裂出血形成血肿，或因损伤反应导致血管壁通透性改变，大量液体自血管渗出聚积于组织间隙形成肿胀。必要的固定可使肢体处于相对静止的休息状态，有利于减少不良因素的刺激和发挥机体自身调节作用，从而加快血肿及渗出液的吸收，起到消肿的作用。疼痛与肌肉痉挛往往同时存在，互为因果，形成恶性循环，局部外固定能减少肢体活动对伤处的牵拉刺激，从而起到减轻疼痛、解除痉挛的作用。

3. 为筋伤的修复创造有利条件　筋伤的修复需要伤处相对稳定，只有将伤肢固定在筋松弛位置上并维持一定时间，筋伤的修复才得以完成。固定能减少伤肢的活动，为筋伤的修复创造良好的稳定环境，有利于筋伤的修复。如果修复过程中伤处仍经常活动，不但会使脆弱的新生组织被破坏，而且会加重原有损伤，不利于损伤组织的修复。

4. 减少或避免并发症和后遗症　对损伤部位的有效固定可为全身或其他部位早期进行功能锻炼创造条件，有利于全身或局部功能的改善，从而减少或避免筋伤并发症和后遗症的发生。

（二）　注意事项

1. 选择适当的固定材料和固定方法　固定材料和固定方法应根据筋伤的部位、受伤机制、伤势轻重、有无合并症和治疗效果等方面的具体情况而加以选择应用。以简便、有效、患者易于接受为选择原则。要求既能起到良好的固定作用，且维持一定时间，又不影响伤处及其肢体远端的血运，不影响筋伤的修复过程，不妨碍肢体功能锻炼。

2. 注意观察固定后肢体血运情况　固定对肢体血运有一定影响，固定时要尽量把这种影响降低到最低限度。扎缚松紧要恰当，过紧会导致血运障碍，可出现患肢肿胀、缺血、坏死、肌肉挛缩等并发症。因此，固定后要密切观察患肢的血运情况，尤其要注意观察肢端动脉搏动和皮肤温度、颜色、感觉、肿胀程度及指（趾）活动等情况。若出现血运障碍征象，要及时放松固定；若仍无好转，必须及时拆开外固定，并做相应处理。

3. 预防发生压迫性溃疡　采用石膏、夹板等方法固定，在肢体骨骼隆起部位容易发生压伤，造成压迫性溃疡。固定时应事先在骨骼隆起部位放置软衬垫予以保护。在固定期间若发现固定部位有疼痛或异常渗出物时，应及时打开或拆除固定检查，以防止发生压迫性溃疡。伤后

NOTE

在肢体肿胀高峰期到来前，患肢会因继续肿胀而引起伤处疼痛，有时还会出现张力性水泡，对此要注意及时调整外固定的松紧度。

4. 适当抬高患肢　固定后适当抬高患肢，有利于肢体肿胀的消退。上肢可用三角巾、绷带等悬吊于胸前。下肢可用软枕、沙袋等垫高患肢，或将患肢置于支架上。

5. 掌握固定的位置和时间　为防止再发生骨错缝、筋错位，应将患肢固定于有利于损伤修复和功能恢复的位置。固定时间应根据筋伤的情况、病情的变化及一般愈合时间而定。若固定时间过短，则肌腱、韧带、关节囊等尚未愈合，达不到治疗的目的，并可能造成关节不稳或习惯性扭伤、错缝或脱位；固定时间过长，则会产生局部软组织粘连、肌肉萎缩、骨质脱钙、关节囊挛缩或关节功能障碍等。筋伤固定时间一般为 2 ~ 6 周。

6. 指导患者积极练功　固定后应及时指导患者进行肢体功能锻炼，以调动和发挥患者的积极性和主观能动性，同时可以加快局部肿胀的消退，防止肌肉萎缩、韧带挛缩、组织粘连或关节僵硬等。练功时动作要协调，循序渐进，逐步加大运动量。如果患者局部和全身条件许可，可以在固定后立即开始进行肢体练功活动。

另外，筋伤后局部或关节内血肿过大，可在无菌操作下抽出积血，进行加压包扎固定，并抬高患肢。若有肌腱、韧带完全断裂，或伴有神经、血管断裂者，应尽早施行手术，术后再选择恰当的方法进行固定。

（三）固定方法

筋伤通常采用外固定方法进行固定，主要有绷带固定法、弹力绷带固定法、胶布固定法、纸板固定法、石膏固定法等。

1. 绷带固定法　绷带固定法是治疗筋伤常用的固定方法，多用于韧带扭伤。绷带固定法的优点是用材简单、应用方便、范围可大可小、压力均匀、易于调整、可配合外敷药物、兼备固定和药物治疗的双重作用等。绷带固定法的缺点有固定维持时间不长、容易松脱等。绷带固定位置和固定方法应根据损伤部位、受伤机制等的不同而做相应调整。如踝关节扭伤常用绷带做"8"字形固定，其固定方法是用绷带从内向外先在踝上缠绕几圈作为固定的支点，然后通过足背从足底绕过，再从内踝向上缠绕到踝上，全过程如"8"字缠绕，一般缠 6 ~ 10 圈。但踝关节扭伤有内翻扭伤和外翻扭伤的不同，其内翻扭伤易导致外侧韧带的损伤，应将踝关节固定于外翻位。反之，外翻扭伤易导致内侧韧带的损伤，应将踝关节固定于内翻位。

2. 弹力绷带固定法　弹力绷带固定法除具有一般绷带固定法的优点外，还具有固定维持时间长、弹力持续作用固定部位、有利于压迫止血和某些分离组织的靠拢等优点。主要用于损伤后引起关节松动的固定和损伤后血肿的压迫止血。如下尺桡关节损伤分离时，可在复位后用弹力绷带在下尺桡关节部位缠绕 6 ~ 10 圈固定。筋伤后出现局部或关节囊血肿，用弹力绷带加压包扎固定可以止血；若局部或关节囊内血肿过大或渗出液过多，可在无菌操作下抽出积血或渗出液后，用弹力绷带加压包扎固定，可防止血肿再次形成，有利于止血和组织修复。但在关节或有主要血管通过的部位用弹力绷带固定时，注意不要缠绕过紧，以免影响肢体血液循环。

3. 胶布固定法　胶布固定法亦具有用材简单、应用方便的优点。临床使用较为广泛，多用于韧带、肌腱撕裂等损伤。一般用数条胶布沿损伤组织纤维的纵轴方向交叉粘贴肢体固定，给损伤组织以支持。亦可在胶布固定的基础上配合绷带固定，以加强固定效果。

4. 纸板固定法　纸板固定法是将硬纸剪成适当形状放置于固定部位，再外用绷带缠绕的固定方法。其优点有取材方便，制作简单，轻便适用，纸板的硬度和厚度可根据伤情灵活调节，并可根据不同损伤部位剪成适当的形状，而且纸板的吸水性好，透气性佳，有一定的弹性和柔韧性，捆绑后服帖舒适，不影响气血流通，不易发生压迫性损伤。适用于小关节错缝复位后的固定。其固定方法是用厚度适宜的硬纸板，如包装纸箱、纸盒及X线胶片盒、橡皮胶布筒等，根据患部情况剪成适当形状，并制成符合患部体形的弧度和角度，放置在损伤部位，外用绷带缠绕包扎固定。或在硬纸板内面加棉衬垫，边缘用胶布粘贴，放置在损伤部位后，用绷带包扎固定。如寰枢椎错缝在手法复位后，根据颈部情况用适当厚度的纸板剪成一个前高后低、下颌和后枕有一定弧度的环形颈托，用棉垫衬里包裹后固定于颈部，以防止再错缝。

5. 石膏固定法　石膏固定法的优点是能根据肢体形状而塑形、干后坚固而不易变形、松散、固定作用确实可靠等。适用于严重筋伤需要制动者，如某些肌腱、韧带断裂伤等。其固定方法是选用适当宽度的石膏绷带，根据所需长度反折成数层，然后向中间折叠，浸泡于温水中，待石膏绷带在水中停止冒泡后，双手握持石膏卷两端，从水中取出并挤出多余水分，平铺于木板上，以手掌加压抹平，在固定部位肢体放置棉垫后，贴于患处，外缠石膏绷带或普通绷带形成管形石膏或石膏托板。石膏固定时要注意用棉垫保护好骨突部，石膏不可出现向内的皱褶，以免压伤或压迫伤肢。指、趾端需外露，以便观察其颜色、温度、感觉等。

四、练功

练功，又称功能锻炼，古称导引。它是指通过患者自我主动锻炼，从而达到防治疾病、增进健康和促进肢体功能恢复目的的一种治疗方法。

练功是贯彻筋骨并重、动与静结合、内外兼治、防治结合治疗原则的具体体现，对筋伤疾患的治疗十分重要。练功应在医生的正确具体指导下进行。

（一）练功的分类

1. 根据练功的部位分类　可分为全身练功和局部练功。

（1）全身练功　是指全身各部位均得到活动锻炼的练功方法。全身练功可促进气血运行，调节和强壮机体组织器官功能，加速消除创伤形成的局部病理现象，增强脏腑功能，从而达到防病治病的目的。如练习太极拳、易筋经、八段锦等。

（2）局部练功　是指针对肢体局部损伤情况而进行局部主动活动锻炼的练功方法。局部练功可促进筋伤肢体功能尽快恢复，防止组织粘连、肌肉萎缩、关节僵硬等。如肩关节损伤，练习耸肩、摆动上肢、握拳等；下肢损伤，练习股四头肌舒缩，膝关节伸、屈活动，踝关节背伸、跖屈活动，等等。

2. 根据练功是否使用辅助器械分类　可分为徒手练功和器械练功。

（1）徒手练功　是指不使用器械，依靠自身肢体进行练功活动。如练习太极拳、易筋经、握拳，以及踝关节背伸、跖屈活动等。

（2）器械练功　是指借助器械进行练功活动。主要是加强伤肢力量，弥补徒手练功的不足，或利用器械的杠杆作用，或用健肢带动患肢，帮助恢复伤肢关节活动功能。如肩关节练功可手拉滑车，指间关节练功可搓转胡桃、小球等，下肢各关节练功可蹬滚大竹管或踩踏转轴等。

（二） 练功的作用

1. 活血化瘀，消肿止痛　筋伤后气滞血瘀、经络不通而导致肿胀、疼痛。练功可以推动气血的流通，促进血液循环，从而起到行气活血、祛瘀生新、消肿止痛的作用。

2. 濡养关节经络　筋伤后期及筋肌劳损，局部气血不荣，筋失所养，可致肢体酸痛麻木、关节不利等。练功可以通畅气血，濡养筋脉、肌肉，滑利关节，促进筋伤与劳损组织的尽快修复。

3. 减轻肌肉萎缩　筋伤及伤后固定导致肢体活动受限，后期多数患者都有不同程度的肌肉萎缩。练功可以通过主动或被动活动，增强肌肉力量，促进气血循行，从而可防治肌肉萎缩。

4. 防治关节粘连和骨质疏松　导致关节粘连和骨质疏松的原因是多方面的，但其主要原因之一是患者长期制动和缺乏活动锻炼。练功可以通畅气血，舒筋活络，从而可预防和治疗关节粘连。同时，练功有利于增加骨的血液供应，改善骨的营养，对骨质疏松可起到预防和治疗作用。

5. 扶正祛邪和促进康复　局部损伤可致全身气血虚损、营卫不固和脏腑不和，风寒湿外邪乘虚侵袭。通过练功能扶正祛邪，调节机体功能，促使气血充盈，肝血肾精旺盛，筋骨劲强，关节滑利，有利于筋伤后的肢体功能和整个机体功能的全面康复。

（三） 注意事项

1. 制定合理的练功计划。要根据损伤的病理特点和各种练功方法的作用，因人、因病制定周密的练功计划。通过选择适宜的练功方法，合理安排练功内容，确定适宜的运动强度和运动量，才能使练功取得满意的效果。

2. 注重练功动作的准确性。正确的练功姿势是练功能疗伤祛疾、强壮身体的保证。不正确的练功姿势，非但起不到防病疗伤的作用，而且有可能加重原有损伤。因而在指导患者练功时要详细讲解练功的目的、意义、主要目标和动作要领，以易于患者接受，并采用正确的练功动作姿势配合治疗。

上肢练功的主要目的是恢复上肢活动的灵活性，如手部练功主要是恢复手的灵活性及其抓、握、持、捏等功能。上肢任何关节活动受限，都将妨碍手的功能活动，因而，除了注重损伤局部关节治疗外，对上肢各关节都应采用相应的练功方法以预防关节发生功能障碍。下肢练功的主要目的是恢复下肢的负重和行走功能，保持各关节的稳定性。因而练功时尤其需要注重臀大肌、股四头肌和小腿三头肌的力量锻炼，以保持下肢正常的行走和负重。

3. 练功要循序渐进，避免"太过"与"不及"。练功应以恢复和增强机体功能为核心，恢复和增强肌肉力量和恢复关节活动度为重点。练功要循序渐进，切不可急于求成。练功时间应由短到长，次数应由少到多，动作应由简单到复杂，动作幅度应由小到大，负重应由轻到重，运动强度和运动量应逐渐增加。练功以每日 2～3 次为宜。若练功过程中出现肢体疼痛加剧、伤情加重时，应立即改变练功方法，调整练功内容、强度和运动量，或暂时停止练功。

4. 要注意防寒保暖，避免外邪侵袭。练功时要注意四时气候变化，随天气变化而增减衣服，寒冷季节和练功后要注意防寒保暖，尤应避免风邪等六淫时邪侵袭机体。

5. 练功要全神贯注，持之以恒。患者在练功过程中要全神贯注，注意力集中，防止因分心走神而造成新的损伤或加重伤情。同时，应嘱咐患者坚持练功，只有持之以恒，方能取得练功的预期疗效，否则半途而废，将会前功尽弃。

6. 定期复查，评定疗效，适时调整。患者要定期复查伤情和肢体功能恢复情况，评判练功疗效，并根据伤情变化、功能恢复情况及练功效果等，及时调整练功的内容、强度和运动量等。同时，亦可使患者看到练功效果，有助于坚定患者练功的信心。

7. 练功应充分发挥患者的主观能动性，强调信心与耐心。

8. 练功疗法若配合熏洗、热敷、理疗及外用药物等治疗，则疗效更佳。

（四） 常用练功方法

中医学的练功方法众多，种类复杂。

1. 颈项部练功法

（1）练功方法 可取坐位或站立位。站立时两脚分开，与肩同宽，双手叉腰，目视前方，深呼吸并做以下动作：

①前屈后伸法（又称与项争力） 腰部、上身不动，吸气时颈部平稳缓慢尽量后伸至最大限度，稍作停留，呼气时还原至中立位。再吸气时颈部平稳缓慢尽量前屈，使下颌贴近胸骨柄上缘，稍作停留，呼气时还原至中立位。反复数次至数十次（练习者视自身具体情况而定，下同）。此法可锻炼颈部的前屈后伸功能。

②左右侧屈法 腰部、上身不动，吸气时颈部平稳缓慢尽量向左侧屈，稍作停留，呼气时还原至中立位。再吸气时颈部平稳缓慢尽量向右侧屈，稍作停留，呼气时还原至中立位。左右交替，反复数次至数十次。此法可锻炼颈部的左右侧屈功能。

③左右旋转法 腰部、上身不动，吸气时颈部平稳缓慢向左后上方尽量旋转，目视左后上方，稍作停留，呼气时还原。再吸气时颈部平稳缓慢向右后上方尽量旋转，目视右后上方，稍作停留，再呼气还原。左右交替，反复数次至数十次。此法可锻炼颈部的左右旋转功能。

图 1-53 颈椎环转法

④颈椎环转法 腰部、上身不动，颈部平稳缓慢顺时针方向或逆时针方向回环活动，顺逆交替（图1-53）。反复数次至数十次。此法可放松颈部肌肉，调整颈椎小关节位置，但颈项部急性损伤者慎用。

（2）功用 具有舒筋活血、活络关节、增强颈项部肌力等作用。

（3）适应证 适用于颈项部肌肉劳损、落枕、颈椎病、颈椎间盘突出症等颈部筋伤的防治。但颈项部急性损伤者慎用。

2. 腰背部练功法

（1）练功方法 动作如下：

①前屈后伸法 两足开立，与肩同宽，双下肢保持伸直。先腰部尽量屈曲，稍作停留，还原，然后尽量后伸，稍作停留，还原。练功时要调整好呼吸，腰部肌肉要尽量放松。反复数次至数十次。此法可预防腰部屈伸功能受限和锻炼腰部屈伸功能。

②左右侧屈法 两足开立，与肩同宽，双下肢保持伸直。先腰部向左侧屈，左手顺左下肢外侧尽量往下，稍作停留，还原，再以同样方式做右侧屈。练功时要调整好呼吸，腰部肌肉要

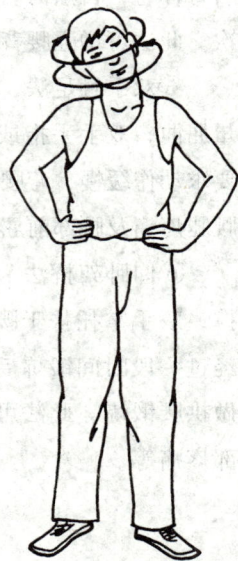

尽量放松。反复数次至数十次。此法可锻炼腰部左右侧屈功能。

③腰部回旋法　两足开立，与肩同宽，双下肢保持伸直，双手拇指朝前叉腰。先后做腰部顺时针方向或逆时针方向环转运动，动作缓慢，幅度由小到大，顺逆交替进行（图1-54）。反复数次至数十次。此法对腰部扭伤、慢性腰肌劳损等有辅助治疗作用。

④转腰摸脚法　两足开立，比肩稍宽，双臂下垂，双下肢保持伸直，腰部前屈并向左转动，右手指尖或手掌尽量触摸左脚背面或外侧缘，同时左臂伸直，自然向左后上方划弧，目视左手，还原。再腰部前屈并向右转动，左手指尖或手掌尽量触摸右脚背面或外侧缘，同时右臂伸直，自然向右后上方划弧，目视右手，还原。反复数次至数十次。此法可增强腰背部肌肉力量、防治腰腿疼痛等。

⑤双手触足法　两足开立，与肩同宽，双下肢保持伸直，腰部尽量屈曲，双手手指或手掌尽量触摸到地面或脚背，稍作停留，还原。要求动作缓慢，弯腰时膝关节勿弯曲。反复数次至数十次。此法可增强腰背部肌肉力量，防治腰腿疼痛及腰部前屈功能受限。

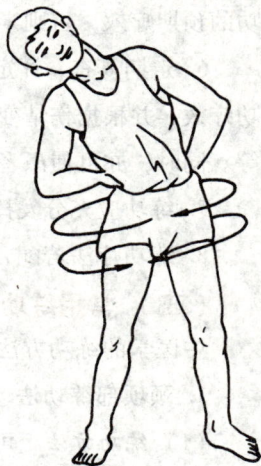

图1-54　腰部回旋法

⑥仰卧架桥法　仰卧，双肘、双髋及双膝屈曲，以头后枕部、双肘及双足跟五点为支撑，双手掌托扶于腰部，用力将腰部拱起，稍作停留还原（图1-55）。反复数次至数十次。经过一段时间锻炼后，可将双上肢交叉并置于胸前，改为以头后枕部和双足跟两点为支撑，做拱腰锻炼。此法可增强腰、背及腹部肌肉力量，可防治损伤、慢性劳损、风寒湿所致腰背部疼痛等。

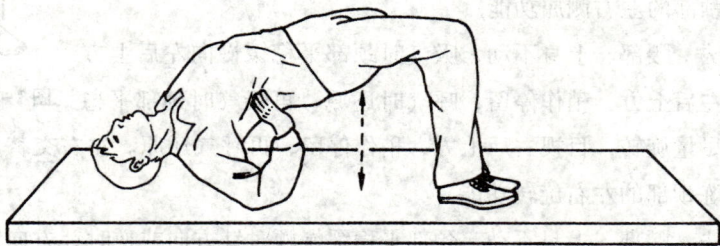

图1-55　仰卧架桥法

⑦飞燕点水法（亦称飞燕式）　俯卧，头颈转向一侧，上身躯体保持不动，两腿交替向后做过伸动作，或上身躯体保持不动，两腿同时向后做过伸动作，然后，两腿不动，上身躯体向后背伸，进而以腹部为支点，上身与两腿同时向后背伸，还原（图1-56）。练功时要保持自然呼吸，反复数次至数十次。此法为卧位腰背练功的基本动作，可锻炼腰背肌肉力量，防治腰肌慢性劳损、腰椎间盘损伤、胸腰椎骨折患者的腰痛后遗症。以损伤早期练习此法为佳。

（2）功用　有舒筋活络、强壮腰脊、祛风散寒、增强腰部肌力等作用。

（3）适应证　适用于腰部扭伤、腰肌劳损、腰椎间盘突出症、胸腰椎骨折患者的腰痛后遗症等腰部筋伤的防治。

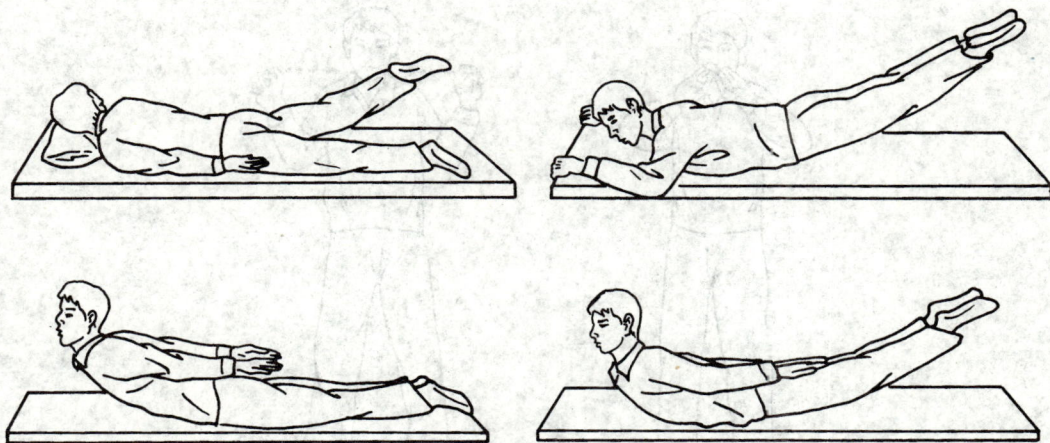

图 1-56　飞燕点水法

3. 上肢练功法

（1）练功方法　动作如下：

1）上提下按法　两足分开站立，与肩同宽，双臂下垂。先屈肘上提，两掌与前臂相平，掌心向下，提至胸前与肩平，再两掌用力下按，至两臂伸直。要求上提时肩部用力，下按时手掌用力，肩部尽量放松，动作平稳、缓慢、有力，呼吸自然均匀（图 1-57）。可反复数次至数十次。此法可增强肩关节的活动能力，防治肩部风湿、外伤所致的粘连、疼痛等。

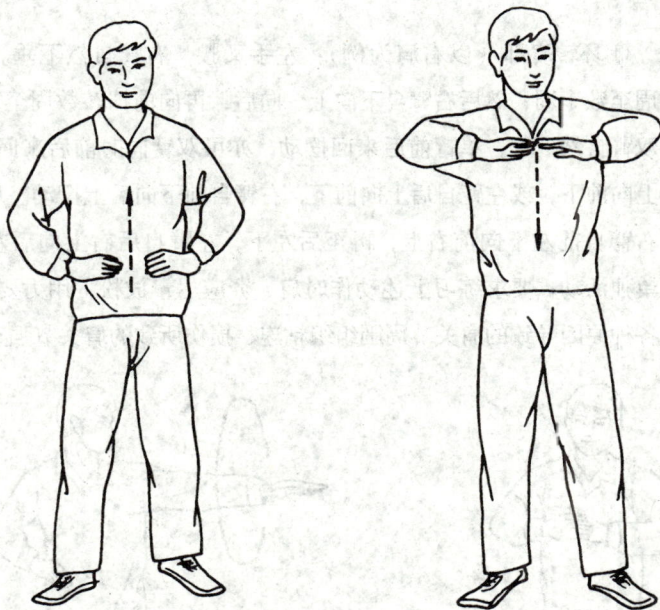

图 1-57　上提下按法

2）扩胸练习法　两足分开站立，与肩同宽，手指屈曲或握成虚拳置于颈前，肘斜向前，两掌心向外，双手同时向左右用力分开，肘部用力向后运动，胸部尽量向外前挺出，稍作停留后还原。亦可双臂向前平行伸直，拳眼向上，或掌心向上、向下做上述动作（图 1-58）。要求拉开时双臂平行伸开，不宜下垂，肩部用力，动作应缓慢，逐渐向后伸，使胸部挺出。反复数次至数十次。此法可增强肩部肌肉力量，恢复肩关节的内、外旋功能。

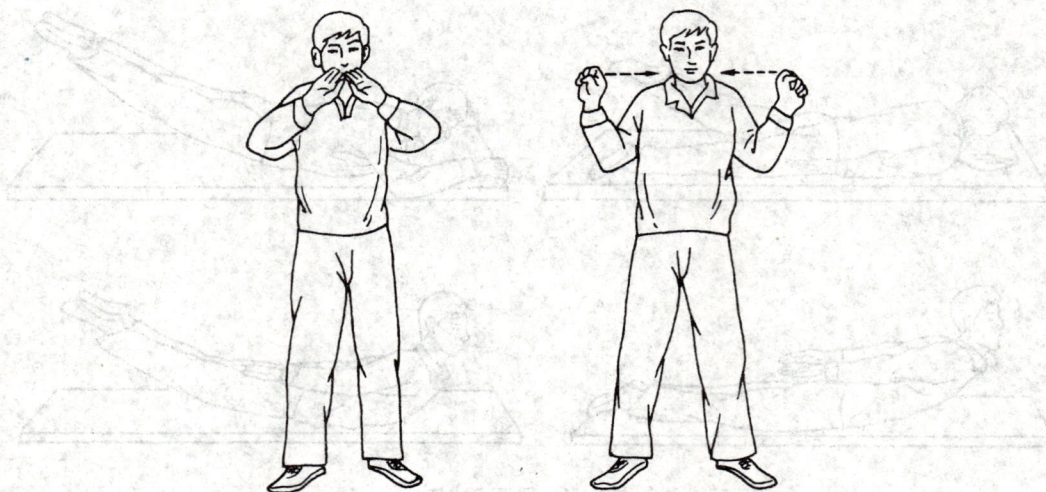

图1-58　扩胸练习法

3）按胸摇肩法　两足分开站立，与肩同宽，双肘屈曲，两手重叠，掌心向里置于胸部，目稍向上看，自左向右或自右向左回旋轻按胸部、上腹部、小腹部，反复交替回旋数周至数十周（图1-59）。此法可防治肩部扭伤、骨折、脱位所致的关节僵直及肩关节粘连等。

4）小摇肩法　两足分开站立，与肩同宽，双肘屈曲，两手重叠，掌心向里置于胸前，目稍向上看，双手握拳置于胸前，肩关节自前往后再自后往前摇转数周至数十周。此法作用同"按胸摇肩法"。

5）肩部转动法　①环转肩部（以右肩为例）：左手叉腰，右臂自然下垂。先右臂自下向上、向前，再向后摇转数周至数十周，然后右臂自下向上、向后，再向前摇转数周至数十周（图1-60）。②前后摆臂：弯腰，双臂自然下垂，单臂前后来回摆动，亦可双臂同时前后来回摆动，即左臂自前下向后上，右臂由后上向前下，或左臂自后上向前下，右臂自前下向后上摆动。反复数次至数十次。③双臂划圈：弯腰，右臂自前左下向前右上，再至后左下，左臂自后右上向后左下，再至前右上，双臂同时进行，亦可单独活动。要求练习上述动作时肩、臂应尽量放松，用力要轻柔。反复数次至数十次。此法可防治各种原因导致的肩关节周围组织粘连、损伤所致的肩关节强直、疼痛等。

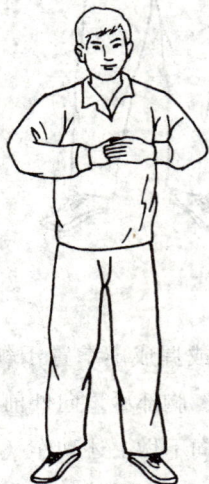

图1-59　按胸摇肩法　　　　　图1-60　肩部转动法

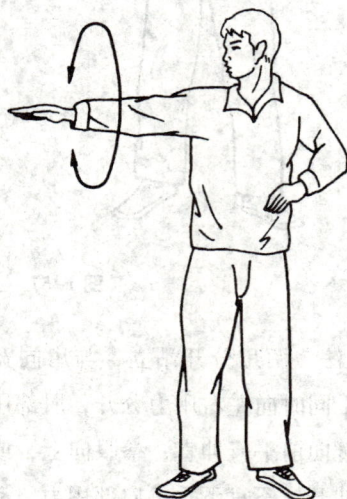

6）双手托天法 两足分开站立，与肩同宽，双手手指交叉置于腹部，掌心向上，反掌上举，掌心向上，目随手动，稍作停留后还原。要求由健肢用力帮助患肢向上举起，高度逐渐增高，以患肢能忍受疼痛为度（图1-61）。反复数次至数十次。此法可增强肩关节的活动功能，辅助治疗某些肩部陈旧性损伤和疼痛。

7）双手举鼎法 两足分开站立，与肩同宽，屈肘，两手上举与肩平高，两掌心向上，如托重物，双臂用力上举，目随手动，双掌举过头顶，腕部用力，两手逐渐下降，还原。上举时吸气，下降时呼气，手指用力，如做引体向上（图1-62）。反复数次至数十次。此法可恢复肩关节上举功能，对肩颈部软组织损伤、肩周炎或外伤所致的上举功能障碍有防治作用。对严重的肩关节粘连患者，宜先练习"双手托天法"，初练时不必勉强上举，经过锻炼后再逐渐举直。

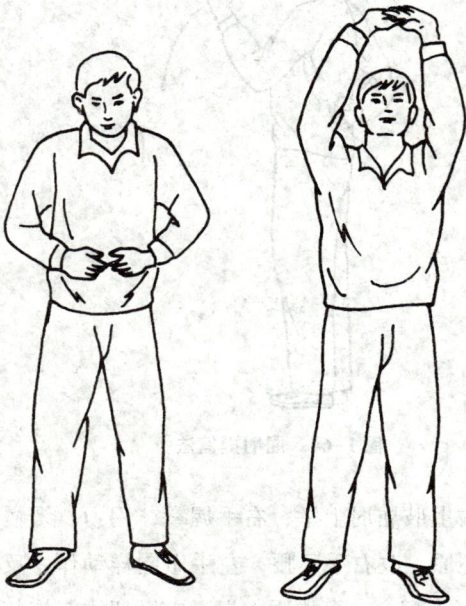

图1-61 双手托天法   图1-62 双手举鼎法

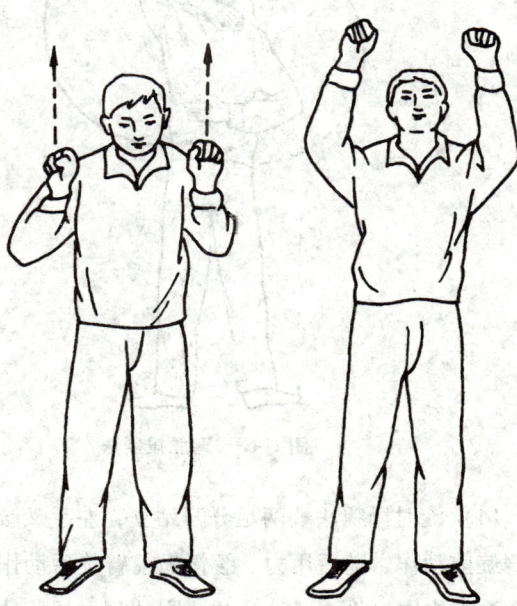

8）弯肱拔剑法 两足分开站立，双臂自然下垂，右臂屈肘向上提起，掌心向前，前臂提过头顶，然后向右下落，抱住颈项，左臂同时屈肘，掌心向后，自背后上提，手背贴于腰后。稍作停留后，右掌自头顶由前下垂，右臂垂直后再屈肘，掌心向后，自背后上提于后腰部，左掌同时自背后下垂，左臂垂直后再屈肘由前向上提起，掌心向前，提过头顶，然后向左下落，抱住颈项，头随手臂运动至头顶时仰头目向上看，足跟微提起（图1-63）。反复交替数次至数十次。此法可锻炼肩关节的上举及内旋功能。

9）背后拉肩法 两足分开站立，与肩同宽，双手置于背后，健侧之手握住患侧之手，由健侧之手拉患肢腕部，渐渐向上拉抬。反复数次至数十次。此法可恢复肩关节的后伸功能。

10）手指爬墙法 面向或患侧身体向墙，两足分开站立，患侧肘关节微屈，五指张开扶在墙上，患侧手指徐徐向上爬行，使上肢尽量高举到最大限度，然后，再缓缓沿墙回到原处。反复数次至数十次。此法可防治肩关节的前伸、外展及上举功能受限。

11）手拉滑车法 将滑轮装置安装于距患者头顶1m左右高处，用绳子穿过滑轮，患者或立或坐于滑轮装置之下，双手持绳之两端，来回徐徐拉动绳索，以健肢带动患肢活动，幅度逐渐增大。反复数次至数十次。此法可锻炼肩关节的上举及肘关节的屈曲功能。

NOTE

12）展翅飞翔法　两足分开站立，比肩稍宽，两臂自然下垂于大腿外侧，两臂屈肘，在肩关节带动下，经体后侧向上、向前至两肘高于双肩，双手下垂，手背相对，随之肘关节向前，双臂下落，两手在脸前成立掌，掌心相对，徐徐下按，还原。反复数次至数十次。此法可防治肩关节僵硬及上肢活动功能受限等。

13）屈肘提篮法　两足分开站立，双手下垂，右手握拳，前臂向上，用力、徐徐弯曲肘部，再用力、徐徐伸直还原，左手握拳做同样动作（图1-64）。反复数次至数十次。此法可增强上臂肌力，有助于恢复肘关节的屈伸功能等。

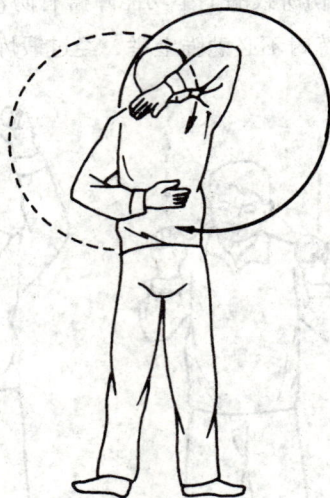

图1-63　弯肱拔剑法　　　　　　　　图1-64　屈肘提篮法

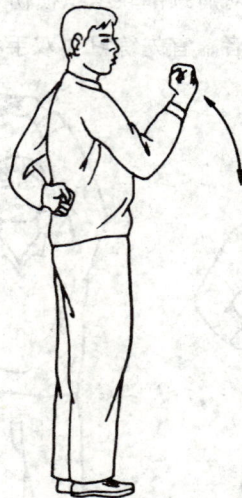

14）旋肘拗腕法　两足分开站立，左手叉腰，右上肢屈肘上举，右手握拳，用力、缓慢做前臂旋前动作，随后用力、缓慢做前臂旋后动作，还原。改右手叉腰，左手做同样动作，反复数次至数十次（图1-65）。此法同"屈肘提篮法"紧密配合，可增强上臂及前臂肌力，恢复肘关节的屈伸功能及前臂的旋转功能。

15）前臂旋转法　站立位或坐位，屈肘，上臂贴于胸外侧，握拳，前臂用力、平缓做旋前、旋后动作，左右交替进行，反复数次至数十次。此法可治疗筋伤、骨错缝、骨折、脱位等引起的粘连，恢复前臂的旋转功能。

16）背伸掌屈法　站立位或坐位，用力握拳，做腕背伸、掌屈活动，左右交替进行，反复数次至数十次。此法可防治腕关节背伸、掌屈功能受限。

17）上翘下钩法　两足分开站立，两臂向前平举，掌心向下，腕关节背伸至最大限度，成翘掌姿势，随后逐渐向下垂成钩手，动作应缓慢有力（图1-66）。反复数次至数十次。此法可防治腕关节背伸、掌屈功能受限。

18）青龙摆尾法　两足分开站立，两臂向前平举，掌心向下，两手分别向内、向外摆动，做外展、内收动作（图1-67）。反复数次至数十次。此法配合"上翘下钩法"，可防治腕关节内收、外展功能受限。

19）抓空增力法　坐位或站立位，先将五指用力张开，再用力抓紧握拳。左右交替进行，反复数次至数十次（图1-68）。此法可舒缩前臂部分肌群，促进前臂和手腕部的血液循环，消除上肢远端肿胀，锻炼指间关节、掌指关节的屈伸及内收、外展功能。

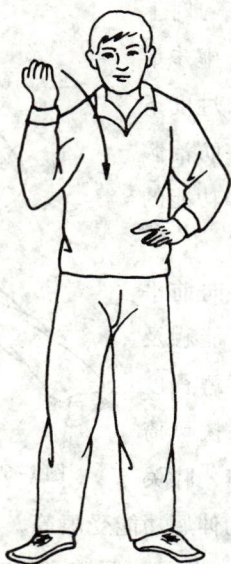

图 1-65 旋肘拗腕法   图 1-66 上翘下钩法

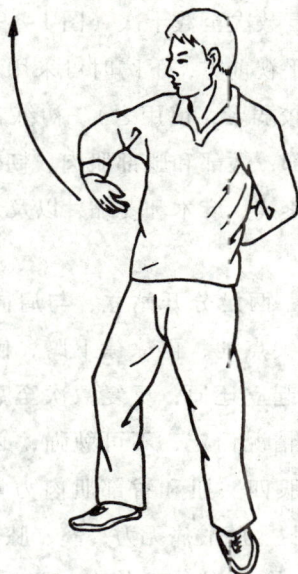

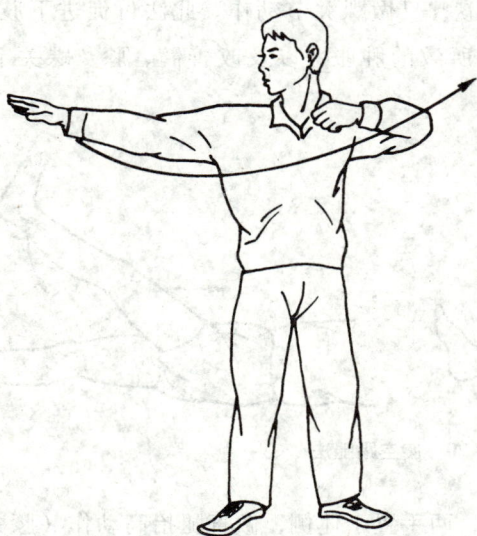

图 1-67 青龙摆尾法   图 1-68 抓空增力法

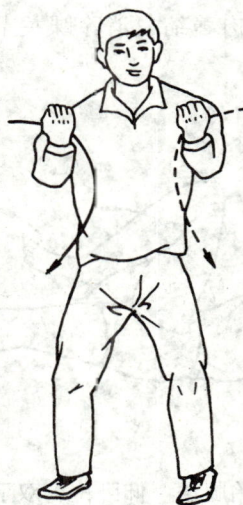

20）手滚圆球法 坐位或站立位，手握两个圆球，手指活动使圆球滚动或交换位置，反复数次至数十次。此法可锻炼手指的灵活性。

（2）功用 有活血消肿、舒筋活络、松解粘连、祛风散寒、滑利关节和增强上肢部肌力等作用。

（3）适应证 适用于上肢因急性损伤、慢性劳损所致的疼痛和肩、肘、腕关节功能活动受限等筋伤的防治。

4. 下肢练功法

（1）练功方法 动作如下：

①左右压腿法 两足分开站立，与肩同宽，两手叉腰，拇指在后。先左腿屈曲下弯，右腿伸直，然后下蹲，稍作停留后还原。再右腿屈曲下弯，左腿伸直，然后下蹲，稍作停留后还

原。左右交替，反复数次至数十次（图1-69）。要求练习时上体保持直立，双目平视前方，下蹲时可采用弓步下蹲、虚步下蹲（股四头肌力量较弱者，慎用之）。初练者不必强求过度下蹲。此法可增强腰部、髋部和腿部肌肉、韧带的力量，防治髋关节及股内收肌的疼痛、麻木和萎缩，以及老年人腿部功能的衰退。

②屈膝下蹲法　两足分开站立，与肩同宽，两手向前平伸，足跟轻提，足尖点地，再徐徐下蹲，使臀部尽可能触及足跟，然后，徐徐起立还原，反复数次至数十次。下蹲程度练习者要根据自身情况而定，不可勉强，必要时可手扶桌椅进行。此法可增强股四头肌和臀部肌肉力量，防治髋、膝关节劳损，腰、髋、腿、膝酸痛无力，髋、膝、踝关节的伸屈功能受限等。

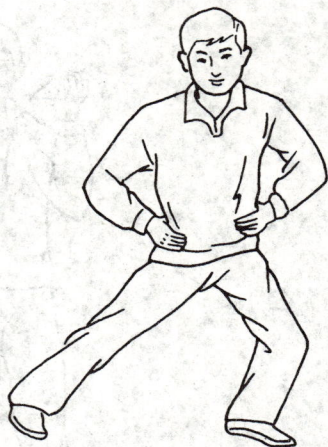
图1-69　左右压腿法

③凌空踢腿法　仰卧位，腿伸直，两手置于体侧，先屈膝屈髋，同时，踝关节极度背伸，然后，向斜上方用力蹬足，并使足趾尽量前屈如抓物状，左右腿交替进行，反复数次至数十次（图1-70）。初练者可不屈膝屈髋，只做踝关节动作。此法可促进下肢血液循环，防治下肢肌肉萎缩，消除踝关节因损伤所致的肿胀，以及改善髋、膝、踝关节的屈伸功能等。

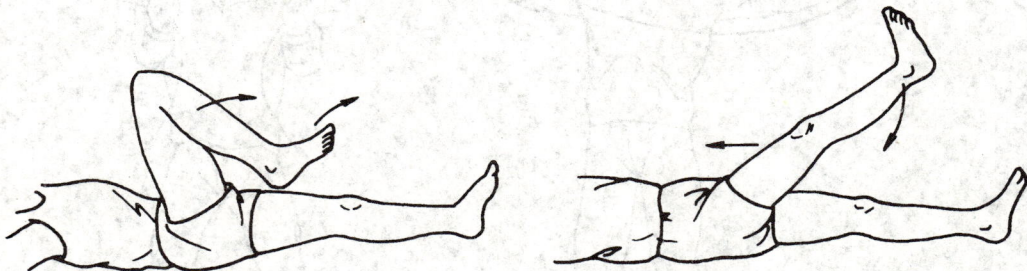
图1-70　凌空踢腿法

④仰卧抬腿法　仰卧位，双下肢伸直，两手置于体侧，做直腿抬高动作（膝关节伸直），抬高角度逐渐增大，左右腿交替进行，反复数次至数十次。此法可增强股四头肌和髂腰肌力量，防治股四头肌萎缩。

⑤坐位抬腿法　坐于床沿或凳子上，两手置于体侧，支撑上半身，膝关节伸直，做直腿抬高动作，抬高角度逐渐增大，停留时间逐渐增长，左右腿交替进行，反复数次至数十次。此法进行股四头肌等长练习，可增强股四头肌力量，防治股四头肌萎缩。

⑥侧卧外摆法　侧卧位，在上位腿伸直，用力做外展动作，稍作停留后还原。左右腿交替进行，反复数次至数十次（图1-71）。此法可增强大腿外展肌力量，防治大腿外展肌萎缩和髋关节外展功能受限。

⑦半蹲转膝法　两足并立，脚跟并拢，两膝并紧，身向前俯，两膝微屈，两手按于膝上，目视前下方，两膝在水平方向上做顺、逆时针方向转动（图1-72）。反复数次至数十次。此法可防治膝部疼痛、膝关节劳损，恢复膝关节功能。

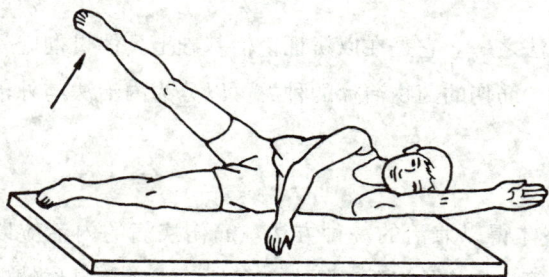

图 1-71 侧卧外摆法

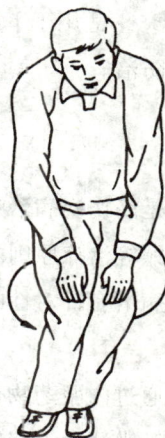

图 1-72 半蹲转膝法

⑧四面摆踢法 两足并立，两手叉腰，拇指在后，先左腿提起，大腿平，小腿下垂，再将小腿用力向前踢出，脚尖伸直，脚背绷紧，还原；左小腿再向后踢出，以足跟触及臀部为度，还原；左腿再向内横踢出，还原；再左腿向外横踢出，还原。右腿亦如此练习，左右交替，反复数次至数十次（图 1-73）。此法可全面增强大腿、小腿肌力，防治下肢关节和肌肉挛缩麻木、筋骨酸痛。

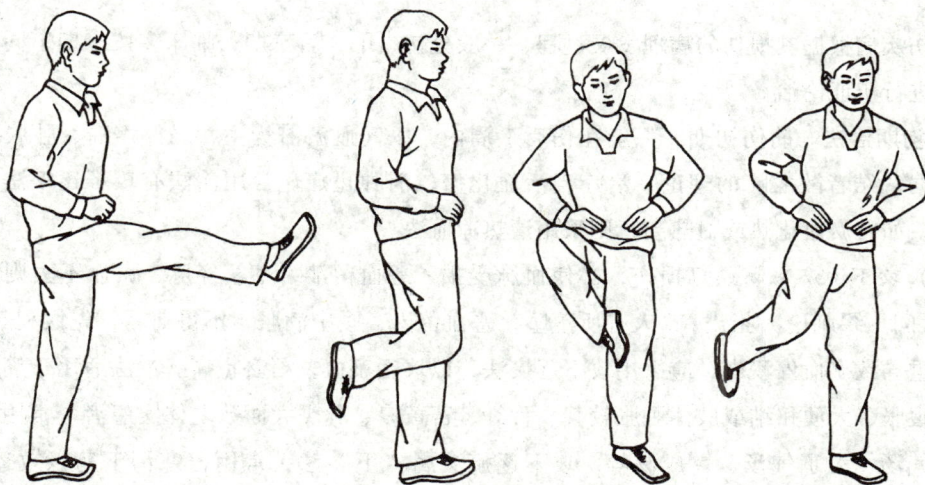

图 1-73 四面摆踢法

⑨搓滚舒筋法 练习者坐于凳上，患足踩踏于竹筒或圆形木棒上，膝关节活动，使竹筒或圆形木棒在足底前、后间来回滚动，反复数十次至数百次（图 1-74）。此法可锻炼膝、踝关节的屈伸功能。

⑩蹬车活动法 练习者坐于特制的练功车上，用脚底前端踩踏练功车的脚踏板，并做模拟足踏自行车的动作，反复数十次至数百次。此法可使下肢肌肉和各个关节均得到锻炼。

（2）功用 有活血消肿、舒筋活络、松解粘连、滑利关节、防止肌肉萎缩和增强下肢部肌力等作用。

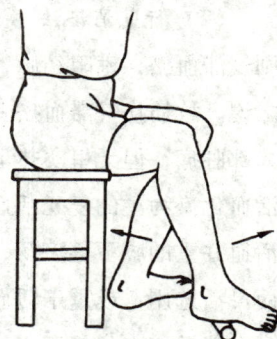

图 1-74 搓滚舒筋法

NOTE

（3）适应证　适用于下肢因急性损伤、慢性劳损所致的疼痛和髋、膝、踝关节功能活动受限等筋伤的防治。

五、药物

药物治疗是筋伤疾病治疗的重要疗法之一。它是在以辨证论治基础上具体贯彻内外兼治和局部与整体兼顾等治疗原则的具体手段。筋伤的药物治疗的种类可以分为内治法与外治法两大类，临床根据病情有针对性的选用。

（一）内治法

内治法是通过内服药物使局部与整体得以兼治的一种方法。筋伤疾病的内治应以四诊八纲、脏腑经络等辨证为治疗依据，根据筋伤疾病的轻重、缓急、久暂、虚实等具体情况采用不同的治疗方法。新伤当以化瘀、行气、止痛为主，如迁延失治，经络阻塞，血不荣筋，则筋膜僵硬，宜养血荣筋为主；若筋伤感染或血瘀化热、腐筋蚀骨而见局部红肿热痛、高热烦躁或血热妄行者，当清热解毒、凉血止血；若关节筋膜陈旧性损伤反复发作，留瘀未化者，当活血和营、舒筋通络；若患肢肉削形瘦，气血失养，治当重补气血；若筋伤而风寒湿乘虚侵袭，则以温经通络为主，辅以化瘀祛风湿；若筋伤后期肝肾亏虚导致筋骨痿软，当补益肝肾、强壮筋骨；若筋伤合并脾气不健，运化无力，湿痰内生，导致痰瘀互结，治疗当以祛湿化痰、散瘀通络为主。

筋伤疾病根据其损伤的病理发展过程，一般分初、中、后三期，临床多按三期不同病理变化规律进行辨证论治。

1. 初期治法　筋伤初期，一般在伤后 1 周内，以气血瘀滞为主，局部疼痛、肿胀较为明显。根据"结者散之"的理论，治疗当活血化瘀，消肿止痛。常用治法有攻下逐瘀法、行气消瘀法。如有瘀血化热或血热妄行则采用清热凉血法。

（1）攻下逐瘀法　跌打损伤，必使血脉受损，恶血留滞，壅塞经脉，瘀血不去则新血不生。《素问·缪刺论》指出："人有所堕坠，恶血留内，腹中满胀，不得前后，先饮利药。"故筋伤严重导致瘀血停积者，应采用攻下逐瘀法，以攻逐瘀血，泻瘀止痛。本法适用于筋伤早期蓄瘀、腹胀、大便秘结或肢体肿胀较甚、舌红、苔黄厚、脉洪大而数之体实患者。常用方剂有桃仁承气汤、大承气汤、大成汤等。攻下逐瘀法属"下"法，常用苦寒泻下药以攻逐瘀血，通泻大便，排除积滞。由于药效峻猛，对年老体弱、气血虚衰和妇女妊娠、经期及产后失血过多者，应当禁用或慎用该法。

（2）行气消瘀法　又称行气活血法，本法为筋伤内治法中较常用的方法。暴力导致筋伤，则气滞血瘀，壅阻经脉，局部肿痛并见。《素问·至真要大论》有"结者散之""逸者行之"之说。故筋伤气滞血瘀者，宜采用行气消瘀法，以消肿止痛。本法适用于筋伤初期气滞血瘀、局部肿痛，但无里实热证，或宿伤而有瘀血内结，或有某种禁忌而不能攻下者。常用方剂有以活血化瘀为主的复元活血汤、活血止痛汤，以行气为主的柴胡疏肝散、复元通气散，以行气与活血并重的膈下逐瘀汤、顺气活血汤、血府逐瘀汤，等等。临证应根据筋伤的证候表现的不同而灵活选用，或重于活血化瘀，或重于行气，或行气与活血并重。行气消瘀法属于"消"法，具有消散瘀血的作用。行气消瘀方剂一般并不峻猛，如需逐瘀通下，可与攻下药配合，但对于年老、体虚、妊娠、产后、经期者及幼儿等，仍需慎用。

（3）清热凉血法 本法包括清热解毒和凉血止血法。《素问·至真要大论》有"治热以寒"和"热者寒之，温者清之"之说。本法适用于跌仆损伤后引起的热毒蕴结于内，血液错经妄行，创伤感染，或邪毒侵袭、火毒内攻、热邪蕴结或壅聚成毒等证。常用的清热解毒方剂有加味犀角地黄汤、五味消毒饮，凉血止血方剂有十灰散、四生丸、小蓟饮子等。清热凉血法属"清"法，药性寒凉，若身体素虚，脏腑虚寒，饮食素少，肠胃虚滑，或妇女分娩后有热证者，均慎用。《疡科选粹》曰："盖血见寒则凝。"应用本法应注意防止寒凉太过。

2. 中期治法 筋伤中期，一般在伤后 2～3 周，筋伤诸症经过初期治疗，肿胀消退，疼痛减轻，但瘀肿虽消而未尽，筋已连接而未坚实，瘀血不去则新血不生，新血不生则筋不能续，故以"和""续"两法为主，常用治法有和营止痛法和理伤续筋法。

（1）和营止痛法 是筋伤中期的主要治法。本法适用于急性筋伤，虽经消、下等法治疗，但伤处肿痛尚未除尽，仍有气滞血瘀，而继续用攻下之法又恐伤正气，故采用"和"法，和营止痛。常用方剂有和营止痛汤、定痛和血汤、七厘散等。

（2）理伤续筋法 此法适用于损伤中期筋已理顺，筋已连接而未坚实者。局部尚有瘀血未去，瘀血不去则新血不生，新血不生则筋不能续，骨不坚，故采用"续"法，以理伤续筋。本法主要由活血药与续筋坚骨的药物组成。常用方剂有新伤续断汤、补筋丸、补肾壮筋汤等。

3. 后期治法 筋伤后期，一般为筋伤 3 周以后，筋伤瘀血、肿胀基本消除，但损伤日久，气血必虚，此期损伤之筋尚未能愈合坚固，经脉未能完全畅通，气血、脏腑虚损。根据《素问·至真要大论》中"损者益之""虚则补之"的治则，此期以"补"为主，常用治法有补气养血法、补益肝肾法、补益脾胃法。因损伤日久，若调护不当，复感风寒湿邪者颇多，故后期治法还有温经通络法。慢性筋伤多按筋伤后期治法辨治。

（1）补气养血法 筋伤日久多出现气血亏损之证，若早期攻伐太过或虚人外伤，虚弱之候更加明显。通过补气养血可使气血旺盛，以濡养皮肉筋骨，使之强劲有力。常用方剂有以补气为主的四君子汤，以补血为主的四物汤，以及气血双补的八珍汤、十全大补汤等。因气血互根，气虚可致血虚，血虚可致气损，故临床应用时补气、养血虽各有重点，但不能截然分开，常常需要补气、养血兼用。

（2）补益肝肾法 又称强壮筋骨法，本法主要适用于筋伤后期体质虚弱、肝肾亏虚所导致的筋骨痿软、腰脊不举、膝酸拘挛、疼痛日久者。常用方剂有壮筋养血汤、生血补髓汤、左归丸、右归丸等。临床应用本法时，应注意肝肾之间的相互联系及肾阴、肾阳虚弱的不同，或肝肾同补，或以补益肾阴为主，或以补益肾阳为主。

（3）补益脾胃法 本法适用于筋伤后期，耗伤正气，气血亏损，脏腑功能失调，或长期卧床缺少活动，而导致脾胃气虚，运化失职，饮食不消，四肢疲乏无力，肌肉萎缩者。常用方剂有补中益气汤、参苓白术散、健脾养胃汤、归脾汤等。

（4）温经通络法 筋伤日久，气血不足，或阳气不足，腠理空虚，风寒湿邪乘虚侵袭，常导致外邪凝滞经络，气血不通，故宜用"温"法温经通络，以祛除风寒湿邪、活血舒筋、滑利关节、通畅经络。本法适用于筋伤后期或慢性筋伤患者有四肢拘急，关节痹痛，遇寒痛甚，得温痛减，舌苔淡白，脉沉迟者。常用方剂有麻桂温经汤、乌头汤、大活络丹、小活络丹等。

（二）外治法

药物外治法是将药物制成一定剂型放置损伤部位，使药物通过皮肤渗透发挥作用而达到治疗目的的一种方法。药物外治法在筋伤治疗中占有重要地位。

筋伤外治药物种类很多,功用也有不同,可分为消肿祛瘀、舒筋活血、温经通络、散寒祛湿等。使用方法也各有差异,有外敷、外贴、熨洗、涂搽、离子导入等。临证选用时,应注意各自的功用和使用方法,根据不同的情况灵活选择应用。根据筋伤外治药物的使用方法不同,临床上大致分为敷贴药、搽擦药、熏洗湿敷药和热熨药等4类。

1. 敷贴药 是指直接敷贴在损伤局部的药物制剂,使药力发挥作用。常用的有药膏、膏药和药散3种。

(1)**药膏** 又称敷药或软膏,将药碾成细末,然后选加饴糖、蜜、油、水、鲜草药汁、酒、醋或医用凡士林等,调匀如厚糊状,贴敷伤处。目前临床配制药膏时多用饴糖,除其有药理作用外,还取其硬结后有固定和保护伤处的作用。一般饴糖与药物之比为3:1,也有用饴糖与米醋按8:2比例调制的。药膏的换药时间可根据病情的变化、肿胀消退程度或气温的高低来决定,一般每2~4天换药1次,后期患者可酌情延长。采用饴糖调制的药膏要注意防止发酵、发霉。少数患者外敷药膏后产生接触性皮炎,应注意观察,及时处理。药膏按其功用可分为5类:

①消瘀退肿止痛类 有消瘀止痛药膏、定痛膏、双柏膏等,适用于筋伤初期肿胀、疼痛剧烈者。

②清热解毒类 有金黄膏、四黄膏等,适用于筋伤瘀血化热或感染邪毒,局部红、肿、热、痛者。

③舒筋活血类 有三色敷药、舒筋活络药膏、活血膏等,适用于筋伤后肿痛逐步减退的中期患者。

④温经通络类 有温经通络膏等,适用于损伤日久、复感风寒湿邪者。

⑤生肌拔毒类 有橡皮膏、生肌玉红膏等,适用于开放性筋伤红肿已消,但创口尚未愈合者。

(2)**膏药** 又称薄贴,是中医学外用药物中的一种特有剂型。膏药是将药物碾成细末配以香油、黄丹或蜂蜡等基质炼制而成,然后摊在皮纸或布上备用。临床应用时将膏药烘热烊化后贴患处,具有应用方便、药效持久、便于收藏携带、经济节约等优点。膏药按其功用可分为两类:

①治损伤与寒湿类 适用于损伤者的有坚骨壮筋膏,适用于风湿者的有狗皮膏等,适用于损伤与风湿兼顾者的有万灵膏、万应膏、损伤风湿膏等,适用于陈伤气血凝滞、筋膜粘连的有化坚膏等。

②提腐拔毒生肌类 适用于创伤而有创面溃疡者的有太乙膏、陀僧膏等。一般常在创面另加药散,如九一丹、生肌散等。

膏药一般多应用于损伤的后期,新伤初期有明显肿胀者不宜使用。

(3)**药散** 又称掺药、药粉,是将药物碾成极细的粉末,装入贮瓶内备用。使用时将药散直接掺于伤口处,或置于膏药上,将膏药烘热后贴患处。药散按其功用可分为5类:

①活血止痛类 四生散、消瘀散等,适用于筋伤初期,局部瘀血肿痛者。

②止血收口类 有桃花散、如意金黄散、云南白药等,适用于筋伤出血者。

③温经散寒类　有丁桂散、桂麝散等，适用于筋伤后期，局部寒湿停聚、气血凝滞疼痛者。

④祛腐拔毒类　有九一丹、七三丹等，适用于筋伤创面腐肉未去或肉芽过多者。

⑤生肌长肉类　有生肌八宝丹等，适用于筋伤创面新肉难长者。

2. 搽擦药　直接涂搽于伤处的一种液体状药物制剂。搽擦药可直接涂搽于伤处，也可在施行理筋手法时配合使用，或在热敷熏洗后进行自我按摩时涂搽。有酒剂和油剂（或油膏）两种。

（1）酒剂　又称外用药酒或外用伤药水，是将多种配制好的药物放置于白酒、醋溶液中浸泡一定时间后过滤去渣而成。一般酒、醋之比为8∶2，也有单独用酒浸泡者，近年来还有用乙醇溶液浸泡加工炼制的酒剂。酒剂多有活血止痛、舒筋活络、追风散寒等作用，适用于闭合性筋伤或陈伤，有开放性伤口禁用。使用时先将药酒涂于患处，然后用手在患处揉擦数分钟，以揉为主，不宜过度用力摩擦皮肤，以免损伤皮肤。常用的酒剂有活血酒、正骨水、伤筋药水、舒筋止痛水等。

（2）油剂与油膏　用香油把药物熬煎去渣后制成油剂，或加黄蜡或白蜡收膏炼制而成油膏，具有温经通络、消散瘀血的作用。适用于关节、筋络寒湿冷痛等证，也可配合理筋手法及练功前后做局部涂搽，以增强手法及练功效果。常用的油剂、油膏有伤油膏、跌打万花油、松节油、活络油膏、按摩乳等。

3. 熏洗湿敷药　是将药物置于锅或盆中加水煮沸后熏洗患处的一种方法。使用时先用热气熏蒸患处，待水温稍减后用药水浸洗患处。冬季气温低，可在患处加盖棉垫，以保持热度持久。药水因蒸发而减少时，可酌加适量水再煮沸熏洗。熏洗注意避免烫伤，尤其是皮肤感觉迟钝的患者。熏洗每日2次，每次15～30分钟，每贴药可熏洗数次。本法具有舒松关节筋络、疏导腠理、流通气血、活血止痛等作用，适用于关节强直拘挛、酸痛麻木或损伤兼夹风湿者。多用于四肢关节、腰背部的伤患。常用方剂有散瘀和伤汤、海桐皮汤、八仙逍遥汤、上肢损伤洗方、下肢损伤洗方等。

4. 热熨药　是指将药物加热后用布袋装好，熨帖于损伤局部的一种外治法。本法选用温经祛寒、行气活血止痛的药物，加热后用布包裹，热熨患处，借助其热力作用于局部，适用于不宜外洗的腰脊躯体之新伤、陈伤。主要的剂型有下列几种：

（1）坎离砂　又称风寒砂。用铁砂加热后与醋水煎成药汁搅拌后制成，临用时加醋少许拌匀置布袋中，数分钟内会自然发热，热熨患处，适用于陈伤兼有风湿证的各种慢性颈肩腰腿痛者。

（2）熨药　又称腾药。将药物置于布袋中，扎好袋口放在蒸锅中蒸汽加热后熨患处，适用于筋伤肿痛或夹有风寒湿者，有舒筋活络、消瘀退肿等作用。常用方剂有正骨熨药等。

（3）其他　如常用粗盐、黄沙、米糠、麸皮、吴茱萸等炒热后装入布袋中热敷患处。民间也用葱、姜、豉、盐炒热，布包敷脐上治风寒。这些方法简便有效，适用于治疗骨关节筋伤肿痛或风寒湿型筋骨痹痛等。

六、其他疗法

手法、固定、练功、药物是筋伤的4种主要治疗方法，除此之外还有一些其他的治疗方法，如手术、针刺、小针刀、封闭、牵引、拔火罐、物理疗法等，这些方法在治疗筋伤中都有其特殊的适应证和肯定的疗效，是筋伤治疗中不可缺少的方法。因此，应该熟悉和掌握这些治疗方法，临床时有针对性地选择使用。

（一）手术

手术疗法主要适用于肌腱、韧带的断裂伤，关节软骨盘的损伤，神经、血管的严重损伤，等等，也适用于一些经长期非手术治疗后无效的慢性筋伤病。但因手术会产生各种并发症和具有风险性，而且会增加患者的精神和经济负担，所以在临床上要严格掌握筋伤疾病的手术适应证，避免筋伤手术的各种并发症和风险。

1. 手术适应证

（1）肌肉、肌腱、韧带的完全断裂伤。对于单纯肌纤维断裂，可不予手术处理。对于筋膜和肌肉均断裂，且断端回缩较明显者应手术治疗。手术时应将筋膜准确缝合，而断裂的肌肉，由于脆弱易撕裂，不易缝合，只需稍加修齐，可不做缝合处理。肌腱、韧带断裂者，则应手术缝合。

（2）腱鞘疾病反复发作，非手术治疗无效者，如狭窄性腱鞘炎、腕管综合征、踝管综合征等可进行手术松解。

（3）重要的神经、血管损伤者可行手术探查和修复。

（4）某些滑囊病经非手术治疗无效，可手术切除滑囊。

（5）关节内游离体影响关节功能活动者，应手术取出游离体。

（6）膝关节半月板损伤，经非手术治疗无效者，可考虑做半月板的修复手术或切除手术。

（7）髌骨软化症，经非手术治疗无效的可考虑通过手术方法调整髌骨的位置，或者行髌骨软骨切削术，严重晚期患者可考虑做髌骨成形术或髌骨切除术。

（8）颈、腰椎间盘突出症，经长期非手术疗法治疗无效者，或首次发病症状严重，出现明显马尾神经压迫，影响工作和生活者，可采取手术摘除突出椎间盘。

（9）胸、腰椎管狭窄症引起严重脊髓或神经根受压症状，影响患者正常生活者，可采用手术方法扩大椎管、神经根管以解除对脊髓和神经根的压迫。

（10）某些因腰椎先天变异或外伤引起腰腿痛的患者，经非手术治疗无效，影响工作和生活者，可考虑手术疗法。如腰椎滑脱、腰椎骶化等。

2. 手术并发症　手术并发症的表现各种各样，包括麻醉并发症、手术期间并发症、手术后并发症等。筋伤手术常见的全身并发症有休克、感染、肺栓塞、心脑血管病等，局部的并发症有重要血管神经及脏器损伤、关节功能障碍等。

是否发生手术并发症取决于多种因素，如疾病性质、手术大小、时间长短、手术性质（急症或择期），以及患者年龄、体质、有无并发症等。当然也与医生和护理人员的技术和经验有密切关系。所以，严格掌握手术适应证，提高手术技巧，准确进行术前评估，术后精心护理，是减少手术并发症的重要措施。对于无法估计的并发症，也要做到及时发现，正确处理，以提高手术治愈率，保证患者优良的生存质量。

（二）针刺

针刺疗法是以中医理论为指导，使用针具刺激人体特定的穴位，以调整经络、气血、脏腑的功能，从而达到防病治病目的的一种方法。它是筋伤疾病常用的治疗方法之一，具有通经活络、宣通气血、调整脏腑阴阳等功效，可起到止痛、消肿、解痉等作用，对筋伤疾病造成的疼痛、肿胀、功能障碍等症状具有较好的疗效。现将筋伤临床常用的针刺方法、选穴方法和注意事项等扼要介绍如下：

1. 针刺方法　应用针刺方法治疗疾病，行针非常重要。常用行针方法有基本手法、辅助手法、补泻手法3类。

（1）基本手法　主要有提插法和捻转法。

①提插法　是将针刺入一定深度后，由深层提到浅层，再由浅层插向深层，如此反复上提下插。

②捻转法　是将针刺入一定深度后，用手捏针柄左右来回反复旋转捻动的方法。

（2）辅助手法　是针刺后，对针柄、针体和腧穴所在经脉进行的辅助动作，主要方法有：

①循法　用手指沿经脉的循行部位，或在所刺腧穴的四周轻轻的循按。主要是激发经气的运行而使针刺容易得气。

②弹法　用手指甲轻弹针尾，使针体微微震动，以迅速得气。

③刮法　用拇指抵住针尾，以食指或中指的指甲轻轻刮动针柄，或用食指、中指抵住针尾，以拇指指甲轻轻刮动针柄，或用拇、食两指从下向上轻轻刮动针柄，称"旋刮"，可以加强针感和促使针感扩散。

④摇法　手持针柄轻轻摇动，可以行气。直立针身而摇，可以加强针感；卧倒针身而摇，可促使针感向一定方向传导而激发经气运行。

⑤飞法　以捻转为主，将针先做较大幅度的捻转，然后松手，拇、食指张开，一捻一放，反复操作数次，如飞鸟展翅之状，可加强针感而迅速得气。

⑥震颤法　以手持针做小幅度的快速颤动，以增强针感。

（3）补泻手法　常用补泻手法有：

①捻转补泻　针下得气后，捻转角度小，用力轻，频率慢，操作时间短者为补。反之为泻法。

②提插补泻　针下得气后，先浅后深，重插轻提，提插幅度小，频率慢，操作时间短为补法。先深后浅，轻插重提，提插幅度大，频率快，操作时间长为泻法。

③疾徐补泻　进针时徐徐刺入，少捻转，疾速出针为补法。反之为泻法。

④迎随补泻　进针时针尖随经脉循行去的方向刺入为补法，针尖迎着经脉循行来的方向刺入为泻法。

⑤开阖补泻　出针后迅速揉按针孔为补法。出针时摇大针孔而不揉按为泻法。

⑥呼吸补泻　患者呼气时进针，吸气时出针为补法。吸气时进针，呼气时出针为泻法。

⑦平补平泻　进针得气后，均匀提插，捻转后即可出针。

以上各种补泻手法，在临床上可以相互配合使用。

2. 选穴方法　筋伤针刺选取腧穴有一定的规律。

（1）以痛为腧　即取"阿是穴"。筋伤疾病临床取穴常以局部痛点及阳性反应点为主。由于筋伤主要是伤处出现肿痛、功能障碍，是以肢体局部的病理变化为主。所以，以痛为腧，及早疏通局部的气血阻滞显得尤为重要。临床在局部痛点或阳性反应点进行针刺治疗筋伤疾病有较好的效果。

（2）循经取穴   是根据"经络所过，主治所及"的原理来取穴治疗。因此，筋伤疾病常根据病变部位所在经络选取该经穴位来进行治疗。可取局部的经穴，也可循经远取，以疏通经脉、经筋之气。

（3）筋会阳陵泉   阳陵泉是八会穴中的筋会，主治一切筋伤疼痛。有舒利关节、和缓筋急、行气止痛等作用。阳陵泉穴在筋伤疾病中应用广泛，可单穴应用，也可配合其他穴位应用。

（4）随证配穴   筋伤疾病除局部病理变化外，还可引起全身脏腑病变，临床还应根据全身脏腑病变情况随证配穴。如筋伤日久导致气血两虚者，常配合足三里、三阴交、脾俞、胃俞等穴；如肝肾阴虚、肝血不足、血不养筋出现手足麻木、筋脉拘挛、屈伸不利者，常配合肝俞、肾俞、太冲、太溪、血海等穴。

3. 注意事项

（1）患者过于饥饿、疲劳或精神过度紧张时不宜立即进行针刺。

（2）妊娠期妇女禁用针刺。

（3）有继发性出血倾向和损伤后出血不止的患者禁用针刺。

（4）有皮肤感染、溃疡、瘢痕的部位禁用针刺。

（5）对胸、胁、背、腰等脏腑所居之处的腧穴不宜直刺、深刺，以防损伤胸腹内脏器。

（6）施行针刺治疗须注意严格无菌操作。

（7）针刺过程中应使患者保持稳定、舒适的体位。一般采取卧位为佳。

（8）若发生晕针现象，轻者立即停止针刺即可，重者要做相应的处理。

（三）小针刀

小针刀是由金属材料做成的在形状上似针又似刀的一种针灸用具。小针刀疗法是以中医针刺疗法和局部解剖、病理生理学知识为基础，与外科有限手术和软组织松解理论相结合而形成的一种新的治疗方法。这种治疗方法以痛为腧，用小针刀刺入病所，以治疗肌肉、筋膜、腱鞘、韧带、关节滑膜等软组织损伤方面的病证。

小针刀形体像"针"，而末端有一个0.8mm宽的刃面（图1-75），小针刀针体为圆柱形，刺入或拔出时对组织的损伤较小。小针刀刺入病变部位后，可以切开和剥离病变组织，具有剥离粘连、松解肌肉、疏通气血、解痉止痛等作用。它使针刺疗法和手术疗法融为一体，把两种器械的治疗作用有机地结合到一起，具有操作方法简便、疗效确切、患者痛苦少、花费少和适应证广等特点。因此，该疗法已成为筋伤治疗的一种常用方法。

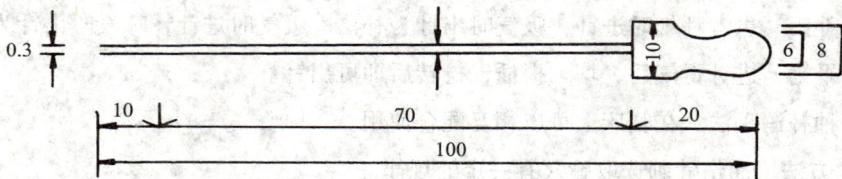

图1-75 小针刀（单位：mm）

1. 适应证

（1）筋伤后因筋膜粘连、挛缩导致的四肢、躯干等各部位的顽固性痛点或痛性结节、条索等，用小针刀治疗可剥离粘连、松解条索、缓解疼痛。

（2）四肢骨关节附近因肌肉、韧带紧张或挛缩，牵拉应力过度引起的骨质增生，用小针刀治疗可铲削磨平骨刺，也可松解相应的肌腱、韧带等，恢复应力的动态平衡。

（3）各部位腱鞘炎，尤其是狭窄性腱鞘炎，用小针刀治疗可松解粘连，解除压迫，恢复肌腱的自由滑动功能。

（4）筋伤引起的滑膜囊闭锁、滑液排泄障碍等造成各部位滑囊炎，而出现酸胀、疼痛和活动功能障碍者，用小针刀治疗可将滑膜囊切开，起到降压疏通、消肿止痛的作用。

（5）外伤性肌痉挛和肌紧张（非脑性）者，用小针刀治疗疏通剥离可解除痉挛，也可切断部分痉挛的肌纤维，以缓解疼痛，恢复和维持原有的运动功能。

（6）各种筋伤后遗症有筋腱挛缩、粘连等而使关节活动受限者，用小针刀治疗可松解挛缩、粘连，恢复关节的功能。

2. 禁忌证

（1）有发热症状者。

（2）严重内脏疾病的发作期。

（3）施术部位有皮肤病或感染病灶者。

（4）施术部位有重要神经、血管经过而施术时无法避开者。

（5）高血压、糖尿病等未控制症状者。

（6）患有血友病者。

（7）妇女妊娠期及年老体弱者。

3. 操作方法

（1）进针方法

①定点　确定病变部位和弄清该处解剖结构后，在进针部位用紫药水做记号，局部消毒后铺无菌小孔巾。

②定向　使刀口线与大血管、神经及肌肉纤维走向平行，若肌纤维方向与神经、血管不平行，则以神经、血管走向为准。将刀口放在进针点上。

③加压分离　将放在进针点上刀口稍加压力，使局部形成一个长形凹陷（注意不可刺破皮肤），可将神经、血管分离到刀刃两侧。

④刺入　继续加压感到刀口下有坚硬感时，表明刀口下皮肤已被推挤到接近骨骼，神经、血管已被分离，再稍加压即可穿过皮肤。

（2）手术方法

①纵行疏通剥离法　粘连发生于肌腱、韧带附着点时，将刀口线与肌腱、韧带走行方向平行刺入患处，在刀口到达接触骨面时，按刀口线方向疏通剥离，根据附着点的宽窄，分几条线疏剥。

②横行剥离法　当肌肉或韧带与骨骼发生粘连时，将刀口线与肌肉或韧带走行方向平行刺入患处，当刀口达到接触骨面时，做与肌肉或韧带走行方向垂直铲剥，当觉得针下有松动感时

即可。

③切开剥离法　当肌肉之间，或肌肉、韧带之间互相粘连时，将刀口线与肌肉或韧带走行方向平行，刺入患处，将粘连和瘢痕切开。

④铲磨削平法　对骨刺长于关节边缘或骨干较大时，先将刀口线与骨刺竖轴线垂直，刺入患处，刀口达到接触骨刺后，再逐步将骨刺尖锐部削去磨平。

⑤瘢痕刮除法　对腱鞘壁、肌腹部或肌肉附着点处的瘢痕组织，先沿其纵轴切开数条口，再于切开处反复疏剥2~3次，当刀下有柔韧感时即可出针。

⑥通透剥离法　当肢体有较大范围的粘连板结时，可在板结处肌肉间隙及肌肉与其他组织的间隙处取数点进针，当刀口接触骨面时，除软组织在骨骼的附着点外，将其全部从骨面铲起，并尽可能将软组织之间的粘连疏剥开来，使粘连板结切开。

⑦切割肌纤维法　当肢体某处有部分肌紧张或痉挛引起顽固性疼痛、功能活动障碍时，将刀口线与肌纤维垂直，刺入患处，切断少量紧张或痉挛的肌纤维，往往可使症状立即缓解。

4. 注意事项

（1）严格掌握适应证、禁忌证。

（2）严格执行无菌操作规程，防止感染。

（3）注意防止晕针，尤其是对精神紧张或体弱患者。

（4）严防血管、神经及内脏损伤。

（四）封闭

封闭疗法是筋伤治疗中较常用的一种方法。它是通过在某一特定部位或压痛点注射麻醉药和激素等药物来治疗筋伤疾患的一种治疗方法。具有抑制炎性渗出、改善局部营养、阻滞局部组织神经传导、松弛肌肉紧张和缓解疼痛等作用。

1. 常用封闭种类

（1）压痛点封闭　是临床最常用的方法之一。一般在体表压痛最明显处注射，其局部止痛效果较好。常用于肌腱、韧带附着点疼痛及肌筋膜痛等。注射时要求针头直接刺至痛点深层或骨膜上，局部有酸胀沉重感，可伴放射感，回抽无血时即可注入药液。如压痛范围较大，单点注射药液不能到达全部，可做多点或扇形注射。

（2）腱鞘内封闭　将药物直接注入腱鞘内，具有消炎镇痛、松解粘连等作用。常用于肱二头肌长头腱鞘炎、桡骨茎突狭窄性腱鞘炎、指屈肌腱腱鞘炎等。注射时针头应与皮肤呈30°角，沿肌腱纵轴方向进入腱鞘壁与肌腱之间，即可推注药液。如注射部位准确，推注药液时阻力较小，且可见药液沿肌腱向远、近两端扩散，有时皮下可见直线样隆起。

（3）关节腔封闭　将药物直接注入关节腔内，具有消除关节内炎症、解除关节内粘连和缓解疼痛等作用。常用于关节滑膜炎、肩周炎等。

（4）穴位封闭法　是将药物注入穴位的方法。筋伤封闭常用的穴位有数十个，如大椎、肾俞、合谷、环跳、足三里、阳陵泉、承山等。辨证选穴要准确，进针后有得气感则效果较好。

（5）硬膜外封闭　是将药物注入椎管内硬膜外腔的封闭方法。具有减轻炎症反应、解除或减轻对神经根的压迫和刺激、缓解根性疼痛等作用。常用的注射部位有腰椎管和骶管。腰椎管和骶管穿刺时，进针要慢而稳，细心体会进针时的阻力感，待阻力突然消失，出现落空感，即表明穿刺针尖可能进入硬膜外腔，然后行注气试验，证明此处无阻力，有负压，并吸不出脑脊液，就证明针尖在硬膜外腔，即可注射药物。

(6) 神经根封闭 是将药物注射在神经根部的一种封闭方法。具有减轻炎症反应、缓解因神经根受压或刺激引起的疼痛等作用，用于各种神经根性疼痛疾病。封闭进针时也要慢而稳，当患者有触电感，并向患肢放射，即达到神经根部位，回抽无血时，可适当向后退出少许，然后注入药液。注射时或注射后患者可有沿神经走向的胀、重、热等感觉。

2. 禁忌证

(1) 结核病、化脓性炎症、高血压病、溃疡病、恶性肿瘤等患者。

(2) 封闭药物过敏者。

(3) 体弱或全身情况不佳，有严重肝肾功能障碍者。

(4) 患有严重的糖尿病、血友病、精神失常者。

(5) 局部皮肤有擦伤、感染或皮肤病者。

3. 常用药物 临床封闭用的药物有很多，但主要有局部麻醉药和激素两类。

(1) 局部麻醉药 常用的局部麻醉药物有 2% 盐酸普鲁卡因、2% 盐酸利多卡因等。

(2) 激素 常用于封闭的是皮质醇（可的松类激素）类，如醋酸泼尼松龙、醋酸氢化可的松、曲安奈德等。

(3) 常用药物配伍及疗程 ① 2% 盐酸普鲁卡因与醋酸泼尼松龙配伍应用，每周 1 次，3 次为 1 个疗程，醋酸泼尼松龙每次用量一般不超过 25mg。

② 2% 盐酸普鲁卡因与醋酸氢化可的松配伍应用，每周 2 次，3 次为 1 个疗程，氢化可的松每次用量一般不超过 25mg。

③ 1% 利多卡因与曲安奈德注射液配伍应用，每周 1 次，3 次为 1 个疗程，曲安奈德注射液每次用量一般不超过 100mg。

4. 注意事项

(1) 严格掌握适应证和禁忌证。

(2) 使用普鲁卡因封闭治疗者，封闭前应做皮肤过敏试验，阴性者方可使用。

(3) 要严格无菌操作，防止局部感染。

(4) 注射部位要求准确，深浅适当，特别是胸背部要防止损伤内脏，严禁将药物直接注射在血管内。

(5) 选择好适当的药物和剂量。

(6) 封闭后患肢要注意休息，限制负重或过多活动，否则病变会反复或加重。

（五） 牵引

牵引疗法是通过牵引装置，利用悬垂之重量为牵引力，身体重量为反牵引力，达到缓解肌肉紧张和强烈收缩，整复骨折、脱位，牵开椎间隙，减缓对神经或血管等组织的压迫，预防和矫正软组织挛缩，以及对某些疾病术前组织松解和术后制动目的的一种治疗方法。有皮肤牵引、骨牵引及布托牵引等，多用于四肢和脊柱。筋伤疾病常用皮肤牵引和布托牵引。皮肤牵引多用于关节筋伤疾患的制动，布托牵引多用于牵引颈椎和腰椎治疗颈椎、腰椎疾患。现介绍临床常用的颈椎牵引和腰椎牵引。

1. 颈椎牵引   又称枕颌带牵引，可采用坐位或仰卧位牵引。通常采用坐位牵引。

（1）**适应证**   适用于颈椎病、颈椎间盘突出症等。

（2）**操作方法**   目前使用的枕颌带一般为工厂加工成品，分为大、中、小号。也可自制，用两条布带按适当角度缝在一起，长端托住下颌，短端牵引枕后，两带之间再以横带固定，以防牵引带滑脱，布带两端以金属横梁撑开提起，并系牵引绳通过滑轮连接重量砝码进行牵引（图1-76）。一般牵引重量为 3～5kg，可从小重量 2kg 开始，让患者逐渐适应后逐渐增加，以患者有明显的颈部受牵伸感觉，但无特殊不适为度。牵引时间每次 15～30分钟，每日或隔日 1 次，10 次为 1 个疗程。对于下颈椎段牵引，角度应稍前倾，在 15°～30°之间为宜。

2. 腰椎牵引   又称骨盆牵引带牵引。

（1）**适应证**   适用于腰椎间盘突出症、腰椎小关节紊乱症、急性腰扭伤等。

（2）**操作方法**   患者仰卧于牵引床上，用两条牵引带，一条固定胸部，并系缚在床头上，一条骨盆带固定骨盆，以两根牵引绳分别系于骨盆牵引带两侧扣眼，通过床尾滑轮进行牵引（图1-77）。一般牵引重量单侧为 5～15kg，初始重量可较轻，视患者的忍受度逐渐增加。牵引时间每次 30～60 分钟，每日或隔日 1 次，10 次为 1 个疗程。腰椎牵引的重量与时间个体差异较大，应根据牵引时患者的感受及反应做必要的调整。

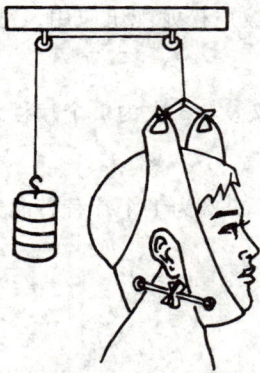

图1-76　颈椎牵引　　　　　　　　　　图1-77　腰椎牵引

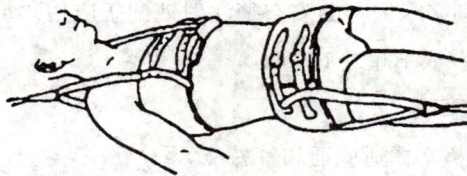

（六）拔火罐

拔火罐疗法是利用火罐内燃烧产生的负压使火罐吸附在皮肤上以治疗疾病的一种方法。拔火罐疗法的种类有点火拔罐法、推罐法和刺络放血拔罐法等。该疗法具有温经散寒、祛风通络等作用，适用于软组织扭伤后期及肢体关节肌肉的痹痛等。对年老体弱、妇女妊娠期、出血性疾患、肢体水肿、恶性肿瘤及皮肤破损者禁用或慎用。

（七）物理疗法

物理疗法简称理疗，是指应用各种物理因素作用于机体，以达到防治疾病目的的方法。现将筋伤物理疗法的治疗作用和种类扼要介绍如下：

1. 治疗作用

（1）加速创伤的愈合 物理疗法可以改善筋伤的局部血液循环，降低局部血管的通透性，提高白细胞的吞噬能力，进而加快消除局部组织水肿，改善组织缺氧，消除炎症反应。

（2）减少瘢痕和粘连 物理治疗可减少胶原纤维的形成和玻璃样变性过程，减轻瘢痕组织水肿，改善局部组织血供和营养，从而抑制瘢痕和粘连的形成。同时，也可缓解或消除瘢痕瘙痒和瘢痕疼痛等症状。

（3）镇痛 筋伤的炎症刺激、缺血、代谢产物、疼痛介质，以及精神因素等都可产生疼痛。物理治疗可以提高痛阈，去除各种致痛原因，从而起到镇痛作用。

（4）避免或减轻并发症和后遗症 早期物理治疗可使肌肉得到较充分的活动，使血运通畅，可加速组织水肿吸收，避免或减轻关节粘连或僵硬和肌肉萎缩等后遗症。

2. 种类

（1）电疗法 电疗法的种类很多，临床上应根据不同的病证选择应用。

①直流电疗法 是指应用直流电作用于人体，使组织中离子、水分子和胶体微粒转移，改变离子浓度而起到防治疾病作用的一种方法。适用于周围神经损伤、脊髓损伤、瘢痕增生和组织粘连等。禁用于心力衰竭、有出血倾向者，以及对直流电过敏或局部有皮肤损伤者。

②低频脉冲电疗法 是指应用频率在1000Hz以下的脉冲电流作用于人体来治疗疾病的方法。其具有兴奋神经肌肉组织、促进局部血液循环和抗炎、镇痛、镇静等作用。适用于扭挫伤、神经损伤、肢体循环障碍等。目前常用的低频脉冲电疗法有感应电疗法、电刺激疗法、间动电疗法等。禁忌证同"直流电疗法"。

③中频电疗法 是指应用频率在1~100kHz的脉冲电流作用于人体来治疗疾病的方法。其具有镇痛、促进血液循环、软化瘢痕、松解粘连等作用。适用于神经损伤、神经痛、肌肉损伤、肢体循环障碍、软组织粘连和瘢痕等。常用的有音频电疗法、干扰电疗法等。

④高频电疗法 是指应用频率大于100kHz的脉冲电流作用于人体来治疗疾病的方法。其对人体产生热效应，具有消炎镇痛、促进血液循环、促进组织再生等作用。适用于扭挫伤、神经损伤、关节痹痛、筋伤后遗症等。有内脏出血、心血管系统代偿功能不全和安装有心脏起搏器者禁用。常用的有微波电疗法、短波电疗法、超短波电疗法等。

（2）光疗法 是通过采用光照射人体来达到治疗目的的理疗方法。可分为红外线、可见光及紫外线等疗法，临床根据疾病的不同选择使用。

（3）激光疗法 其治疗作用主要是热效应、机械效应、光化学效应和电磁效应等。适用于关节扭挫伤等。

（4）超声疗法 是指将超声作用于人体来达到治疗目的的理疗方法。适用于扭挫伤、各种神经痛、关节炎、瘢痕增生、血肿机化等。有血栓性静脉炎、出血倾向者禁用。

（5）药物离子透入疗法 是指应用直流或感应电疗机配合离子液或中草药液将药物的有效成分透入皮下组织，以调整、改善机体的内环境，促进神经、肌肉等组织的生长及代谢，达到治疗目的的一种理疗和药物治疗相结合的疗法。适用于各种急、慢性筋伤疾病等。皮肤溃破者、妇女妊娠期及高血压病等患者慎用。

（6）磁疗法 是指通过应用磁场作用于身体来治疗疾病的方法。主要有镇痛、消肿、消炎和镇静等作用。其使用的方法较多，临床应随症选用。

（7）蜡疗法　是指利用加热后的石蜡作为导热体涂敷于筋伤部位来达到治疗目的的一种方法。其主要作用是温热和机械压迫等，一般无化学性刺激作用。适用于扭挫伤、瘢痕挛缩、组织粘连等。患有感染性皮肤病和出血者禁用。

　　除以上介绍的理疗方法之外，还有水疗、冷疗等。总之，物理疗法的方法很多，临床应根据病情，以及所具备的条件灵活选用。

【复习思考题】

1. 为什么筋伤早期并发症要及时诊断治疗，而晚期并发症重在预防？
2. 贯彻内外兼治、动静结合治疗原则对筋伤疾病的治疗有何重要意义？
3. 为什么筋伤疾病大多需要用理筋手法治疗？

第二章　上肢筋伤

第一节　肩与上臂部筋伤

肩部位于上肢的近端，由肱骨、肩胛骨和锁骨及其附属结构组成，包括肩关节、胸锁关节、肩锁关节、肩胛胸壁关节和喙锁关节5个关节。肩关节一般是指盂肱关节，即肱骨头与肩胛骨关节盂构成的关节。肩部的运动功能，不仅限于盂肱关节，还需要有肩锁关节、胸锁关节、肩胛胸壁关节（肩胛骨与胸壁之间的连接）、喙锁关节等关节的参与，这5个关节统称为广义肩关节。在正常情况下，肩部的活动是一个联合运动，是上肢与躯干联系的枢纽。肩关节是人体活动范围最大、最灵活的关节，对人的日常生活和运动有着重要的意义。

肩关节由于关节囊松弛，韧带薄弱，关节盂小而浅，使肩关节具有极大的灵活性，但同时也使肩关节相对不稳定。肩关节骨性的内在稳定结构极少，其稳定性主要依靠肩关节附近肌肉维持，在关节稳定的基础上同时保持运动的灵活性。当肩关节周围肌肉损伤时，必将影响肩关节的正常活动。维持肩部稳定性的肌肉主要有肩胛下肌、冈上肌、冈下肌、小圆肌、三角肌、胸大肌、背阔肌、肱二头肌等。其中由肩胛下肌、冈上肌、冈下肌和小圆肌的肌腱组成的肩袖最重要，其以扁宽的腱膜牢固地附着于关节囊的外侧和肱骨外科颈部，有悬吊肱骨、稳定肱骨头、协助三角肌外展肩关节等功能，肩袖损伤后肩关节将失去稳定。

肩部各关节的运动复杂，各关节在力学上都是相互联系的，即功能上相互协调，可协同完成外展、内收、内旋、外旋、前屈、后伸及连续的环转活动。根据运动类型的不同，每个关节所起的作用大小也不同。肩部各关节在运动时形成一个完整的统一体，因此处理肩部损伤时，必须有整体观念。

肩部筋伤以外伤、慢性劳损、退变、感受风寒湿邪等为较常见的发病原因，筋伤可单独发生，也可并发于骨折和关节脱位。临床诊治时须抓住主症，注重鉴别诊断。如患者素有风寒湿痹，复遭扭挫跌仆，则诸邪合而为病，日久气血不畅可致肩痹。

一、肩部扭挫伤

肩部扭挫伤是指肩部受到打击或碰撞、过度牵拉或扭曲等因素导致肩关节囊、韧带、肌肉、筋膜等组织的损伤。由于肩关节囊松弛，韧带薄弱，关节盂较浅，它主要是依靠关节附近的肌肉来维持稳定性，因此扭挫跌仆易造成肩部扭挫伤。本病在任何年龄均可发生，发生部位多在肩部上方或外侧方，并以闭合伤为其特点。治疗力求早期治愈，以防转变为慢性损伤。

【病因病机】

多因间接外暴力引起肩关节过度牵拉、扭转，或重物直接打击、跌仆碰撞肩部，或投掷物体用力过度而造成肩部肌肉、韧带、筋膜或关节囊等不同程度的损伤或撕裂，致使脉络破裂，气血凝滞，疼痛瘀肿，功能障碍。肩关节处在不同的体位，从不同方向受到不同形式的旋转力、摆动力、冲压力及撞击力等作用，所造成的损伤也不同。若碰撞性暴力来自肩关节外侧方，喙锁韧带将首先受到影响；跌仆时来自冠状面的侧向暴力则易伤及肩锁关节；而当上肢处于外展或已上举的状态时，冲击外力突然作用，易产生牵拉性损伤，重者可导致肌腱部分或全部断裂。暴力损伤严重者，可合并骨折、脱位。如扭挫伤严重，治疗不当而转变为慢性过程，可继发肩关节周围炎等。

【诊断要点】

有明显的外伤史。伤后肩部疼痛、肿胀逐渐加重，局部有钝性痛，肩关节活动受限。挫伤者，皮下常出现青紫、瘀肿。轻度扭挫伤当时多不在意，休息之后开始出现症状，并且逐渐加重，1周内症状会有明显缓解。较重的患者伴有组织的部分纤维断裂或并发小的撕脱性骨折，症状可迁延数周。体征主要表现为压痛、活动痛及运动障碍。若肩部肿痛范围较大者，要查出肿痛的中心点，根据压痛最敏感的部位，判定受伤的准确部位。

临床应检查有无合并肌腱断裂。如冈上肌腱断裂，则冈上肌肌力消失，上臂无力外展，帮助患肢被动外展至60°以后，就能主动抬举上臂，应仔细检查鉴别。

X线常规摄片检查可明确是否合并肱骨外科颈嵌入性骨折、肱骨大结节撕脱性骨折、肩关节脱位及肩锁关节脱位等。

【治疗】

早期以手法点穴、固定、药物治疗为主，中后期配合其他手法、练功和理疗等治疗。

1. 理筋手法

（1）点穴法 在肩前、后、内、外等处找痛点阿是穴，予以轻柔按压，以缓急解痉。

（2）推摩法 患者坐位，医者立于患侧，嘱患者尽量放松上肢肌肉，一手握腕部，一手以虎口贴患肩，并自肩部向下推摩至肘部，然后再由肘部向上推摩至肩，重复数次，以行气活血、舒筋通络。

（3）弹拨法 沿肩前、肩外侧、腋后及腋下，拨动、弹提胸大肌、三角肌、斜方肌、大圆肌、小圆肌等筋肉，重复数次，以解痉、舒筋、定痛。

（4）旋肩法 患者坐位，医者立于患者身后，一手握患腕上部，徐徐用力让患者被动屈肘由下内胸前上举，再外旋外展后伸放下，重复数次，幅度可由小到大，以促使错位的关节、筋肉归位。

2. 固定方法 扭挫伤较重者，应用三角巾将伤肢屈肘90°悬挂胸前，以限制患肩活动2～3周。制动时间不宜太长，在病情允许下应尽早练功。

3. 练功活动 以主动活动为主，被动活动为辅。其目的是恢复肌肉的力量及韧带、肌腱、关节周围组织的弹性，防止组织粘连，恢复肩关节功能。运动包括肩关节外展、内收、前屈、后伸、旋外、旋内和360°环旋等，反复进行，每次5～10分钟。

（1）耸肩 做肩部上提的耸肩活动，动作由小到大，由慢到快，在悬吊固定期间即可开始。

（2）耸肩环绕 两臂侧平举，屈肘，手指松散接触肩部，分别做肩关节顺、逆时针方向环绕。

（3）弯腰旋肩法　患者弯腰，患肢自然下垂，先做前后甩动动作，然后做环转运动动作。活动范围应逐步由小到大，时间由短到长。

被动活动是借助外力做肩关节运动，多在患者不能做主动活动的情况下采用。被动活动要循序渐进，逐步加大活动量，应保持在基本无痛范围内进行。

4. 药物治疗

（1）内服药

①血瘀气滞证　见于初期，局部肿胀，疼痛拒按，功能受限，或见瘀血斑，舌质暗或有瘀斑，苔白或薄黄，脉弦或细涩。治宜散瘀消肿、生新止痛，方用舒筋活血汤加减。痛重难忍时加服云南白药或七厘散。

②风寒湿阻证　多见于后期，以肩部酸胀疼痛为主，有沉重感，遇风寒则疼痛加重，得温则疼痛减轻，舌质淡，苔薄白或腻，脉紧。治宜祛风散寒，除湿通络，方用三痹汤加减。若伴有关节活动不利者，治宜活血舒筋，方用小活络丹加减。

（2）外用药　损伤初期，可外敷消瘀止痛药膏、三色敷药、双柏散等；后期可外贴麝香止痛膏、伤湿解痛膏，外搽正骨水、跌打万花油，等等。可配合骨科一号洗方熏洗热敷患肩。

5. 其他疗法

（1）针灸疗法　可取肩髎、肩井、肩宗、风池、合谷等穴，并可"以痛为腧"取穴，常用泻法，或结合灸法，每日1次。

（2）物理疗法　有镇痛、缓解肌肉痉挛、促进局部炎症吸收及增强组织代谢等作用，可选择使用。损伤初期可采用冰袋等冷敷疗法，中后期可应用红外线与超声波疗法等。

（3）封闭疗法　可选用醋酸泼尼松龙12.5～25mg加入1%普鲁卡因2～6mL，行痛点封闭治疗。每周1次，2～3次为1个疗程。

【预防与调护】

肩部扭挫伤初期出现瘀肿时局部宜冷敷，忌热敷，以减轻疼痛和抑制患部出血。由于肩部急性筋伤易于迁延成慢性筋伤，因此在治疗过程中自始至终要注意动静结合，制动时间不宜过长，要早期练功，争取及早恢复功能，尽量预防转变为慢性筋伤。

二、冈上肌腱炎

冈上肌腱炎又名冈上肌腱综合征、肩外展综合征，是指劳损和外伤后逐渐引起冈上肌腱退行性改变所造成的慢性无菌性炎症反应的病症。冈上肌起于肩胛骨冈上窝，肌腱在喙肩韧带及肩峰下滑囊下缘、肩关节囊上面通过，止于肱骨大结节上部，肌腱部血液供应较差。冈上肌腱上部为肩峰下滑囊，冈上肌腱下部与肩关节囊相连，肩峰下滑囊将冈上肌腱与肩峰隔开，可减轻两者之间的摩擦。肩关节外展的肌肉有冈上肌和三角肌，冈上肌使肱骨头固定于关节盂内，有使肩关节外展的作用，协助三角肌完成肩关节外展运动。本病好发于中年人。

【病因病机】

冈上肌腱炎的病因主要是慢性劳损，与肩部外伤、感受风寒湿邪和肝阴亏虚有关。

冈上肌是肩袖的一个组成部分，其位于肩袖的顶部，附着处呈弯曲状，血液供应较差。

当肩外展至 90°时，肩峰下滑囊完全缩进肩峰下面，冈上肌腱必然受到喙肩韧带和肩峰的挤压、摩擦而损伤，日久易发生劳损退变，形成肌腱无菌性炎症而发为本病（图 2-1）。肝阴亏虚，血不荣筋是本病发生之本。此外，少数患者的冈上肌腱因劳损而渐趋粗糙，甚至肌腱内有钙盐沉着，形成冈上肌腱钙化，而变得脆弱，如遭受暴力可造成肌腱断裂。

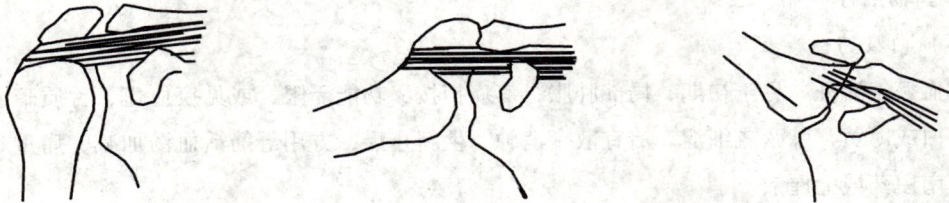

图 2-1　冈上肌腱

肩部急性外伤或感受风寒湿邪，局部气血瘀滞，筋膜粘连，冈上肌腱更易受到挤压和摩擦，从而转变为冈上肌腱炎。

冈上肌腱炎性病变可致肩部疼痛，关节不利。若该腱断裂，则肩外展困难，不能抬举。

【诊断要点】

一般起病缓慢，可有轻微外伤史或受凉史。急性发作期，肩部有剧烈的疼痛，肩部活动、用力、受寒时尤甚。疼痛部位一般在肩外侧，并可放射到三角肌止点或手指处。肩关节外展至一定角度时疼痛加重，为避免肩关节外展活动疼痛，患者常先屈曲肩关节，再上举上臂。慢性期肩部疼痛、外展活动受限较轻。检查肱骨大结节部有明显压痛。肩关节"疼痛弧"试验阳性，即让患者外展上举肩关节在 0°~60° 范围不痛，外展上举 60° 后，肩部开始疼痛，至 120° 以后疼痛消失，再上举至 180° 反而不痛，但被动外展上举肩关节无疼痛，此为冈上肌腱炎特有体征。重症患者可有肌肉萎缩。

X 线摄片检查一般无异常改变，有时可见冈上肌腱钙化阴影。MRI 检查可见冈上肌腱周围有高信号水肿影或肌腱信号减低。

本病应与肩关节周围炎、粘连性肩关节滑囊炎、肩锁关节损伤相鉴别。

1. 肩关节周围炎　肩部疼痛范围广泛，夜间疼痛明显、肩关节主动与被动活动均明显受限，无"疼痛弧"表现，肩部广泛压痛。

2. 粘连性肩关节滑囊炎　肩关节外展活动开始时不痛，外展至 70° 以上出现疼痛，超外展则疼痛明显加重。

3. 肩锁关节损伤　肩锁关节部疼痛、压痛。肩外展大于 90° 时出现疼痛，继续上举疼痛加重，在外展上举 120°~180° 范围疼痛最明显。

【治疗】

治疗原则是活血通经、消炎止痛，消除冈上肌腱炎症水肿，减轻肌腱与肩峰、喙肩韧带的摩擦。治疗以手法为主，配合药物、针灸、封闭等疗法。

1. 理筋手法　手法治疗有活血化瘀、消肿止痛、疏通经络、理顺筋结等作用，急性期以轻柔的手法为主，慢性期手法可稍重。

（1）揉摩法　患者正坐，医者用揉摩手法以冈上部和肩部为重点，自上而下轻揉摩按，以舒筋活络。

（2）拿捏法　患者正坐，医者用拿捏手法自上而下拿捏冈上部、肩部、上臂部肌肉，以疏松筋络。

（3）摇肩法　患者正坐，医者一手按肩部，一手拿腕部，相对用力拔伸肩关节，用拿腕之手做肩关节由前向后或由后向前摇转，以缓解粘连、疏顺筋络。

（4）牵抖法　患者正坐，医者以两手扣住患侧手部大、小鱼际处，在向下牵引的同时做上肢的快速抖动，以滑利关节。

以上 4 法临床多连贯使用。

2. 固定方法　急性发作期疼痛较重者，可用三角巾悬吊患肢于胸前，做短期制动。

3. 练功活动　急性期宜避免做外展、外旋等用力动作。疼痛缓解后应进行练功锻炼，如做肩外展、前屈、外旋、甩手、上举等活动，以舒筋活络，恢复肩臂活动功能。

4. 药物治疗

（1）内服药

①瘀滞证　见于急性发作期，肩部疼痛肿胀，以夜间为甚，痛处固定、拒按，肩部活动时可闻及摩擦音，舌质暗红，或有瘀斑，苔白或薄黄，脉弦或细涩。治宜活血散瘀、通络止痛，方用活血舒筋汤加减。

②虚寒证　见于慢性期，肩部冷痛，劳累后疼痛加重，遇寒痛剧，得温痛缓，舌质淡，苔薄白，脉沉细无力。寒甚者宜温经散寒，可服大活络丹或小活络丹等；体弱气血虚者宜补气养血，方用当归鸡血藤汤加减。

（2）外用药　局部疼痛肿胀者，外敷消瘀止痛药膏；局部疼痛畏寒者，可外敷温经通络膏。亦可用上肢损伤洗方熏洗或用腾药热熨患处。

5. 其他疗法

（1）针灸疗法　可取天宗、肩髎、曲池等穴。常用泻法，以疏风活络、温经散寒。留针 20 分钟，可加用艾灸。

（2）封闭疗法　可选用醋酸泼尼松龙 12.5～25mg 加入 1% 普鲁卡因 2～4mL，行痛点封闭治疗。亦可用当归注射液或复方丹参注射液做局部注射，每次 2～4mL。可每周 1 次，2～3 次为 1 个疗程。

（3）物理疗法　可选用红外线、超声波和频谱理疗仪等配合治疗。

【预防与调护】

中老年人，尤其是平时缺乏锻炼者，在肩部活动时要避免突然、强力的动作，特别是在大角度的肩外展、后伸、上举等动作时更要注意，以防本病的发生。发病后肩部疼痛明显时，应避免上肢外展、外旋等用力动作。要注意肩部保暖避寒；中后期肩痛缓解后，应逐步开始练功锻炼。

三、肩袖损伤

肩袖又称肩腱袖、肩旋转腱袖，是覆盖于肩关节前、上、后方的冈上肌、冈下肌、小圆肌、肩胛下肌等肌腱组织的总称。这些肌腱中肩胛下肌止于肱骨小结节，其余三肌自前至后抵止于大结节上，共同肌腱的附着处形如衣袖口，故名肩袖（图 2-2）。又因冈下肌和小圆肌外旋肱骨，肩胛下肌内旋肱骨，故又称旋转袖。肩袖位于肩峰和三角肌下方，与关节囊紧密相连，起着稳定肩关节的作用。在肩袖内，小圆肌、冈下肌、冈上肌之间无明显分界线，但在肩胛下肌止端上缘与冈上肌腱之间有一个间隙，其间由一薄层带弹性的膜，结合喙肩韧带及关节囊加强肩袖间隙组织。肩袖位于肩峰下滑囊的底部和肩关节腔顶部之间，使滑液囊与关节腔互不相通。若肩袖破裂，两者就直接相通（图2-3）。肩袖环绕肱骨头的上端，可将肱骨头纳入关节盂内，使关节

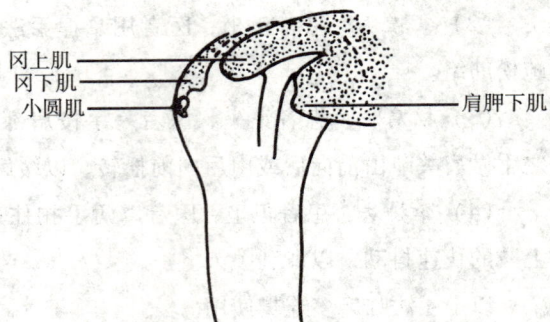

图2-2 肩袖组成结构

稳定，有外展和旋转肩关节功能。肩袖损伤将减弱甚至丧失这一功能，严重影响上肢外展活动。当肩关节剧烈运动或外伤时，可出现冈上肌腱与肩胛下肌腱止点处撕裂，导致肩袖松弛，从而引起肩关节向下半脱位或不稳定。肩袖损伤在临床上较为常见，随着年龄的增长，肩袖肌腱逐渐发生退行性变，以致肌腱变脆，其弹性和韧性均降低，轻微外力即可造成肌腱断裂而发生肩袖损伤。本病好发于40岁以上患者。

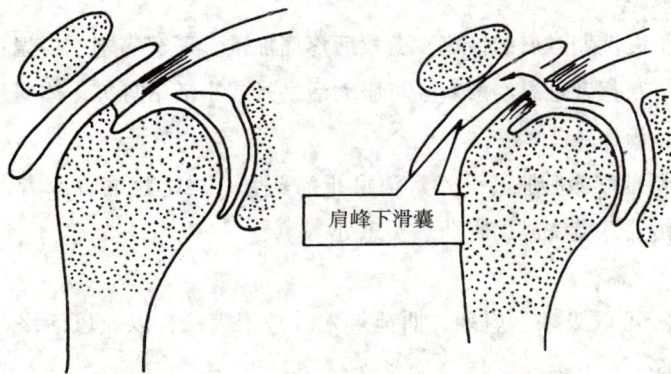

图2-3 肩袖破裂后滑液囊与关节腔相通

【病因病机】

肩袖损伤多因肌腱退变、慢性劳损和外伤所致。中老年人在肩关节活动过程中，其肩袖组织因长期遭受肩峰下撞击、磨损，以及当肱骨内旋或外旋时，肩袖受到肱骨头的压迫而挤压血管造成局部相对缺血，使肌腱发生退行性变。有些职业和工种易发生肩袖劳损，如棒球运动员、游泳运动员、举重运动员、搬运工等，需要肩关节在活动范围的极限下反复运动而使肌腱袖充血、水肿、增厚，导致局部组织粘连和肌腱退变。在此基础上，肩部的过度牵拉或扭转等轻微外伤或感受风寒之邪均可加速肩袖肌腱退变，也常因其诱发本病而出现明显的临床症状。直接暴力很少造成肩袖破裂，由于肩袖受肩峰保护，直接外力不易损伤。间接暴力多因跌倒时手外展着地或手持重物，肩关节突然外展上举，或上肢外展位骤然内收而导致肩袖破裂。

肩袖损伤根据断裂程度可分为部分断裂和完全断裂两大类。部分断裂仅发生在肩袖某一部分，可分为肩袖滑囊侧断裂、肩袖骨膜侧断裂、肩袖内肌纤维断裂和肩袖纵行断裂4种病理类型。完全断裂则是整层肩袖破裂，关节腔与肩峰下滑囊直接相通，又可分为完全横行断裂、完

全纵行断裂、完全断裂肩袖挛缩和完全断裂大部分撕裂等类型。

【诊断要点】

多见于 40 岁以上患者，特别是重体力劳动者，如为青年人必有严重损伤。患者因职业和工种常使肩袖长期遭受磨损而使肌腱发生退行性变者，若有明显外伤史更容易使肩袖发生断裂。伤前肩部无症状，伤后肩部有一时性疼痛，隔日疼痛加重，持续 4 ~ 7 天，患者不能自由使用患肩。当上臂伸直肩关节内旋、外展时，大结节与肩峰间压痛明显。肩袖完全断裂时，因其丧失对肱骨头的稳定作用，将严重影响肩关节外展功能，日久三角肌也可出现萎缩变扁，但不如冈上肌、冈下肌显著。肩袖部分断裂时，患者仍能外展上臂，但有 60° ~ 120° 疼痛弧。肩袖断裂时特殊体征有：

1. 肩坠落试验 被动抬高患臂至上举 90° ~ 120° 范围，撤出支持，患臂不能自主支撑而发生臂坠落和疼痛则为阳性。

2. 撞击试验 向下压迫肩峰，同时被动上举患臂，如在肩峰下间隙出现疼痛或伴有不能上举则为阳性。

3. 盂肱关节内摩擦音 即盂肱关节在主动运动或被动活动中出现摩擦音，常由肩袖断端的瘢痕组织引起。

对肩袖断裂做出及时正确诊断比较困难，临床上常出现漏诊、误诊，尤其对于新鲜外伤性肩袖断裂，由于未及时诊断治疗，常导致慢性肩部疼痛、肩关节活动受限。因此，早期做出及时正确的诊断十分重要。凡有肩部外伤史、肩前方疼痛伴大结节近侧或肩峰下区域压痛者，同时合并某一项或多项特殊体征，都应考虑到肩袖断裂的可能。

X 线摄片检查用关节内充气或碘油造影，如发现肩关节腔与肩峰下滑囊阴影相互贯通，表示肩袖完全断裂，但对肩袖的部分断裂则不能做出正确诊断。CT、MRI、超声波检查及关节镜检查等都有助于诊断。常规 X 线摄片检查有助于鉴别和排除肩部骨折、脱位及其他骨关节疾病。

本病应与肱二头肌长头肌腱断裂相鉴别，后者断裂部多位于肱骨结节间沟处。急性外伤断裂时剧痛，无力屈曲肘关节，肱骨结节间沟压痛。慢性破裂者，屈肘力量逐渐减弱，抗阻力屈肘试验时有无力感或疼痛加重。

【治疗】

对于新鲜和不完全的肩袖断裂多采用保守治疗，若保守治疗效果不佳和肩袖完全断裂者宜考虑手术治疗。

1. 理筋手法 对于早期急性期的患者应慎用理筋手法，避免加重病情。在功能恢复期可在肩关节周围施行局部按摩、弹拨、拿捏、点按穴位等手法，并配合适度肩关节外展、内收、上举等活动，以争取早日恢复肩关节正常活动功能。

2. 固定方法 肩袖不完全断裂者，可在局部封闭下将肩关节置于外展、外旋、前屈位，用外展支架固定 5 周左右。在解除外固定后可施以适当的理筋手法治疗。

3. 练功活动 固定期间宜做握拳和腕部练功活动。解除外固定后，应积极进行肩部练功活动。开始时可在旁人帮助下被动上举，循序渐进，逐渐练习侧方外展、上举无痛至最大范围，并配合做增强肌力训练。3 个月内应避免提举重物和攀岩等活动。

4. 药物治疗

（1）内服药

①血瘀气滞证　见于损伤早期，伤后肩部肿胀，或有皮下瘀血，刺痛不移，夜间痛剧，关节活动障碍，舌暗或瘀点，脉弦或沉涩。治宜活血化瘀、消肿止痛，方用活血止痛汤加减。

②肝肾亏损证　无明显外伤或轻微扭伤日久，肩部酸软无力，活动受限，肌肉萎缩明显，腰膝酸软，舌淡，苔少，脉细弱。治宜补益肝肾、强壮筋骨，方用补肾壮筋汤加减。

③血不荣筋证　伤后日久未愈，肩部乏力，肌萎筋缓，面色苍白少华，舌淡苔少，脉细。治宜补血荣筋，方用当归鸡血藤汤加减。

（2）外用药　早期可外敷消瘀止痛药膏等。中后期可用外搽剂或损伤洗剂熏洗等。

5. 其他疗法

（1）手术疗法　对损伤严重，肩袖完全断裂，或肩袖不完全断裂经保守治疗效果不佳者，可考虑手术治疗，采用小切口手术修补损伤的肩袖。随着关节镜技术的发展，肩袖损伤的手术治疗现在大多在关节镜下做微创治疗，临床效果较好。

（2）封闭疗法　肩袖损伤疼痛剧烈者，可于肩峰下间隙行局部封闭治疗。可选用醋酸泼尼松龙 25mg 加入 2% 普鲁卡因 2mL 进行局部封闭。每周 1 次，2~3 次为 1 个疗程。

【预防与调护】

经常从事肩部活动者，要注意变换体位和姿势，改变长时间反复同一动作，避免肩部劳损。从事投掷、棒球、举重等运动的运动员，训练运动和比赛前应充分做好准备活动，预防损伤发生。伤后初期不宜做肩部练功活动，避免损伤加重，延缓愈合。后期应循序渐进练功，3个月内应避免提举重物和攀岩等动作。

四、肩关节周围炎

肩关节周围炎简称"肩周炎"，是指肩关节周围软组织病变而引起以肩关节疼痛和活动功能障碍为主要特征的筋伤疾病。其病名较多，因睡眠时肩部受凉引起的称"漏肩风"或"露肩风"；因肩部活动明显受限，形如冻结而称"冻结肩"；因本病好发于 50 岁左右患者又称"五十肩"；还有称"肩凝风""肩凝症"。其病理又表现为关节囊与周围组织广泛粘连，故又称"粘连性肩关节囊炎"。本病女性发病率高于男性，多为慢性发病。

【病因病机】

本病病因尚不明确，但与组织退变、外伤或慢性劳损、风寒湿邪侵袭等因素有关。五旬之人，年老体弱，肝肾渐衰、气血虚亏、筋肉失于濡养、局部组织退变，常常是本病的发病基础。肩部外伤、慢性劳损、外感风寒湿邪或因伤肩部长期制动等，易致肩部筋脉不通，气血凝滞，或寒凝筋脉，肌肉痉挛，是诱发本病的常见因素。外伤劳损、风寒湿邪侵袭为其外因，气血虚弱、血不荣筋为其内因。西医学多认为与自身免疫异常有关，因 50 岁左右为更年期阶段，此阶段性激素水平急剧下降，神经、内分泌及免疫功能失调，致使肩袖及肱二头长头肌肌腱等磨损部位出现自身免疫反应，并逐渐导致弥漫性关节囊炎。

肩周炎的主要病理变化是肩关节囊及周围软组织发生范围较广的慢性无菌性炎症，引起软组织广泛性粘连，限制了肩关节活动。由于肩部肌腱、肌肉、关节囊、滑囊、韧带充血水肿，炎性细胞浸润，组织液渗出而形成瘢痕，造成肩周组织挛缩，肩关节滑囊、关节软骨间粘连。肩周软组织广泛性粘连进一步造成关节活动严重受限。

【诊断要点】

多见于中老年人，多数患者呈慢性发病，隐袭进行，少数有外伤史。主要症状为肩周疼痛，肩关节活动受限或僵硬。发病初期疼痛轻微，以后逐渐加重，疼痛一般以肩关节的前、外侧部为重，多为酸痛、钝痛或呈刀割样痛，夜间尤甚，影响睡眠。疼痛可放射至同侧的颈背部、肘部或手部，症状可因肩臂运动加重，患者不能完成梳头、穿衣、洗脸、叉腰等动作。肩关节各方向运动受限，但以外展、外旋、后伸障碍为著，重者出现典型的"耸肩"现象。检查肩部多无明显肿胀，可有肌肉痉挛，病程长者可见肩臂肌肉萎缩，尤以三角肌为明显。压痛部位多在肩峰下滑囊、结节间沟、喙突、大结节等处，亦常见广泛性压痛而无局限性压痛点。肩外展试验阳性，即用一手触摸患侧肩胛下角，一手将患肩外展，感到肩胛骨随之向外上方转动，说明肩关节已粘连。

本病属自限性疾病，病程一般为数月，也可长达 2 年。根据不同病理过程和病情状况，可将本病分为急性疼痛期、粘连僵硬期和缓解恢复期。

1. 急性疼痛期　主要临床表现为肩部疼痛逐渐加重，肩关节活动受限，是因疼痛引起的肌肉痉挛，韧带、关节囊挛缩所致，但肩关节本身尚能有相当范围的活动度。此期病程约为 1 个月，亦可延续 2～3 个月。若积极治疗，可直接进入缓解恢复期。

2. 粘连僵硬期　此期患者肩部疼痛逐渐减轻，但肩关节因肩周软组织广泛粘连，活动范围严重受限，主动和被动的肩内、外旋和外展活动度全面下降，出现"肩胛联动症""耸肩"现象及肩部肌肉挛缩。此期病程 3～6 个月，之后方能进入缓解恢复期。

3. 缓解恢复期　此期患者肩部疼痛基本消失，肩关节的挛缩、粘连逐渐消除而恢复正常功能。此期约需 6 个月。

X 线检查多无阳性发现，但对肩部骨与关节疾病鉴别诊断有意义，有时可见骨质疏松、冈上肌腱钙化或大结节处有密度增高的阴影。

本病应与肩部骨、关节、软组织的损伤及由此而引起的肩关节活动受限的疾患相鉴别。此类疾患有明显外伤史，且可查到原发损伤疾患，恢复程度一般较本病差。本病还应与神经型颈椎病相鉴别，神经型颈椎病有肩臂放射痛，但肩部往往无明显压痛点，仅有颈部疼痛和活动障碍，肩部活动尚好。

【治疗】

目前对肩周炎主要是保守治疗。以手法治疗为主，配合药物、理疗及练功等治疗。部分患者可以自愈，但时间长，病痛大，功能恢复不全。积极治疗可以缩短病程，加速痊愈。

1. 理筋手法　本病急性期疼痛严重者不宜用重手法治疗，以免加剧炎症反应。慢性期可采用理筋手法舒筋活络、松解粘连。患者取端坐位、侧卧位或仰卧位，以右侧为例，医者主要是先在肩前、肩后和肩外侧做摩、擦、揉、拿捏等手法，然后用左手的拇、食、中三指对握三角肌束，做垂直于肌纤维走行方向的拨法，再拨动痛点附近的冈上肌、胸肌以充分放松肌肉。继之医者左手扶住肩部，右手握患手，做牵拉、抖动和旋转活动。最后帮助患肢做外展、内收、前屈、后伸等动作（图2-4），解除肌腱粘连，帮助功能活动恢复。手法治疗时，会引起

NOTE

不同程度的疼痛，要注意用力适度，切忌简单粗暴，以患者能忍受为度。隔日 1 次，10 次为 1
个疗程。

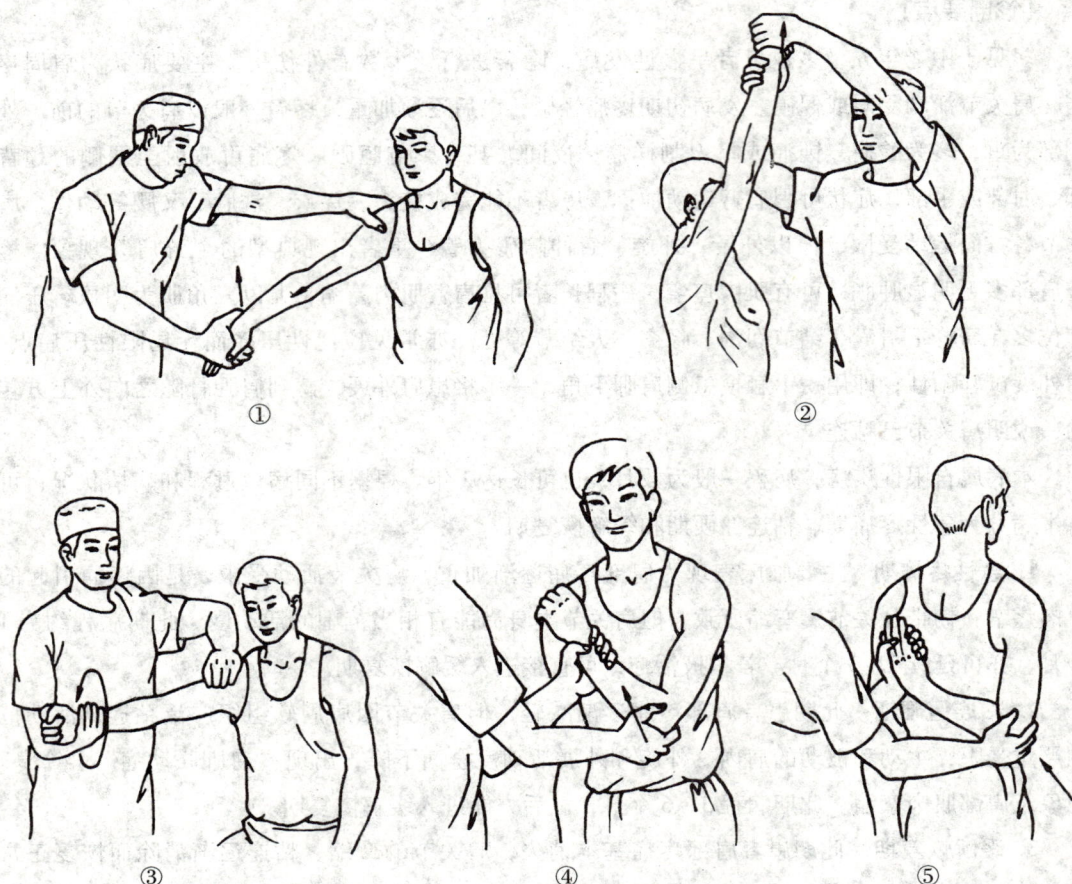

图 2-4   肩关节周围炎理筋手法
①牵引前屈；②高举过头；③外展外旋；④内收搭肩；⑤后伸内旋

对长期治疗无效，肩关节广泛粘连、活动功能障碍的患者可以运用扳动手法松解肩部粘
连。施法应在颈丛或全麻下进行，使肌肉放松，避免并发骨折。对于合并有肩关节半脱位或严
重骨质疏松症患者慎用或禁用。

2. 固定方法   肩周炎患者一般不需要固定，若急性期疼痛严重者可适当制动，或用三角
巾悬吊患肢于胸前。制动时间不宜太长，急性期严重疼痛期后应尽早进行练功锻炼。

3. 练功活动   练功疗法是治疗肩周炎过程中不可缺少的有效方法，应鼓励患者早期做上
肢外展、上举、内旋、外旋、前屈、后伸、环转（图 2-5）等活动。还可做"手指爬墙""手
拉滑车"等锻炼。"手指爬墙"锻炼方法是让病员侧面站立靠近墙壁，在墙壁上画一高度标
志，以手指接触墙壁逐步向上移动，做肩外展上举动作，每日 2 ~ 3 次，每次 5 ~ 6 分钟，逐日
增加上肢外展及上举度数。"手拉滑车"锻炼方法是采用滑轮挂绳，病员以健侧上肢向下牵拉
挂绳另一端，帮助患侧肩关节的锻炼活动（图2-6）。锻炼要酌情进行，循序渐进，持之以恒，
久之可见效果。

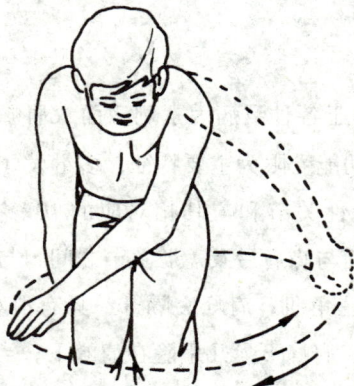

图 2-5　上臂环转锻炼　　　　　　图 2-6　手拉滑车锻炼

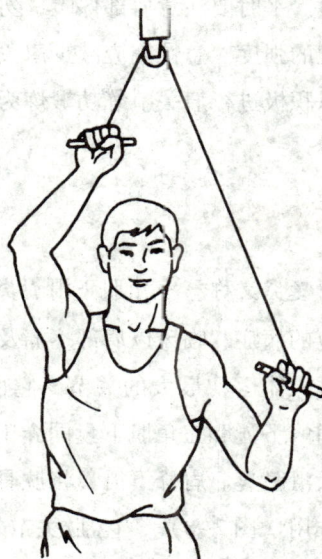

4. 药物治疗

（1）内服药

①风寒湿阻证　见于病变各期。肩部串痛，畏风恶寒，得温痛缓，或肩部有沉重感，天气转凉或阴雨天可加重，肩关节活动不利，舌质淡，苔薄白或腻，脉弦紧或弦滑。治宜祛风散寒、通络宣痹，方用三痹汤、桂枝附子汤加减。

②气血瘀滞证　多见于病变的早、中期。外伤筋络，瘀血留著。肩部肿胀，疼痛拒按，按之刺痛或有硬结，肩关节活动受限，动则疼痛，舌质暗或有瘀斑，苔白，脉弦涩。治宜活血化瘀、行气止痛，方用身痛逐瘀汤加减。

③气血亏虚证　多见病变后期。肩部酸痛日久，肌肉萎缩，关节活动受限，劳累后疼痛加重，伴气短无力，食欲不振，头晕目眩，舌质淡，苔白，脉细弱。治宜补气养血、舒筋活络，方用当归鸡血藤汤或黄芪桂枝五物汤加减。

（2）外用药　急性期疼痛明显，肩关节活动受限者，可选用海桐皮汤等热敷熏洗，外贴伤湿止痛膏、奇正消痛贴等。

5. 其他疗法

（1）针灸疗法　可取肩髃、肩髎、臂臑、巨骨、曲池等穴，并可"以痛为腧"取穴，常用泻法，留针 20 分钟，或结合灸法，每日 1 次。

（2）封闭疗法　可选用醋酸泼尼松龙 25mg 加入 1% 普鲁卡因 4～6mL，行痛点封闭治疗。每周 1 次，3 次为 1 个疗程。

（3）物理疗法　可选用超短波、微波、低频电疗及磁疗、蜡疗、光疗等方法治疗，以减轻疼痛、促进恢复。对老年患者，不可长期电疗，以防软组织弹性更加减低，反而有碍恢复。

【预防与调护】

肩周炎有自愈倾向，其自然转归期多在数月至两年，自然病程长、疗效慢、痛苦大，功能恢复不全。因此，要鼓励患者树立信心，配合治疗，加强自主练功活动，以增进疗效，缩短病程，加速痊愈。平时要注意肩部保暖，勿受风寒湿邪侵袭，坚持合理的运动，以增强肩关节周围肌肉和肌腱的强度。急性期应减少肩关节活动，减轻持重，必要时采取一些固定和镇痛的措施；慢性期以积极进行肩关节练功锻炼为主。练功锻炼要循序渐进，持之以恒，操之过急反而有损无益。

五、肩峰下滑囊炎

肩峰下滑囊炎又称"三角肌下滑囊炎"，是指由于各种致病因素刺激而致肩峰下滑囊的无菌性炎症反应的病症。临床以肩部疼痛及外展活动功能受限为主要特征，多继发于邻近组织病变。肩关节是人体运动最大的关节，它由 5 个功能性关节和与其相对应的 10 多个滑囊组成（图 2-7）。肩峰下囊和三角肌下囊同介于三角肌深面与喙肩弓及盂肱关节之间，与喙肱肌囊共同构成一个大滑膜囊。肩峰下滑囊将肱骨大结节与三角肌、肩峰突隔开，具有滑利肩肱关节、减少磨损的作用（图 2-8）。当盂肱关节外展 90°时，肩峰下囊几乎隐在肩峰下；当肩关节自然下垂时则大部存在于三角肌之下，其上为肩峰与喙突靠牢，其底为冈上肌，其下和各短小肌腱及肱骨大结节相连，若发生了病变，常首先与最密切关联的冈上肌互为影响。本病多见于中老年人，是临床肩部的常见病之一。

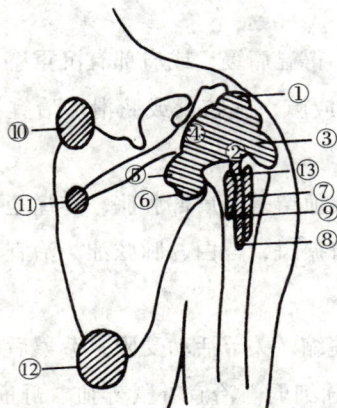

图 2-7　肩关节周围滑囊
①肩峰皮下囊；②肩峰下囊；③三角肌下囊；
④喙肱肌囊；⑤冈下肌腱下囊；⑥肩胛下肌腱下囊；
⑦背阔肌腱下囊；⑧大圆肌腱下囊；
⑨～⑬正常存在，无正式名称

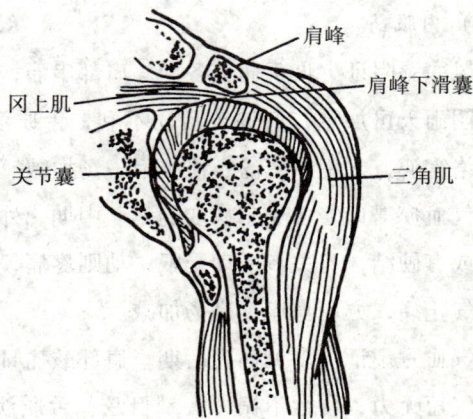

图 2-8　肩峰下滑囊

（图 2-8 标注：肩峰；肩峰下滑囊；冈上肌；关节囊；三角肌）

【病因病机】

病因主要为肩峰下滑囊劳损，但与肩部外伤和风寒湿邪侵袭等因素有关。肩峰下滑囊位于运动范围大的肩关节肩峰与肱骨头之间，肩关节频繁活动，长期反复摩擦致损，急性炎性渗出肿胀、疼痛，日久形成慢性炎症，不断刺激组织肥厚，相互粘连，以滑膜囊内更为显著，失去正常的缓冲功能，从而影响肩关节外展、上举和旋转等活动，出现活动痛及压痛，并常与邻近软组织慢性炎症并存，且互为因果，渗透传变。肩部外伤和风寒湿邪侵袭等可加重局部炎性反应，也常因此诱发本病发作。

【诊断要点】

患者多有肩部外伤或劳损病史，常多继发于肩关节邻近组织退化和慢性炎症。主要症状是肩部广泛疼痛，且逐渐增剧，夜间疼痛较著，影响睡眠。运动时疼痛加重，尤以外展和外旋时明显。疼痛一般位于肩的深处并涉及三角肌的止点，亦可有手、肩胛、颈部等处放射痛。为减轻疼痛，患者常使肩处于内收和内旋位。检查时多在肩峰下、大结节等处有局限性压痛。压痛可随肱骨的旋转而移位，当滑囊肿胀和有积液时，亦可在肩关节区域三角肌范围内出现压痛。肩关节外展、外旋时疼痛加剧。

X线检查一般无异常，日久者，可见冈上肌的钙化影。临床应注意与冈上肌肌腱炎、肩关节周围炎等相鉴别。

【治疗】

本病治疗的原则是松解粘连、通络止痛，恢复肩关节外展、上举和旋转等功能。治疗以手法和练功锻炼为主，配合药物、针灸、封闭等疗法。

1. 理筋手法 适用于亚急性期或慢性期，可采用局部按揉手法，促进炎症吸收与组织修复。患者取端坐位，医者站在患者患肢前外方，先用拇指在肩髎穴上，由轻而重，由表及里，按揉3~5分钟。再用拇指在肩峰下、三角肌与肱骨头之间揉按3~5分钟。最后在肩部施以弹拨分筋手法，以理顺筋络，活血止痛。

2. 固定方法 急性期应将患肢屈肘90°用三角巾悬挂胸前，使患肩休息1周左右。

3. 练功活动

（1）耸肩环绕 先做肩部上提的耸肩活动，再两臂侧平举，屈肘，手指松散接触肩部，分别做肩关节顺、逆时针方向环绕。

（2）肩部翻转 马桩式站立，下身不动，全臂用力，两手自胸前由内下向前上、外后、下内翻转，先是前臂旋后手心向内，继而是前臂旋前手心向外，方向相反。

4. 药物治疗

（1）内服药

①瘀滞证 多见于早期，局部肿胀、压痛，皮肤暗红，可触及有波动感的肿块，质地偏硬，舌质暗红，苔薄黄，脉弦或涩。治宜活血通络、行气止痛，方用舒筋活血汤加减。

②虚寒证 多见于后期，局部酸胀疼痛，劳累后加重，恐寒喜暖，神疲体倦，可触及质地较软的肿块，舌淡，苔薄白，脉沉细。治宜温经散寒、养血通络，方用桂枝附子汤加减。

（2）外用药 可选用复方南星止痛膏等外贴，或采用中药热熨等。

5. 其他疗法

（1）针灸疗法 可取曲池、手三里、合谷、肩宗、肩井等穴。常用泻法，留针20分钟，或结合灸法，每日1次。慢性期者，亦可用拔火罐法治疗，以攻逐瘀血，或祛风寒湿邪，有助于气血疏通。

（2）封闭疗法 滑液囊肿大者，可先行穿刺抽液，再选用醋酸泼尼松龙25mg加入2%普鲁卡因2~4mL行囊内注射。每周1次，3次为1个疗程。该法是临床较为有效的治疗方法之一。

（3）物理疗法 可选用电子脉冲理疗仪、红外线治疗仪、中药离子导入等理疗方法治疗。

（4）手术疗法 长期顽固性疼痛使用非手术方法治疗无效时，可行手术做肩峰下滑囊清理或切除滑囊。少数患者有肩外展功能受限时，可行肩峰切除术。其多能取得较好的效果。

另外，本病亦可用小针刀疗法松解粘连。

NOTE

【预防与调护】

急性疼痛期应以卧床休息为主，注意保暖，避免肩部受到寒凉刺激及肩部过度外旋和外展活动。亚急性期或慢性期，要注意不使肩关节过度疲劳，以免加重病情。可在休息或睡眠前用湿热毛巾对肩关节进行热敷，以缓解疼痛症状。平时应加强肩关节练功活动锻炼，并积极治疗肩部其他慢性病变。

六、肱二头肌长头腱鞘炎

肱二头肌长头腱鞘炎是指肱二头肌长头肌腱在鞘内长期遭受摩擦劳损而发生退变、粘连，使肌腱滑动功能受限及疼痛的病症。肱二头肌长头肌腱起于肩胛骨盂上结节，经肩关节，在肱骨结节间沟与横韧带形成的骨纤维管道中通过（图2-9）。在肩关节运动中，当肩关节内收、内旋及后伸时该肌腱滑向上方，当肩关节外展、外旋和屈曲时该肌腱滑向下方。当上肢外展位屈伸肘关节时，肱二头肌长头肌腱易被磨损而引起腱鞘病变，故该部位为腱鞘炎的好发部位。肱二头肌的主要作用为屈肘和使前臂旋后等。本病好发于40岁以上的中年人。

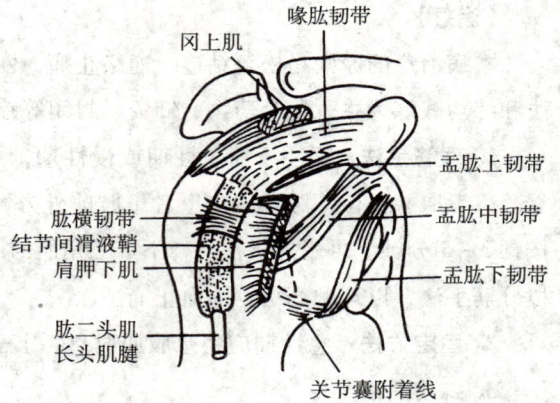

图2-9　肱二头肌长头腱鞘

【病因病机】

病因主要是慢性劳损，但与肩部外伤和风寒湿邪侵袭等因素有关。由于肩关节经常不断地不协调活动，使肱二头肌长头肌腱长期遭受磨损而发生退行性变，进而引起该腱鞘充血、水肿、增厚或粘连，造成肌腱滑动困难，出现肩部疼痛和活动功能障碍等症状。多见于肩部长期反复过度活动的体力劳动者，常因肩部外伤或受凉后急性发病。肱骨外科颈骨折后有结节间沟不平整者易发本病。又因肱二头肌长头有一部分在肩关节囊内，故任何肩关节的慢性炎症均可引起该腱鞘充血、水肿而出现症状。中医学认为本病是气血运行不畅、筋失所养所致。

【诊断要点】

多见于中年人，有肩部牵拉或扭曲等轻微外伤史或过度劳累史，部分患者因受风着凉而发病。临床表现主要为肩前部疼痛，主要位于肱骨结节间沟处，并可向上臂和颈部放射，有时难以指出确切的疼痛部位。肩部活动受限，常将上臂紧贴身体，避免上肢旋转活动。凡能引起肱二头肌长头活动的动作，均可能引起疼痛加重。检查时见肩前相当于肱骨结节间沟内的肱二头肌腱长头部位局限性深压痛。肩部外展、外旋和前屈、外展活动可因疼痛而受限。肱二头肌抗阻力试验（Yergason征）阳性是诊断本症的主要依据，即抗阻力屈肘及前臂旋后时，在肱二头肌长头肌腱处出现剧烈疼痛。

X线检查多无明显异常，部分患者可见结节间沟变窄、变浅，沟底或沟边有骨刺形成。

本病应与肩关节周围炎、肱二头肌长头肌腱滑脱相鉴别。

1. 肩关节周围炎　起病慢，夜间疼痛明显，肩部广泛压痛，活动以外展、外旋、后伸功能障碍明显。

2. 肱二头肌长头肌腱滑脱　肱二头肌长头肌腱由肱骨横韧带维持在结节间沟内，当肱骨横韧带纤维过度牵拉或撕裂时或结节间沟过浅，均可造成该肌腱滑脱。检查时可用一手固定患肢于屈曲90°位，并做肩关节内外旋转，另一手在肱二头肌腱最上端处触摸，可以明显感觉到肌腱在腱沟内外滑动，并发出弹响声和出现局部疼痛。

【治疗】

治疗原则为舒筋通络、活血止痛。以手法治疗为主，配合药物、针灸、封闭等疗法。

1. 理筋手法

（1）先用㨰法滚按肩部，再点按肩周诸穴位以舒筋活血、解痉止痛。

（2）用拨络法弹拨肌筋，以松解肌腱与腱鞘的粘连，软化局部硬结，并用摇肩法以恢复肩关节功能。

（3）用摩法、揉法、搓擦法等按摩肩部舒筋活血，最后以牵抖、捋顺等手法结束。

2. 固定方法　急性期可用三角巾悬吊患肢于肘关节屈曲90°位1~2周，肩部制动、肌腱松弛有利于充血、水肿、无菌性炎症消退。

3. 练功活动　待症状基本消失后，可逐渐进行患肩关节功能锻炼，以前屈上举活动为主，同时可做摇肩、晃肩与摆肩运动，以防止发生"冻结肩"。

4. 药物治疗

（1）内服药

①瘀滞证　多见于急性发作期。肩部疼痛较局限，以夜间为明显，局部肿胀，压痛较重，可触及硬结或活动有摩擦音，舌质暗或有瘀斑，脉弦或细涩，治宜活血祛瘀、通络止痛，方用舒筋活血汤加减。

②寒湿证　肩部沉重冷痛、顽麻，或有肿胀，畏寒肢冷，遇寒痛剧，得温痛缓，舌质淡红，苔白滑或腻，脉弦滑。治宜温经散寒、除湿通络，方用羌活胜湿汤或当归四逆汤等加减。

（2）外用药　急性疼痛者，外敷消瘀止痛药膏或外贴狗皮膏；局部沉重冷痛顽麻者，可外敷温经通络膏、温通散等。亦可用海桐皮汤热敷患处，每日1~2次。

5. 其他疗法

（1）针灸疗法　取肩髃透极泉、肩前、曲池穴，配以天宗、巨骨等穴进行针刺，使肩关节部均有酸胀、麻木感，留针20分钟。

（2）封闭疗法　可选用醋酸泼尼松龙12.5~25mg加入1%普鲁卡因2~4mL，行痛点封闭治疗。

（3）物理疗法　可选用电子脉冲理疗仪、红外线治疗仪等理疗方法治疗，或局部热敷可减轻疼痛。

（4）手术疗法　对慢性疼痛难忍、症状久、反复发作者，可行手术治疗，将肱二头肌长头肌腱切断，远断端绕过结节间沟，固定于肱骨上端。

【预防与调护】

本病多因肩部反复活动劳损所致，所以日常生活和工作中要避免肩关节经常不断地不协调活动，尤其要避免过度的上肢外展位屈伸肘关节活动。急性发作期疼痛较重者，应卧床休息，适当制动，避免肩部感受风寒。缓解恢复期应加强肩部练功活动，以恢复肩关节功能，预防

"冻结肩"发生。

第二节　肘与前臂部筋伤

肘关节是由肱骨远端与尺骨、桡骨近端构成的复合关节，包括肱尺关节、肱桡关节和尺桡近侧关节，三个关节包在一个关节囊内。肘关节囊前、后壁薄而松弛，两侧壁厚而紧张，并有尺、桡侧副韧带加强。尺桡近侧关节有环状韧带固定，尺骨与桡骨有骨间膜连接。

肘关节运动的肌肉有屈肌、伸肌、旋前肌和旋后肌4组。屈肌为肱肌、肱二头肌；伸肌为肱三头肌、肘肌；旋前肌为旋前圆肌；旋后肌为肱二头肌、旋后肌、肱桡肌。腕部伸肌起于肱骨外上髁，腕部屈肌起于肱骨内上髁。

肘关节运动主要是伸屈活动，范围在0°~140°之间。前臂的旋转功能由尺桡近侧关节和尺桡远侧关节完成。由于肘关节是活动较多的关节，故在劳作和运动时发生筋伤的机会较多。

一、肘部扭挫伤

肘部扭挫伤是指肘部受到打击或碰撞、过度牵拉或扭曲等因素导致肘部关节囊、筋膜、韧带等组织的损伤。肘部界于上臂与前臂之间，是指通过肱骨内、外上髁间线的上下各二横指的环形线区域。肘部扭挫伤是常见的肘关节闭合性损伤，好发于青壮年及重体力劳动者。

【病因病机】

多由间接暴力所致，如跌仆、高处坠下，失足滑倒，或过量举重及反复推拉动作，使肘关节处于过度外展、伸直位置，均可造成肘关节扭伤。由于肘关节的稳定性主要依靠关节囊和韧带的约束，而侧副韧带又有防止肘关节侧移的作用，所以肘关节扭伤可造成肘关节尺、桡侧副韧带，关节囊，肘部肌肉和筋膜的撕裂。直接暴力打击可造成肘部软组织挫伤。肘部扭挫伤使脉络破裂，气血凝滞，故发生疼痛瘀肿、功能障碍等症状。

严重的肘部扭挫伤，如伤后治疗不及时，或处理方法不当，可使损伤加重，血肿扩大，造成软组织内血肿和骨膜下血肿互相沟通。当血肿机化时，通过膜内化骨，以及钙盐沉着，造成关节周围组织的钙化、骨化，亦即骨化性肌炎，这是肘部扭挫伤的严重并发症之一。

【诊断要点】

有明显外伤史，伤后初期肘关节呈半屈曲位，功能活动受限。局部出现弥漫性肿胀，肿胀常因关节内积液和鹰嘴窝脂肪垫炎，或肱桡关节后滑膜囊肿胀而逐渐加重出现伸肘时鹰嘴窝消失。活动时疼痛加剧，有时出现青紫瘀斑。局部有压痛，压痛点多在肘关节内后方和尺侧副韧带附着部。前臂旋后位伸直内收时肘外侧痛表示关节囊外侧或桡侧副韧带损伤，反之，肘内侧痛表示关节囊内侧或尺侧副韧带损伤。

部分严重的肘关节扭挫伤，有可能是肘关节错缝或脱位后已自动复位，只有关节明显肿胀，而无错缝或脱位征，易误认为单纯扭伤。此时做关节被动活动时有"关节松动"的不稳定感，并引起肘部剧烈疼痛。

严重的肘部扭挫伤应与肘部骨折相鉴别，注意排除是否有撕脱性骨折等。在成人，采用X线检查即可确定有无骨折，在儿童如合并有骨骺损伤时较难鉴别，可与健侧X线摄片进行对比，也可通过 MRI 检查明确诊断。

后期若肿胀消失，疼痛减轻，但肘关节伸屈功能不见好转，局部肌肉缺乏弹性，可通过 X 线检查确定是否合并骨化性肌炎。

【治疗】

以固定、药物治疗为主，配合手法、练功等方法治疗。

1. 理筋手法 肘部扭挫伤严重者，忌用粗暴手法，但可使用整理手法。伤后即来诊治者，可将肘关节做 1 次 0°~140° 的被动伸屈，有利于整复微细的关节错位。触摸到压痛点后，再以两手掌环握肘部，轻轻按压 1~2 分钟，以减轻疼痛。然后用轻按摩拿捏手法，理顺筋络，以患者有舒适感为度。但不宜反复做，尤其在恢复期，更不能做强力的被动肘伸屈活动，这样虽能拉开粘连，但同时又可引起血肿，加重损伤，以后粘连更加严重，甚至引起血肿的钙化，诱发骨化性肌炎。

2. 固定方法 初期可用三角巾悬吊患肢肘关节屈曲 90° 功能位于胸前，或采用石膏托屈肘 90° 外固定 2~3 周，以限制肘关节的伸屈活动，有利于损伤的修复。

3. 练功活动 初期多做握拳活动，以利消肿。2 周后待肘部肿痛减轻，可逐步进行肘关节的自主屈伸功能锻炼，使粘连逐步松解，以恢复关节的正常功能。

4. 药物治疗

（1）内服药

①血瘀气滞证 见于初期，肘部疼痛，弥漫性肿胀，可有瘀斑，肘活动功能受限，舌质暗红或有瘀斑，苔白或薄黄，脉弦紧或细涩。治宜散瘀消肿、生新止痛，方用桃红四物汤或活血止痛汤加减。

②虚寒证 多见于后期，肘部酸胀疼痛，劳累后疼痛加重，遇风寒则疼痛加重，得温则疼痛减轻，舌质淡，苔薄白，脉沉细。治宜温经散寒、养血通络，方用当归四逆汤加减。

（2）外用药 早期用三色敷药或消瘀止痛药膏外敷，后期用上肢损伤洗方或海桐皮汤熏洗热敷。

5. 其他疗法

（1）针灸疗法 选取曲池、小海、天井等穴强烈针刺，不必留针。

（2）封闭疗法 可选用醋酸泼尼松龙注射液 12.5~25mg 加 2% 利多卡因 1mL 行痛点封闭。

（3）物理疗法 可选用频谱仪、红外透热照射仪、超短波等物理治疗，若配合药物外用则疗效更佳。

（4）手术疗法 肘关节尺侧副韧带完全断裂，宜选用手术治疗，术中注意避开和保护尺神经。

【预防与调护】

伤后可采用冷敷，以减少出血。急性期应注意患肢制动，避免重手法治疗，以免二次损伤。初期嘱患者多做握拳活动，后期则应逐步进行患肘屈伸活动锻炼，避免关节僵硬。肘部扭挫伤可造成关节僵硬和骨化性肌炎等并发症，应注意避免长时间的固定和粗暴的被动活动。

二、肱骨外上髁炎

肱骨外上髁炎是指前臂伸肌总腱起点受到反复牵拉，导致肘关节外上髁部局限性疼痛，并影响伸腕和前臂旋转功能为特征的慢性劳损性疾病。肱骨外上髁是肱骨外髁外上缘的骨性突起，有桡侧腕长、短伸肌，指总伸肌，小指固有伸肌和尺侧腕伸肌的肌腱在环状韧带平面形成腱板样的总腱附着，此处有微细的血管神经穿出。前臂伸肌总腱与肱桡关节、桡骨颈和环状韧带密切接触，在病理上亦相互影响。本病称谓较多，如肱桡关节滑囊炎、肱骨外上髁骨膜炎、肱骨外上髁综合征等，因网球运动员较常见，故又称网球肘。本病多见于男性，男女比例约为3：1，以右侧多见。

【病因病机】

多因慢性劳损致肱骨外上髁处形成急、慢性炎症所引起。肱骨外上髁是前臂腕伸肌总腱的起点，由于肘、腕关节的频繁活动，长期劳累，使腕伸肌的起点反复受到牵拉刺激，引起部分撕裂和慢性炎症，出现局部滑膜增厚和滑囊炎等病理改变。亦有学者认为本病的病理机制是前臂腕伸肌总腱处穿出的神经、血管受卡压所致。多见于从事前臂及腕部活动强度较大的劳动者，如砖瓦工、木工、网球运动员及家庭妇女等。本病属于中医痹证范畴，是由于劳损后气血虚弱，风寒湿邪侵袭而瘀阻经筋、关节所致。

【诊断要点】

多数患者起病缓慢。初起时常在某一动作时感肘外侧疼痛，劳累后加重，休息后疼痛减轻或消失。随着病情的加重，做拧毛巾、扫地、端壶倒水等动作时疼痛加剧，前臂无力，甚至持物落地。日久转为持续性疼痛，有些患者疼痛可向上臂及前臂放射，影响肢体活动。局部无红肿，或肿胀不明显，较重时局部可有微热，病程长者可有肌萎缩。压痛明显，压痛点一般在肱骨外上髁部，也可见于肱桡关节间隙及桡骨头处，压痛可沿桡侧伸肌总腱方向扩散。患肘屈伸受限不明显，但做抗阻力腕关节背伸和前臂旋后动作可引起患处疼痛，前臂伸肌腱牵拉试验（Mill 征）阳性。

X 线摄片检查多为阴性，病程较长者可见肱骨外上髁部骨质密度增高的钙化阴影或骨膜肥厚影像。

【治疗】

以手法治疗为主，配合药物、针灸、针刀和封闭等方法治疗。

1. 理筋手法　采用肘部弹拨法、分筋法、屈伸法、顶推法，以达到缓解痉挛、活络止痛之目的。

患者正坐，医者先用拇指在肱骨外上髁及前臂桡侧痛点处做弹拨、分筋法。然后医者一手由背侧握住腕部，另一手掌心顶托肘后部，拇指按压在肱桡关节处，握腕部之手使桡腕关节掌屈，并使肘关节做屈、伸的交替动作，同时另一手于肘关节由屈曲变伸直时在肘后部向前顶推，使肘关节过伸，肱桡关节间隙加大，以舒筋活络、松解粘连（图 2-10）。

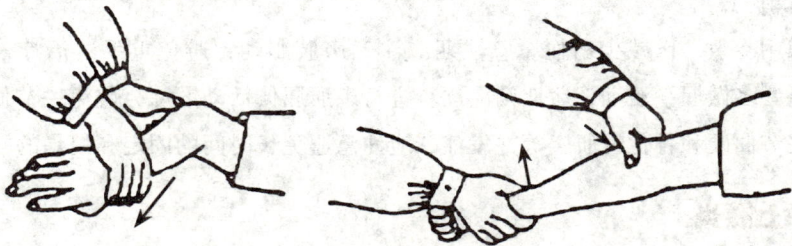

图 2-10　肱骨外上髁炎的理筋手法

2. 固定方法　疼痛严重者，可用三角巾悬吊患肢于胸前 1～2 周。

3. 练功活动　疼痛减轻后，可进行主动握拳、伸屈肘关节和前臂旋转等功能活动锻炼。

4. 药物治疗

（1）**内服药**　治宜活血化瘀、舒筋通络，方用活血止痛汤或舒筋汤加减。

（2）**外用药**　可用消瘀膏外敷，或用海桐皮汤熏洗患肘。

5. 其他疗法

（1）**针灸疗法**　以痛点及周围取穴，隔日 1 次。或用梅花针叩打患处，再加拔火罐，3～4 天 1 次。亦可结合温针、电针治疗。

（2）**封闭疗法**　可选用醋酸泼尼松龙注射液 12.5～25mg 加 1% 利多卡因 2mL 行痛点封闭，每周 1 次，可连续 2～3 次。或用当归注射液 2mL 做痛点注射，隔日 1 次，10 次为 1 个疗程。

（3）**物理疗法**　可选用中药离子导入、超短波、磁疗等方法，促进局部血液循环，加快炎症吸收，以减轻疼痛。

（4）**针刀疗法**　局部麻醉后从压痛点进针，将针刀刀口线与伸肌的纤维走向平行，垂直刺入，直达肱桡关节滑囊和骨面，纵行疏通剥离数刀。若有瘢痕结节，行瘢痕刮除刀法。术后压迫针孔片刻，无菌纱布包扎后，伸屈活动患肘数次。

（5）**手术疗法**　肱骨外上髁炎保守治疗常能治愈，而手术治疗只适用于经长期保守治疗无效的患者。常用的手术方法有伸肌总腱附着点松解术、环状韧带部分切除术等，术中应注意避开和保护桡神经。

【预防与调护】

肱骨外上髁炎是由于前臂旋前和伸腕动作的频繁活动，腕伸肌的起点反复受到牵拉刺激而引起，因此应尽量避免剧烈活动和过度劳累。疼痛发作期应减少活动，必要时可选择三角巾悬吊等做适当固定，待疼痛明显缓解后应及时解除固定并逐渐开始肘关节功能锻炼，但要避免使伸肌总腱受到明显牵拉的动作。

三、肱骨内上髁炎

肱骨内上髁炎又称高尔夫球肘，是指前臂屈肌总腱起点受到反复牵拉，导致肘关节内上髁部局限性疼痛，并影响屈腕和前臂旋转功能为特征的慢性劳损性疾病。肱骨内上髁是肱骨内髁内上缘的骨性突起，为旋前圆肌、桡侧腕屈肌、掌长肌、指浅屈肌、尺侧腕屈肌的起始点，此处有微细的血管神经穿出。该髁背面与肱骨滑车之间有尺神经沟，沟内有尺神经通过。本病多见于男性，以右侧多见。

【病因病机】

多因慢性劳损致肱骨内上髁处形成急、慢性炎症所引起。肱骨内上髁是前臂屈肌总腱附着点，由于肘、腕关节的频繁活动，长期劳累，使腕屈肌的起点反复受到牵拉刺激，引起部分撕裂和慢性无菌性炎症等病理改变。亦有认为本病是前臂腕屈肌总腱处穿出的神经、血管受卡压所致。多见于从事前臂及腕部活动强度较大的劳动者，如矿工、砖瓦工、纺织工和高尔夫球运动员等。本病属于中医痹证范畴，是由于劳损后气血虚弱，风寒湿邪侵袭而瘀阻经筋所致。

【诊断要点】

多数患者起病缓慢，初起时在劳累后偶感肘内侧疼痛，日久加重，并向前臂掌侧放射。可有轻肿，较重时局部可有微热。肱骨内上髁部压痛，有些患者甚至出现尺神经受刺激症状，尺神经受刺激时，可出现无名指小指间歇性麻感，严重者可出现尺神经支配的肌肉肌力减弱。患肘屈伸受限不明显，但做抗阻力腕关节掌屈和前臂旋前动作可引起患处疼痛，即抗阻力屈腕前臂旋前试验阳性。

X线摄片检查多为阴性，病程较长者可见肱骨内上髁部骨质密度增高的钙化阴影或骨膜肥厚影像。

本病应注意与肘关节创伤性关节炎、肘关节尺侧副韧带损伤相鉴别。

【治疗】

治疗原则是松解粘连，活血通络止痛，解除因粘连或炎性刺激而引起的疼痛，可采用手法、药物、封闭等疗法。

1. 理筋手法

（1）弹拨法　以右侧为例，患者坐位，医者立或坐于患者对面，左手握患肢，右手在肘关节内侧痛点及麻筋部（尺神经沟中尺神经），用指揉法揉摩 3 ~ 5 分钟，先放松周围软组织，然后用拇、食指在屈肌附着点及麻筋部弹拨 3 ~ 5 次，以松解粘连。

（2）屈伸旋转法　以右侧为例，患者坐位，医者先在肘部痛点及其周围做按摩手法3 ~ 5分钟，然后医者一手握住患者腕部，另一手托住患者肘内侧，使患肢旋前屈肘，然后旋后伸肘，共做 3 ~ 5 次，症状较重者在肘内侧有时可闻及撕布样声响。

2. 固定方法　疼痛严重者，可用三角巾悬吊患肢于胸前 1 ~ 2 周。

3. 练功活动　疼痛缓解后，可进行主动握拳、伸屈肘关节和前臂旋转等功能活动锻炼。

4. 药物治疗

（1）内服药　治宜活血化瘀、舒筋通络，方用活血止痛汤或舒筋汤加减。

（2）外用药　可用消瘀膏外敷，或用海桐皮汤熏洗患肘。

5. 其他疗法

（1）针灸疗法　可取少海、小海、阴郄穴等，强刺激。

（2）封闭疗法　可选用醋酸泼尼松龙注射液 12.5 ~ 25mg 加 1% 利多卡因 2mL 行痛点封闭，每周 1 次，可连续 2 ~ 3 次。或用当归注射液 2mL 做痛点注射，隔日 1 次，10 次为 1 个疗程。

（3）物理疗法　可选用中药离子导入、超短波、磁疗等疗法。

（4）针刀疗法　以肱骨内上髁压痛点为进针点，局麻满意后，将小针刀顺屈肌纤维方向刺入局部，在肱骨内上髁部位纵形切割，切割时避免损伤尺神经。

（5）手术疗法　肱骨内上髁有尺神经粘连者，可行尺神经松解术。如内上髁屈肌肌腱粘连严重者，可行粘连软组织松解术。

【预防与调护】

本病应尽量避免前臂旋转和屈腕动作的剧烈活动和过度劳累。疼痛发作期应减少活动，必要时可选择三角巾悬吊等做适当固定，待疼痛明显缓解后应及时解除固定并逐渐开始肘关节功能锻炼，但要注意避免做使屈肌总腱受到明显牵拉的动作。

四、尺骨鹰嘴滑囊炎

尺骨鹰嘴滑囊炎是指由外伤或劳损引起以尺骨鹰嘴滑囊充血、水肿、渗出和囊内积液为特征的病症。尺骨鹰嘴部有两个浅深滑囊，一个在肱三头肌腱与皮肤之间，另一个在肱三头肌腱与鹰嘴突之间，均不与关节腔相通，浅层滑囊炎易反复发作（图2-11）。本病常见于矿工、学生，故又称为"矿工肘""学生肘"。

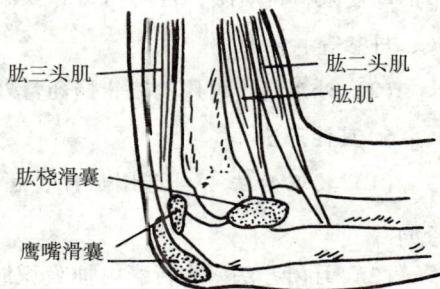

图2-11　肘部滑囊

【病因病机】

本病主要因急性损伤和慢性劳损所致。以急性损伤为多见。急性损伤者，常因撞伤造成滑囊急性充血、水肿、渗出液增加，渗出液多为血性。渗液积聚，使浮囊膨胀，局部皮肤隆起，因疼痛而影响肘部屈伸活动。急性滑囊炎症若不及时治疗，可转化为慢性。慢性劳损者，多因肘后部长期反复摩擦或压迫，引起两个滑囊充血、水肿、渗出液增加等慢性炎性反应。滑囊炎症反复刺激，可致囊壁肥厚，囊腔内绒毛样改变，同时伴有增生、纤维化或钙盐沉着，日久则韧硬成块。本病属中医学痹证范畴，与气滞血瘀、筋络痹阻有关。

【诊断要点】

主要表现为鹰嘴部皮下呈囊性肿物，直径为2~4cm，质软或如橡皮样，边界清楚，推之可移，无疼痛或轻微疼痛，肘关节屈伸不利。急性损伤者，由于大量血性浆液渗出，可出现局部红肿，皮温稍高，轻压痛。慢性劳损者，肿物为渐起，多位于鹰嘴部皮下，呈圆形或椭圆形，压痛不明显，有波动感，囊内可抽出无色透亮黏液。

X线检查可见鹰嘴部皮下软组织密度稍高，或有钙化阴影。

本病应与肘关节结核相鉴别。肘关节结核肿胀在肱三头肌两旁，呈梭形，有肌肉萎缩、肘活动受限、X线检查可见骨质破坏及有午后潮热、盗汗等全身结核症状。

【治疗】

治疗原则是活血化瘀，疏通经络。以手法、药物治疗为主，配合理疗或封闭等疗法治疗。

1. 理筋手法　急性损伤患者，手法多在伤后1周进行，慎用重手法，可用指揉法或弹拨法等。慢性滑囊炎可用较重手法，先用揉、散法，然后用刮、挤法，使经络疏通。对于深部滑囊炎，可选用拨法及挤压法，先伸肘后屈肘数次，常能起到一定效果。

2. 固定方法　急性损伤症状较重者，可选用三角巾悬吊或用小夹板固定制动1~2周。

3. 练功活动　主要适用于有肘关节活动功能受限者，可做前臂旋前屈伸与旋后屈伸各10~15次，每日3次。

4. 药物治疗

（1）内服药

①血瘀气滞证　肘部后方及尺骨鹰嘴上方有条索状肿胀，质软有波动感，肘关节自主运动有一定的范围受限，被动活动疼痛加剧，舌红，苔薄，脉弦数。治宜活血化瘀、行气止痛，方用正骨紫金丹或桃红四物汤加减。

②气虚血瘀证　肘部后方及尺骨鹰嘴上方有肿胀，质稍硬，无波动感，局部有疼痛，肘关

节活动受限，舌质淡，苔薄白，脉弦细。治宜补气活血通络，方用补阳还五汤加姜黄、鸡血藤、丹参等。

（2）外用药　可用消瘀止痛药膏外敷患处，或用云南白药酒调敷于患处。

5. 其他疗法

（1）物理疗法　可选用热疗、超短波、磁疗等方法治疗，以促进局部血液循环，减轻疼痛。

（2）封闭疗法　先行囊内抽吸积液，然后向囊内注射醋酸泼尼松龙 12.5mg 加 2% 利多卡因 1mL，再加压包扎。每周 1 次，3 次为 1 个疗程。

（3）手术疗法　对有并发感染或慢性滑囊炎反复发作者，可行滑囊切除术。

【预防与调护】

急性损伤患者，早期应减少肘关节活动，必要时可用三角巾悬吊或夹板固定。平时可做缓慢的肘关节屈伸活动锻炼，注意局部保暖，避免寒邪侵袭。预防复发的关键在于将滑囊彻底切除，未切除者应避免该部反复损伤。

五、旋后肌综合征

旋后肌综合征是指因桡神经深支，即骨间背侧神经在进入旋后肌处被卡压，产生部分神经支配肌肉肌力减弱及麻痹等为主的症候群，又称为前臂背侧骨间神经卡压征、旋后肌腱弓卡压综合征等。旋后肌起于肱骨外上髁、尺骨外侧缘上部，肌束向外下，止于桡骨前面上 1/3 位置，肌束分为浅、深两层，深层近侧缘为腱性组织，呈弓状，称为旋后肌腱弓，旋后肌具有使前臂旋后的功能。桡神经在肱骨中下 1/3 段紧贴肱骨，在肘关节上约 3cm 处分为深、浅两支。浅支主要为感觉纤维，分布在前臂远端的桡侧及桡背侧，但亦有运动纤维发出，如常有分支发出支配桡侧腕短伸肌。深支即背侧骨间神经，进入旋后肌深、浅两层之间，背侧骨间神经主要支配前臂伸肌群的运动。由该神经支配的肌肉有旋后肌、指总伸肌、小指固有伸肌、尺侧腕伸肌、拇长展肌、拇短伸肌、拇长伸肌及食指固有伸肌等。本病临床上较为多见，好发年龄在 40～70 岁，以男性多见。

【病因病机】

多发生在日常工作和劳动中肘关节旋转活动过多，尤其是运用前臂反复做旋转动作的职业人员，如手工作业人员、计算机操作人员、举重运动员等。因反复牵拉旋后肌而致肌肉损伤变性，使旋后肌腱弓肥厚，可直接压迫骨间背侧神经而产生麻痹症状。此处如发生脂肪瘤、血管瘤、腱鞘囊肿等占位性病变，亦可造成骨间背侧神经受压。肘关节病变或损伤，肘内翻及局部软组织损伤形成的瘢痕粘连或压迫，皆可引起本病。中医认为本病因外伤劳损，瘀滞肢节，经络受阻，掣引肢节，致麻木疼痛。

【诊断要点】

起病多缓慢，主要表现为该神经支配的肌肉肌力减弱或麻痹。本病的特征是垂指而不垂腕，肌肉麻痹而感觉正常。早期为前臂背侧近端局部持续疼痛，无放射感，在前臂活动时疼痛稍有缓解，静息时反而加重，常有夜间痛醒史。伸拇指、伸其余各指或外展拇指肌力减弱或无力，手指呈垂指状，伸掌指关节困难，腕背伸时腕向桡侧倾斜，腕背伸无力。压痛点在桡骨小头背外侧明显，为旋后肌腱弓压迫骨间背侧神经的投影处，重压可引起远端疼痛加剧，或可触及条索状肿物。在伸肘位做中指抗阻力伸直试验或前臂旋后抵抗试验时，肱骨外髁内下方疼痛加剧。晚期前臂背侧骨间神经所辖肌肉瘫痪，伸腕、指伸功能严重障碍。

X 线检查一般无异常表现，部分患者可见局部骨性异常或软组织肿胀影。肌电图检查显示神经传导受阻，指伸肌、拇伸肌出现肌纤维震颤。

本病应与肱骨外上髁炎相鉴别。本病可有放射性疼痛症状，而肱骨外上髁炎无明显放射性疼痛。本病的压痛点是在桡骨小头前外方，而肱骨外上髁炎的压痛点主要在肱骨外上髁部。本病中指抗阻力伸直试验阳性，而肱骨外上髁炎则为阴性。肱骨外上髁炎无伸拇功能受限与各掌指关节功能障碍等。

【治疗】

早期宜采用保守治疗，急性期患肢适当制动，避免前臂做过度的旋转动作。晚期已出现明显的神经麻痹症状，经保守治疗无效，通过检查确定有前臂骨间神经卡压，应手术治疗。

1. 理筋手法

（1）痛点分筋法　在疼痛部位，医者用拇指置于筋结之上，深压着骨，稳力分筋2~3次。可重复数次。

（2）屈肘旋转法　医者以手掌托患肘，手握患腕，做屈肘旋前、旋后各20次。可重复数次。

（3）弹拨筋法　医者一手握腕，前臂托在患肘下，另一手拇、食指相对呈钳状，提弹患肘桡侧深浅诸筋，先弹深层再弹浅层，各做5~7次。最后用掌根轻揉患处，放松肌肉。

2. 固定方法　症状严重者，应固定患肢制动，可用三角巾屈肘90°前臂旋后位悬吊于胸前3~4周。必要时可行夹板或石膏固定。

3. 练功活动

（1）屈肘前后　先左弓箭步，左臂屈肘上提，手握拳停于眼前，右手握拳屈肘向后，停于髋关节后，眼看左拳心。换右弓箭步，左右同姿。可反复交替做20~30次。

（2）屈肘上下　患者站立，右手掌上举过头，掌心朝天，指尖向左，左手掌下按，掌心向下，指尖朝前。再左手移背后下按指尖朝后，右肘屈曲，手抱枕颈，头向后抬，手向下按，二力相争，背后五指翻转摸背。换左手掌上举过头，余姿相同。可反复交替做20~30次。

4. 药物治疗

（1）内服药

①瘀滞证　有急性损伤史，肘外侧及前臂近端伸肌群处疼痛、肿胀、灼热，活动痛甚，压痛明显，或触及有肿物，舌暗红，苔薄黄，脉弦滑或弦细。治宜活血化瘀、消肿止痛，方用正骨紫金丹或和营止痛汤加减。

②虚寒证　有反复多次劳损史，肘外侧及前臂近端伸肌群处轻度肿胀、疼痛、压痛，劳累后疼痛加重，休息后减轻，手背麻木，手指无力，舌淡，苔薄白，脉沉细。治宜活血止痛、温经通络，方用当归四逆汤加减。

（2）外用药　有瘀肿者，局部可外敷消肿止痛膏，后期用海桐皮汤熏洗。

5. 其他疗法

（1）针灸疗法　取曲池、手三里、外关、上廉、下廉、合谷等穴，进针得气后留针15~

20 分钟，或加艾灸。每日 1 次，10 次为 1 个疗程。

（2）**封闭疗法** 可用醋酸泼尼松龙液 25mg、维生素 B$_{12}$ 1mL 加 1% 利多卡因液 5mL，在痛点做扇形注射。每周 1 次，2～3 次为 1 个疗程。

（3）**手术疗法** 有明显神经卡压症状，出现神经麻痹症状较重，经临床和肌电图检查确诊，并经系统的保守治疗后症状无改善者，宜早期手术治疗，解除压迫，松解神经。术中注意保护桡动脉及桡神经。

【预防与调护】

本病早期应避免肘和前臂过度劳累，症状严重者应患肢制动休息。保守治疗无效者，宜尽早进行手术治疗，使桡神经受压得到充分松解。若失治、误治，至晚期骨间背侧神经长期受压可造成神经的局部轴索变性，则预后较差。

六、肘关节骨化性肌炎

骨化性肌炎是指因骨折、脱位、软组织扭挫伤等外伤后，引起关节周围软组织内钙化、骨化，并影响关节功能者，又称创伤性骨化性肌炎、创伤性骨化、关节周围骨化等。其特点为纤维组织内骨组织与软骨组织的增生及骨化。发病因素多与关节及关节附近的外伤有关。可见于肘部、髋部、踝部及肩部等全身各骨关节部位，以肘部为最常见，是肘部外伤后较常见的并发症（图 2-12）。

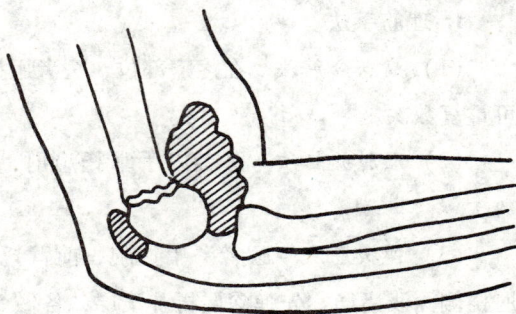

图 2-12 肘关节骨化性肌炎

【病因病机】

骨化性肌炎的主要原因为外伤。在外伤造成关节脱位、关节邻近骨折及严重关节扭挫伤后，由于损伤部位的骨膜被剥离，形成较大的骨膜下血肿，或因粗暴的手法整复，加重骨膜及其周围软组织损伤，使骨膜下血肿与周围软组织损伤的血肿相沟通，经骨膜化骨诱导，血肿机化、钙化、骨化后，在关节邻近的软组织内形成广泛的钙化或骨化组织，影响关节功能活动。本病多发于儿童，因其骨膜厚，外伤后较成人易被掀起，骨膜下新骨形成也较快。

肘关节部的骨化性肌炎，多发生在肘关节的前方，多由于肱肌自尺骨上端撕脱或前臂肌自肱骨髁部撕脱，造成该处肌腱和骨膜的损伤，又因该处肌肉的血运丰富，损伤后极易形成血肿，在日后血肿的吸收过程中，在肘关节前部极易发生血肿内骨化，成熟后形成大量骨组织，造成肘关节僵直。

【诊断要点】

早期肘部肿胀较甚，伴有疼痛，但夜间不痛，软组织肿块较硬，逐渐增大，肘关节活动受限。当外固定解除后，发现肘前有坚硬肿物隆起，表面不光滑。约 8 周后包块停止生长，疼痛减轻或消失，但影响肘关节活动，甚至发生强直。

X 线检查一般在伤后 3～6 周，可见到骨化影，开始呈云雾状环形钙化，以后轮廓逐渐清楚，中央透亮。成熟后外周骨化明显致密，其内为骨小梁，与邻近骨之间常有一透亮分界线。

本病应注意与进行性骨化性肌炎、异位骨化相鉴别。

1. 进行性骨化性肌炎　是一种先天性、非损伤性疾病，在纤维组织内有反复的炎性病变，每次炎症发作后，在肌腱和肌肉纤维间隔内发生骨化。所有的横纹肌均可波及，多先发于背部肌肉组织，以后逐渐蔓延全身。

2. 异位骨化　多呈局限性，发生在离开骨膜和骨组织较远的组织内。凡是容易发生病理性钙化的结缔组织同样也是异位骨化最常见的部位。与进行性骨化性肌炎一样，异位骨化并非直接由损伤所引起。

【治疗】

骨化性肌炎是一种可防止的并发症，早期治疗要以防止骨膜广泛剥离和血肿扩大为目的，以控制该病的形成和发展。以固定和药物治疗为主。

1. 理筋手法　肘关节损伤后正确及时地整复肘部骨折和脱位，是预防肘关节外伤性骨化性肌炎的关键。复位应在 24 小时内，在良好的麻醉下进行，反复多次复位会加重损伤，增加发生骨化性肌炎的机会。血肿期应切忌施行粗暴的手法按摩。只有在局部无肿胀及压痛，活动后疼痛不加重的情况下才宜进行手法治疗，尽可能在骨化组织逐渐成熟及局限后，能保留一定程度的关节活动功能。可选用揉、搓、推、摇、屈、伸等手法缓解肘部痉挛，松解关节周围软组织粘连。

2. 固定方法　关节脱位或关节附近的骨折复位后必须固定，使撕裂的关节囊及剥离的骨膜重新附着于原处，以防止骨化或使骨化范围极小。较重的关节扭伤亦必须给予固定，以防止并发骨化性肌炎。固定方法可采用夹板或石膏固定。

3. 练功活动　在未成熟期，练功活动只能量力而行，仅准许在不痛的情况下做主动、轻缓的活动锻炼，使功能活动范围逐渐恢复。切勿做被动性牵拉或强力活动治疗，否则将可能引起广泛的损伤性骨化。

4. 药物治疗

（1）内服药

①血肿瘀积证　肘关节部疼痛拒按，弥漫性肿胀，局部有瘀斑，肘关节活动受限，舌质暗或有瘀斑，苔薄黄，脉弦数。治宜活血止血、消瘀止痛，方用桃红四物汤加蒲黄、五灵脂、田三七等。

②气虚血凝证　肘关节前方肿胀硬实，无波动感，关节拘急不舒，屈伸活动障碍，舌质暗红，脉细弦或涩。治宜补气活血，方用补阳还五汤加减。

（2）外用药　早期可外敷消瘀止痛药膏、消肿散、消瘀散等。后期可用上肢损伤洗方或海桐皮汤煎水熏洗患处。

5. 其他疗法

（1）物理疗法　成熟期可采用超短波、磁疗、蜡疗等方法治疗。

（2）手术疗法　骨化性肌炎早期不宜行手术切除骨块，以免在原有的骨化区以外再形成手术后新血肿，扩大骨化范围。直至成熟期，骨化范围已稳定或缩小，若确有骨块妨碍关节活动者，可行手术切除骨块，但关节活动受限往往是由于关节周围组织广泛粘连的结果，故手术切除骨块后，关节功能活动的改善往往不甚理想。

NOTE

【预防与调护】

凡是肘部较严重的扭挫伤、肘关节脱位都应进行有效的外固定。要禁止生硬的揉捏活筋手法，以防并发肘关节骨化性肌炎。早期诊断，早期治疗，把并发症减小到最低限度，其预后一般良好。后期应嘱患者注意练功活动，以恢复肘关节功能。

七、肘管综合征

肘管综合征是指肘部外伤、关节病变等原因导致尺神经在肘管内受压而引起一系列的神经软组织受损的症候群。肱骨内上髁、尺骨鹰嘴与两者之间的弓状韧带三者围成一骨性纤维鞘管，称为肘管。该管长1.5～2cm，其上端开口于肱二头肌内侧头下极，下端开口于尺侧腕屈肌的肱头和尺头中间，外侧紧贴肘关节囊、尺侧副韧带及鹰嘴内侧面，内侧壁为连于肱骨内上髁与尺骨鹰嘴之间的纤维带，即弓状韧带，亦称肘管支持带，前壁为肱骨内上髁。肘管中有尺神经、尺侧上下动静脉的吻合系统。本病是肘部最常见的神经卡压综合征。

【病因病机】

肘管综合征的常见原因有外伤、创伤后肘外翻、肘关节长期的伸位压迫、反复性轻微外伤、关节炎及弓状韧带增厚等。其发病机制主要是肘管狭窄，造成尺神经在肘管内受弓状韧带压迫所致，亦可因腱鞘囊肿和脂肪瘤等软组织肿块外在压迫所致。尺神经受压后可出现该神经支配区域的感觉和运动障碍。此外，由于弓状韧带撕裂或松弛而导致尺神经半脱位、尺神经沟过浅等引起的摩擦性神经炎，亦可出现类似肘管综合征的症状。

【诊断要点】

患者肘关节内侧疼痛，病程缓慢，开始手指的精细动作不灵便，进而发展到无名指感觉迟钝及疼痛，屈肘时疼痛加重。手掌内侧及小指感觉异常或麻木，多数患者有尺神经所支配的肌无力，表现为握物无力及手指外展无力。肘管处有明显压痛，肘屈曲试验阳性。通过肱骨内上髁后方尺神经沟处触诊尺神经，有触叩痛及异常感，在肱骨内上髁的外侧触压尺神经时，触痛可达肘关节上，在肘下3～4cm处叩击尺神经表面时，无名指、小指有冲击等异常感觉。病程晚期，尺神经麻痹，骨间肌、蚓状肌瘫痪。因指总伸肌及指屈深、浅肌张力作用，可出现掌指关节过伸，指间关节屈曲的"爪形手"畸形。

X线检查部分患者有肘外翻表现。肌电图检查显示尺神经在肘部传导速度减慢或完全性传导阻滞。

【治疗】

以手法和药物治疗为主，配合针灸、理疗等，必要时行手术治疗。

1. 理筋手法　早期以单拇指沿肱骨内上髁尺神经沟部进行尺神经弹拨，在伸肘和屈肘位交替进行，但手法应轻柔。再顺尺神经方向按压小海、灵道等穴位。最后揉捏患侧小鱼际、骨间肌及手指。反复3～5次，约10分钟。

2. 固定方法　早期宜适当休息，患肢制动，可用三角巾轻度屈肘前臂中立位悬吊固定3～4周。必要时可行夹板或石膏固定。

3. 练功活动　早期应多做握拳活动，促进患肢血液循环。若病程至晚期行手术治疗后，更应多做用力握拳活动，配合手滚圆球锻炼，以尽快恢复手指功能。

4. 药物治疗

（1）内服药　治宜行气消瘀、舒筋活络，方用补阳还五汤加减。若湿胜者，肌肉骨节酸痛，活动不利，肢麻重着，方用薏苡仁汤加减。

（2）外用药　局部可外敷消肿止痛膏，或用海桐皮汤湿热敷，以达到减轻组织水肿的目的。

5. 其他疗法

（1）针灸疗法　取阿是穴，左手拇指找准压痛点后固定不动，沿拇指甲快速进针，行提插、捻转手法，得气后，行温针灸。

（2）封闭疗法　可用醋酸泼尼松龙 12.5mg、维生素 B_{12} 1mL 加 1% 利多卡因液 2mL，在肘管处注射。每周 1 次，2～3 次为 1 个疗程。

（3）物理疗法　可选用电子脉冲理疗仪、红外线治疗仪等局部理疗，或热敷可减轻症状。

（4）手术疗法　经保守治疗无效者，可采用手术治疗。常用的手术方法有肘管切开减压术、尺神经前移术和肱骨内上髁切除术等。

（5）关节镜疗法　近年来采用关节镜治疗本病取得了较好疗效。其具有切口小、操作简便、损伤小、松解较彻底等优点。适用于肘关节无明显畸形，尺神经无明显变性的肘管综合征者。

【预防与调护】

肘管综合征是一种进行性损害疾病，如不及时解除对尺神经的压迫，可发生手内在肌的永久麻痹，故应积极采取相应的措施进行治疗。保守治疗无效者应尽早采用手术治疗，以免延误病情。治疗前病程长短、病变程度与疗效有密切关系。一般来说，病程短、症状轻的患者经过治疗多能治愈。对于久病迁延不愈，并已出现"爪形手"肌萎缩的患者治疗效果欠佳。

八、桡侧腕伸肌腱周围炎

桡侧腕伸肌腱周围炎又称前臂伸肌腱周围炎，是指桡侧腕伸肌腱没有腱鞘的部位因急剧、频繁的活动摩擦，而引起肌腱周围组织充血、渗出的无菌性炎症。前臂桡侧伸肌群主要有桡侧腕长伸肌、桡侧腕短伸肌、拇长展肌和拇短伸肌腱，在前臂背侧中下 1/3 处拇长展肌和拇短伸肌从桡侧腕长伸肌、桡侧腕短伸肌之上斜行跨过，该处没有腱鞘，仅有一层疏松的腱膜覆盖。由于腕伸肌活动频繁，又无腱鞘保护，肌腱间相互摩擦增多，故容易引起肌腱周围组织的劳损。本病好发于中年以上男性，右侧多见。

【病因病机】

多为慢性劳损所致。由于较长时间做频繁伸腕动作，致使桡侧腕长、短伸肌腱周围组织摩擦损伤，引起肌腱及其腱旁组织水肿、纤维变性、粘连及浆液渗出而发病。本病多见于木工、砖瓦工等，亦常见于突然从事紧张伸肘腕的活动或劳动者。中医认为本病因外伤筋经，气血运行不畅，则筋脉拘挛、肿痛、屈伸不利。

【诊断要点】

有慢性劳损史，发病与手及腕部过度劳累有关，春秋季发病较多，以右侧多见。前臂背侧中下 1/3 部疼痛、肿胀，皮温升高，局部压痛，腕部活动受限。检查触摸可闻及摩擦感或捻发音，嘱患者握拳并做腕关节强力伸屈时，局部疼痛加重。

【治疗】

以手法、固定治疗为主，配合药物、封闭等方法治疗。

1. 理筋手法　急性期亦可用理筋手法。患者正坐，一助手握住患者前臂近端，医者一手握患肢手腕，与助手相对稍加拔伸牵引，另一手着力于患肢前臂，用拇指沿桡侧腕伸肌腱自下而上反复用顺法、捻法，直到腕关节活动时局部捻发音消失为止。待肿胀稍有消减几天后，可加施揉捻手法，即医者用大鱼际、掌指或拇指做患部轻柔和缓的揉捻，或对桡侧腕伸肌肌腹做提拿揉捏手法，以活血止痛，防止组织粘连。

2. 固定方法　急性期应固定制动，可用硬纸板或 2 块小夹板固定腕关节 1～2 周，待捻发音消失后解除外固定。

3. 练功活动　急性期可做握拳活动，恢复期可进行前臂旋转活动锻炼。

4. 药物治疗

（1）内服药

①瘀滞证　有急性损伤史，前臂中下段背桡侧部肿胀、疼痛，局部灼热，活动痛甚，压痛，可扪及捻发音，舌红，苔薄黄，脉弦滑。治宜祛瘀消肿、舒筋止痛，方用身痛逐瘀汤加减。

②虚寒证　有反复多次劳损史，前臂中下段背桡侧轻度肿胀、疼痛，压痛，劳累后疼痛加重，休息后减轻，舌淡，苔薄白，脉沉细。治宜温经通络、消肿止痛，方用当归四逆汤加减。

（2）外用药　局部可用消炎止痛膏外敷，肿痛减轻后可用海桐皮汤煎水熏洗。

5. 其他疗法

（1）封闭疗法　可用醋酸泼尼松龙 12.5mg 加 1% 利多卡因液 2mL 做局部注射。每周 1 次，2～3 次为 1 个疗程。

（2）物理疗法　可选用电子脉冲理疗仪、红外线治疗仪等局部理疗，或热敷可减轻症状。

【预防与调护】

避免腕关节做长时间的过度背伸活动。局部肿痛消退后，逐步恢复工作。如及时治疗，经 1～2 周即可恢复。如恢复不好，易反复发作，日久则局部可纤维变性而造成肌腱粘连。

第三节　腕与手部筋伤

腕与手部的结构比较复杂，由桡尺骨远端、远近两排腕骨、5 个掌骨及 14 个指骨组成了多个关节。桡尺骨远端构成桡尺远侧关节，桡骨远端及三角纤维软骨与近排腕骨构成桡腕关节，两排腕骨构成腕间关节，远排腕骨与掌骨基底部构成腕掌关节，掌骨头与第 1 节指骨基底部构成掌指关节，各指骨之间构成指间关节。这些关节通过关节囊、韧带、筋膜，以及肌肉和肌腱等组织联系在一起，但各关节连接的组织结构不尽相同，而各有其组成特点。

腕关节主要有掌屈、背伸、内收（尺偏）、外展（桡偏）和环转等运动功能，掌指关节主要有屈、伸、收、展等运动功能，指间关节主要有屈、伸运动功能，掌指关节、指间关节和第 1 掌腕关节等共同完成对掌运动功能。桡尺远侧关节参与前臂旋转运动，腕间关节为微动关节，参与腕关节运动。

腕与手部是人们赖以生活和工作的重要运动器官。手是重要的运动和感觉器官，手既能做有力的动作，又可以完成精细的操作。腕部不仅是手和前臂的连接结构，同时也使手的运动更加灵活。由于腕与手频繁活动，易发生筋伤疾患。

一、腕部扭挫伤

腕部扭挫伤是指暴力作用造成腕部关节囊、筋膜、韧带等组织的损伤。腕关节位于手与前臂之间，是一个由腕掌关节、腕间关节、桡腕关节和桡尺远侧关节组成的复合关节，具有传导应力及屈伸、偏斜、旋转、回旋等功能。腕关节组成包括掌骨基底、腕骨、桡尺骨远端、三角纤维软骨复合体、韧带及关节囊等。前臂的肌腱及滑液鞘都经过腕部，这些结构依靠特殊增厚的深筋膜与腕部诸骨保持密切的联系，这种解剖关系可以适应腕部的大范围运动和手的多种复杂功能，当外力超过腕部软组织承受能力时，则可发生腕部扭挫伤而影响腕及手的功能。

当人跌倒以手着地时，腕关节是首先承受并向肢体近端传导外力的关节。因此，腕关节容易受到损伤，如损伤后治疗不当，可引起腕骨间关系改变，即所谓腕关节不稳定。

【病因病机】

腕部扭挫伤由直接暴力和间接暴力所致，以间接暴力多见。由于跌仆时手掌或手背着地，或用力过猛，迫使腕部过度背伸、掌屈及旋转活动，超出腕关节正常活动范围，引起腕部韧带、筋膜、关节囊的扭伤或撕裂。直接暴力打击或挤压等可致腕部挫伤。

【诊断要点】

有明显的外伤史。伤后腕部疼痛、肿胀，重者局部瘀斑，腕关节活动受限。桡骨茎突疼痛及压痛多为桡侧副韧带损伤，尺骨茎突疼痛及压痛多为尺侧副韧带损伤，腕部掌屈时疼痛，多为腕背侧韧带损伤，腕部背伸时疼痛，多为腕掌侧韧带损伤。若伤情严重，腕部各个方向活动均有疼痛及功能障碍时，可能为韧带肌腱的复合伤或伴有骨折及半脱位的存在。

X线腕关节摄片可排除无移位或移位不明显的腕部骨折。MRI腕关节检查可以发现隐匿性骨折、腕部韧带撕裂等，使诊断更加明确。

腕部扭挫伤要与无移位的桡骨远端骨折、腕舟骨骨折相鉴别。无移位的桡骨远端骨折肿胀多不明显，压痛局限在桡骨远端。腕舟骨骨折时，肿胀和压痛点局限在阳溪穴部位。腕关节X线摄片或MRI检查可加以鉴别。

【治疗】

以固定、药物治疗为主，配合手法、练功等方法治疗。

1. 理筋手法　在腕部伤处先做按揉、拿捏等手法，然后拔伸摇晃腕关节数次，再将腕关节背伸、掌屈、尺偏、桡偏，以理顺经络。多适用于腕部扭伤。

2. 固定方法　腕关节扭挫伤后应将腕部制动休息。损伤严重者，可用石膏托或石膏管型将腕关节固定在功能位，2~3周后去除外固定，或改用布绷带或护腕保护。

3. 练功活动　伤后24小时疼痛缓解，可做手指伸屈活动。3~5天后疼痛减轻，应用力做握拳及手指伸展活动。去除外固定后，进行腕关节屈伸及前臂旋转活动。练功活动应以不加重腕部的疼痛为度。

NOTE

4. 药物治疗

（1）内服药

①气滞血瘀证　多见于损伤早期，腕部肿胀疼痛较重，局部压痛，腕部活动不利，舌淡红，苔薄白，脉弦。治宜化瘀消肿、理气止痛，方用活血止痛汤加减。

②寒湿阻络证　伤后日久，手腕沉重冷痛，顽麻，反复肿胀，时轻时重，手腕屈伸不利，舌淡胖，苔白滑，脉弦滑。治宜除湿散寒、祛风通络，方用薏苡仁汤加减。

（2）外用药　急性扭挫伤局部瘀肿者，可选用消瘀止痛药膏或双柏散外敷。肿痛减轻后，可选用上肢损伤洗方、海桐皮汤煎水熏洗。

5. 其他疗法

（1）针灸疗法　取腕部阿是穴及合谷、内关、外关、列缺等进行针刺，急性期采用强刺激，以酸麻感得气为佳；对于久病、病情较轻者，采用轻刺激，使用平补平泻法。

（2）物理疗法　损伤24小时内可采用冷敷治疗。3天后可以选用微波、超短波或中药离子导入等方法治疗。

【预防与调护】

伤后早期宜冷敷，禁忌热敷。急性疼痛期应该以休息为主，避免过度活动进一步加重损伤。有韧带撕裂者应予以固定。腕部扭挫伤后期容易发生腕部的韧带挛缩，出现腕部关节和掌指关节僵硬，应主动进行活动锻炼，如揉转金属球、核桃等，以锻炼手腕部屈、伸和桡、尺侧偏斜及环转功能。

二、桡尺远侧关节损伤

桡尺远侧关节损伤是指由于外力的作用导致腕三角纤维软骨的撕裂、远侧尺桡关节距离增加等病理改变，临床以腕部疼痛，腕关节活动功能障碍为主要表现的病症，又称"桡尺远侧关节分离"。桡尺远侧关节由桡骨远端尺骨切迹和尺骨小头的环状关节面组成。桡骨远端尺侧缘的前后侧各有一条韧带，附着于尺骨远端尺侧的前后侧，称为桡尺背侧韧带和桡尺掌侧韧带，两韧带较松弛。尺骨小头与桡骨远端尺侧缘有三角纤维软骨相连接。桡尺远侧关节的稳定主要依靠三角纤维软骨和桡尺掌、背侧韧带维持。本病多见于青壮年。

【病因病机】

本病主要与外力作用有关。患者跌倒，腕背伸位手掌触地，桡尺远侧关节受到强烈的旋转、剪切应力，造成桡尺掌、背侧韧带及关节囊、三角纤维软骨等组织的损伤或撕裂。若损伤严重，破坏了该关节的稳定性，则可发生桡尺远侧关节分离。桡骨远端骨折或桡骨下1/3骨折有移位时，也可引起桡尺远侧关节的损伤。

【诊断要点】

有明显的外伤史。伤后腕部疼痛，桡尺远侧关节掌侧或背侧部有局限性肿胀和压痛。前臂旋前或旋后受限，并伴有疼痛，可有弹响声。腕关节背伸时医者下压尺骨小头部疼痛加重，自觉腕部无力，患手不能端举重物。如损伤严重破坏了桡尺远侧关节的稳定，则尺骨小头可向尺侧或掌侧、背侧突起，前臂远端或变宽。慢性期腕部疼痛，前臂活动时加重，休息后减轻，尺骨小头较正常隆起，按压有松动感，腕三角软骨盘挤压试验阳性，即前臂旋前，用力将腕关节极度掌屈、尺偏，则桡尺远侧关节处疼痛。

X线摄片检查一般无明显异常，部分患者正位片显示桡尺远侧关节间隙增宽，侧位片显示尺骨小头有前后轻度移位；可双侧腕部X线摄片对比。本病应常规X线摄片排除腕部骨折。

【治疗】

急性期以纠正桡尺远侧关节解剖位置异常为主，慢性期则以改善腕关节功能为主。根据病情选用手法、固定、练功和药物等方法治疗。

1. 理筋手法

（1）急性期　先用点法或按法点按外关、养老、阳池、阳谷、腕骨、内关、神门等穴，以镇痉止痛。然后整复错缝关节，医者一手握患者手掌部，另一手握患肘，先轻轻拔伸腕部，再做前臂旋前、旋后活动数次，轻度的关节错缝即可得到纠正。若桡尺远侧关节分离，尺骨小头向尺侧或掌侧、背侧突起，医者改用一手握捏桡骨远端，另一手捏住尺骨小头向掌侧按压或向背侧端提，纠正尺骨小头向背侧或掌侧突起移位，再两手相对用力做合骨手法，纠正尺骨小头向尺侧分离移位。

（2）慢性期　先用拇指按压前臂及腕部，重点在桡尺远侧关节处，再摇动腕关节做背伸、掌屈、桡偏、尺偏和环转活动，幅度由小逐渐增大，以患者能忍受为度，最后揉擦前臂和腕关节，以透热为度。

2. 固定方法　桡尺远侧关节损伤应进行有效固定。无明显桡尺远侧关节分离者，可用纸夹板固定，将腕部以衬棉包扎3～5层，然后放置大小适宜的纸板，用布绷带加压包扎固定，最后用三角巾屈肘90°前臂中立位悬吊胸前。固定时间为3～4周。有桡尺远侧关节分离者，移位纠正后，可用长臂石膏托屈肘90°前臂中立位固定，必要时选用长臂石膏夹固定。固定时间4～8周。

3. 练功活动　伤后可做握拳及手指伸展活动。去除外固定后，进行腕关节屈伸及前臂旋转活动锻炼。练功活动应以不加重腕部的疼痛为度。

4. 药物治疗

（1）内服药　损伤急性期，肿痛明显者，治宜化瘀消肿、理气止痛，方用活血止痛汤加减。慢性期肿痛不明显，关节活动不利者，治宜舒筋活络，可服舒筋丸，每日3次，每次1丸。

（2）外用药　早期外敷跌打膏或接骨止痛膏等，后期可选用上肢损伤洗方、海桐皮汤煎水熏洗。

5. 其他疗法

（1）针灸疗法　取阿是穴、外关、阳池、阳谷、腕骨、养老、神门等腕部穴位，急性期以强刺激为主，以酸麻胀痛得气为佳，慢性期以轻刺激为宜，或加艾灸。

（2）封闭疗法　多用于慢性期，用曲安奈德20mg加1%利多卡因5mL，做痛点封闭，可解除疼痛。每周1次，2～3次为1个疗程。

（3）物理疗法　损伤24小时内可采用冷敷治疗。3天后可以选用微波、超短波、红外线等方法治疗。

（4）手术疗法　早期精确地恢复桡尺远侧关节解剖可有效减轻腕部疼痛后遗症和前臂旋转功能障碍。单纯的桡尺远侧关节分离脱位，多数可用闭合方法获得复位，对于复杂脱位的患者，由于软组织嵌插或存在明显的撕裂，通常闭合复位难以成功，应及早采用手术治疗。手术切开复位后可用克氏针、张力带钢丝、拉力螺钉或骨内架线缝合等方法固定，术中应重建桡尺关节囊及桡尺掌、背侧韧带。

【预防与调护】

伤后早期宜冷敷，禁忌热敷。明确诊断桡尺远侧关节分离后，应及时复位并进行有效固定。慢性期可佩戴护腕保护腕关节，及时指导患者进行握拳及腕、肘关节屈伸和前臂旋转等练功活动锻炼。

三、腕管综合征

腕管综合征是由于正中神经在腕管内受压而引起的以手指麻痛乏力为主的症候群。腕管是由腕骨和腕横韧带共同构成的缺乏伸展性的骨性纤维管道。腕管有 4 壁：前壁为腕横韧带，后壁为月骨、头状骨和掌骨近端及其表面的筋膜组织，桡侧壁为舟骨结节和大多角骨，尺侧壁为三角骨、豌豆骨和钩骨及其韧带。腕管内有指深、浅屈肌腱及正中神经、拇长屈肌腱通过（图2-13）。本病好发于中年人，以女性多见，常单侧发病，临床较多见。

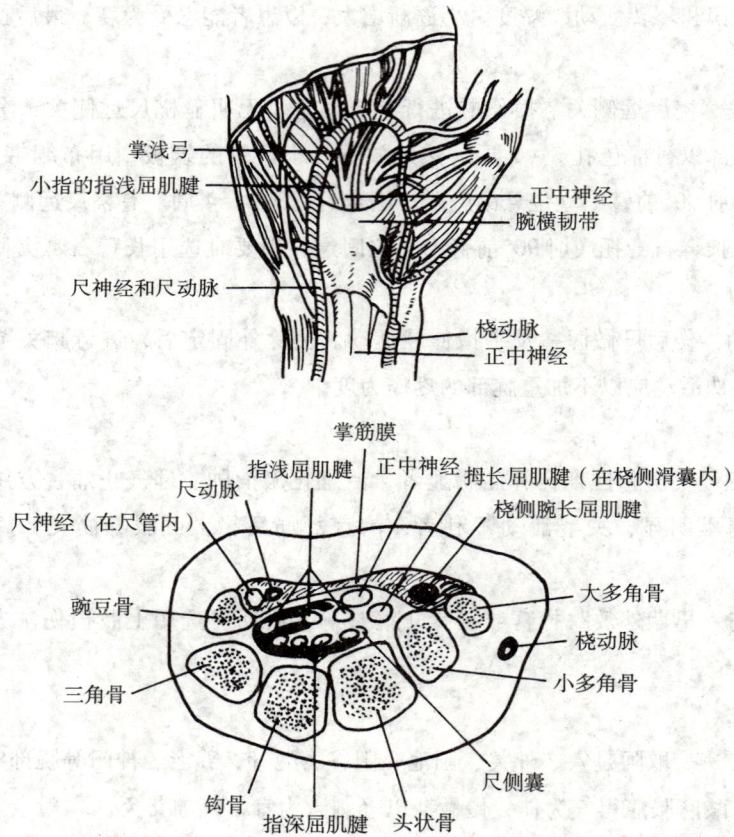

图2-13　腕管解剖

【病因病机】

腕管是一个缺乏伸展性的骨性纤维管道，管内通过的组织排列十分紧密，任何增加腕管内压的因素，都可使正中神经受到压迫而产生一系列症状。

1. 腕管容积减小　腕横韧带可因内分泌病变（肢端肥大症、黏液性水肿）或外伤后瘢痕形成而增厚，腕部骨折、脱位（桡骨远端骨折、腕骨骨折和月骨周围腕脱位等）可使腕管后壁或侧壁突向管腔，使腕管狭窄，压迫正中神经。

2. 腕管内容物增多　腕管内腱鞘囊肿、神经鞘膜瘤、脂肪瘤、外伤后血肿机化，以及滑囊炎、指屈肌肌腹过低、蚓状肌肌腹过高等，都将过多占据管腔内空间，而使腕管内各种结构相互挤压、摩擦，正中神经较为敏感，容易受压而产生症状。

部分患者虽然没有上述原因，但由于长期反复过度用力做腕背伸、掌屈动作，如木工、厨工等，腕管内压力反复出现急剧变化，在过度屈腕时腕管内压力明显上升，过度伸腕时腕管内压力比过度屈腕时更高。这种压力改变刺激正中神经，也会发生正中神经在腕管部的慢性损伤。

【诊断要点】

本病主要表现为正中神经受压后，引起腕以下正中神经支配区域内的感觉和运动功能障碍。患者桡侧 3 个半手指麻木、刺痛或烧灼样痛、肿胀感。患手握力减弱，拇指外展、对掌无力，握物、端物时偶有突然失手的情况。夜间、晨起或劳累后症状加重，活动或甩手后症状可减轻。寒冷季节患指可有发冷、发绀等改变。病程长者大鱼际萎缩，患指感觉减退，出汗减少，皮肤干燥脱屑。屈腕试验阳性，即掌屈腕关节的同时压迫正中神经 1~2 分钟，患指麻木感加重，疼痛可放射至中指、食指。叩击试验（Tinel 征）阳性，即用手指叩击腕横韧带处，沿正中神经分布区有如电击等异常感觉。

X 线腕关节摄片检查，部分患者可提示有骨性腕管狭窄。腕关节 MRI 检查，可以发现腕管占位病变。肌电图检查可以帮助确定诊断。

本病应与颈肋、颈椎病与颈椎间盘突出症、多发性神经炎等疾病相鉴别。

1. 颈肋　可有手部发麻或疼痛，但不局限于正中神经区，较多在患手尺侧，患者多伴有血管受压症状，如手指发冷、发绀，桡动脉搏动减弱，X 线摄片检查有颈肋可以鉴别。

2. 颈椎病与颈椎间盘突出症　由于神经根受压引起的麻木区不单在手指，前臂也有感觉减退区。运动、腱反射也出现某一神经根受压的变化。但屈腕试验与叩击试验为阴性。

3. 多发性神经炎　常是双侧发病，不局限于正中神经，尺、桡神经也同时受累，呈手套状感觉麻木区。

【治疗】

本病治疗以降低腕管内压力、松解正中神经压迫为原则，以手法配合药物、针刀、封闭等疗法治疗，必要时行手术治疗。

1. 理筋手法　先在患腕压痛点及外关、阳溪、鱼际、合谷、劳宫等穴位处，施以按压、揉摩手法。然后将患腕在轻度拔伸下，缓缓旋转、屈伸腕关节数次。最后依次拔伸患手第 1、2、3、4 指，以能发生弹响为佳。每日 1 次。局部不宜过多过重施用手法，以防进一步增加腕管内压。

2. 固定方法　疼痛较重时，可选用夹板或石膏托将前臂与腕部固定于中立位，观察 1~2 周后，如症状缓解可解除外固定。

3. 练功活动　固定 24 小时后疼痛减轻，在有外固定情况下，应加强练习各指伸屈活动，解除固定后练习手指、腕关节屈伸及前臂旋转活动，防止失用性肌萎缩及粘连。

NOTE

4. 药物治疗

（1）内服药

①气滞血瘀证　腕部肿胀、压痛，手指麻木、刺痛，得热时痛增，腕部活动不利，舌质红，苔薄白，脉弦或涩。治宜活血通络，方用舒筋活血汤加减，或内服小活络丹、伸筋胶囊等。

②阳虚寒凝证　腕部疼痛，手指麻木，遇寒冷者发冷、发绀，手指活动不便，舌质淡，苔薄白，脉沉细。治宜调养气血、温经通络，方用当归四逆汤加减。

（2）外用药　可贴消炎止痛膏或宝珍膏。去除外固定后可用八仙逍遥汤或海桐皮汤熏洗患腕。

5. 其他疗法

（1）针灸疗法　取阿是穴及太渊、阳池、阳溪、内关、外关等穴位进行针刺，每日或隔日1次。急性期采用强刺激，运用泻法大幅度提插捻转，以酸麻感为度。对于久病、病情较轻者，应采用轻刺激，使用平补平泻或补法。

（2）封闭疗法　用曲安奈德20mg加1%利多卡因2mL于腕横韧带近侧缘中点向腕管内注射治疗。每周1次，2~3次为1个疗程。应注意不能将药物注入正中神经内，否则可因类固醇晶体积累而产生化学性炎症，反而加重症状。

（3）针刀疗法　可用小针刀松解粘连，减轻腕管内压力，解除局部痉挛，临床应用得当，具有较好的疗效。

（4）手术疗法　经保守治疗无效者，可行手术松解腕管减压。手术取弧形切口避免切断或损伤正中神经掌皮支及返支。术中注意检查腕管，如有滑膜肥厚、占位性病变及肌腹进入腕管内应一并切除。术后加压包扎，腕关节中立位石膏固定1~2周。

【预防与调护】

对腕部的创伤要及时、正确处理，尤其是腕部的骨折和脱位，要求对位良好。已发生腕管综合征者，急性疼痛期施理筋手法后要固定腕部，可用纸壳夹板固定，也可以将前臂及手腕部悬吊，不宜做热疗，以免加重病情。经保守治疗无效者，应尽快决定手术治疗，防止正中神经长时间严重受压而变性。术后应尽早进行手腕部功能锻炼。

四、腕尺管综合征

腕尺管综合征是指由于尺神经在腕尺管内受到卡压而引起的以手指麻痛乏力为主的症候群。腕尺管位于腕前区尺侧，起于豌豆骨近端，止于钩骨钩的远端。管的顶部为小鱼际肌起始部、腕掌侧横韧带及尺侧腕屈肌扩张部，管的底部为在豌豆骨与钩骨之间的豆钩韧带，中间构成一个骨性纤维鞘管，又名 Guyon 管（图 2-14）。管内有尺神经和尺动脉、尺静脉通过，在管内尺神经分为深支和浅支，即运动支和

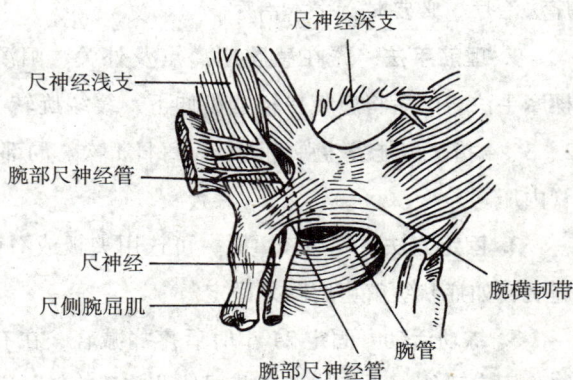

图 2-14　腕尺管解剖

感觉支。本病好发于中年人，以男性多见。

【病因病机】

腕尺管内容物被一个密闭的骨纤维鞘管包绕，内部结构排列紧密，管壁坚硬，管腔窄小，尤其是腕尺管上、下口处更为明显，因此任何使管腔狭窄或内容物增大增多的因素都可使尺神经受到卡压而产生一系列症状。

1. 长期反复腕关节背伸尺偏，以钩骨为支点，形成张力性姿势，使韧带、滑膜发生无菌性炎症，水肿，增生，而尺管伸展性差，故管内压增高，可压迫尺神经导致局部变性、外膜增厚。

2. 长期高负荷使用右手，使右手血管增粗、位置异常，导致小鱼际肌腱弓对尺神经卡压。因小鱼际肌腱弓下间隙的宽度大于血管神经束的横径，而纵向高度与血管神经束纵径几乎相等，同时异常血管搏动对受压神经造成刺激，产生异常生物电冲动，使支配血管的交感神经失去对血管的舒缩控制而扩张渗出，腕尺管内压升高，造成对尺神经的进一步卡压。

3. 腱鞘囊肿等局部占位性病变使尺管内容物增多而压迫尺神经，如占位病变靠近腕尺管之近端，尺神经尚未分出浅支、深支，故引起的病变为感觉运动障碍型。

4. 挤压等外伤致腕关节病变引起尺管内出血水肿或管内结构改变，造成局部纤维组织增生、瘢痕粘连，可引起尺神经被卡压。

【诊断要点】

多见于中年男性，或有掌腕部外伤史、骨折史。患者腕部疼痛、麻木、无力，局部有压痛。尺神经不同平面受压可出现不同的症状和体征。如尺神经浅支受累，临床表现为手掌尺侧及小指、无名指尺侧的皮肤感觉障碍，腕关节以上感觉正常，症状轻且局限，无运动功能障碍。如尺神经深支受累，临床表现为手内肌运动障碍，骨间肌萎缩、无力或麻痹，病程长者可出现"爪形手"畸形，无感觉功能障碍。如尺神经尚未分支前受累，则感觉、运动均发生障碍。

X 线腕关节摄片检查多无异常。肌电图检查对诊断有一定帮助，但阳性率不高。

【治疗】

治疗以降低腕尺管内压力、松解尺神经压迫为原则，以手法配合药物、针刀、封闭等疗法，必要时行手术治疗。

1. 理筋手法　通过局部手法可缓解软组织痉挛，改善局部营养状况，解除对神经的压迫，修复受损的组织。急性期手法宜尽量轻柔和缓，切忌暴力，以理筋轻手法为主，以免加重症状。慢性期手法宜深沉渗透，以弹拨手法配合放松手法。医者先按摩腕部数分钟，然后以弹拨手法弹拨腕尺管附近肌腱及软组织，方向与尺神经走行方向垂直，共 10~20 次，最后用摇腕法摇动腕部 3~6 次，放松局部。每周 2~3 次。

2. 固定方法　注意局部休息，必要时用夹板或石膏固定制动腕部，可起到一定治疗效果。

3. 练功活动　可做前臂旋转与转腕等练功活动，但在锻炼过程中，如发觉腕、手部麻木与无力加重时，要注意减少活动量。手指练功时，应尽量使食指和小指放在中指和无名指前做内收和外展运动，内收时与拇指对掌，外展时分开。

4. 药物治疗

（1）内服药　以调养气血、舒筋活络为主，方用桂枝汤加当归、姜黄、威灵仙等。

（2）外用药　可外贴消炎止痛膏或宝珍膏，或用海桐皮汤局部熏洗。

5. 其他疗法

（1）针灸疗法　取阿是穴及太渊、大陵、内关、阳谷、养老等穴位进行针刺，急性期采用强刺激，久病、病情较轻者，应轻刺激。

（2）封闭疗法　用曲安奈德20mg加1%利多卡因2mL从豌豆骨顶点下方约0.5cm处进针向腕尺管内注入药液治疗。每周1次，2~3次为1个疗程。

（3）手术疗法　经保守治疗无效者，可行手术切开尺管减压，以松解对尺神经的压迫。手术松解要沿着尺神经的运动支进行，以保证松解的彻底性。

【预防与调护】

不宜做热疗，以免加重病情。急性疼痛期应以休息为主，避免风寒湿邪侵袭及腕关节过度活动。缓解恢复期应加强腕与手指的练功锻炼。经保守治疗无效者应尽快手术治疗，防止尺神经长时间严重受压变性而影响手指的功能恢复。

五、腱鞘囊肿

腱鞘囊肿是发生于关节或腱鞘内的囊性肿物，内含有无色透明或微呈白色、淡黄色的浓稠冻状黏液。古称"腕筋结""腕筋瘤""筋聚""筋结"等。腱鞘囊肿不是肿瘤，囊肿中没有肿瘤细胞。本病好发于腕背和足背部，以青壮年女性多见。

【病因病机】

本病病因目前尚不清楚，可能与外伤和慢性劳损有一定关系。目前多数人认为是关节囊、韧带、腱鞘中的结缔组织，因局部营养不良，发生退行性变性而形成囊肿。腱鞘囊肿与关节囊或腱鞘密切相连，但并不一定与关节腔或腱鞘的滑膜腔相通。囊壁外层为致密硬韧的纤维结缔组织，内层为光滑之白色膜遮盖，无衬里细胞。囊腔多为单房，但也有多房者，囊内多为无色透明胶冻样黏液。

【诊断要点】

腱鞘囊肿可发生于任何年龄，多见于青年和中年，女性多于男性。囊肿生长缓慢，圆形，直径一般不超过2cm。也有突然发现者，少数可自行消退，也可再长出。部分病例除局部肿物外，无自觉不适，有时局部有轻度压痛。多数病例有局部酸胀或不适，关节活动不利。检查可摸到一外形光滑、边界清楚的圆形包块，表面皮肤可推动，无粘连。囊肿多数张力较大，肿块坚韧，少数柔软，但都有囊性感。囊肿的根基固定，几乎没有活动。

手腕部腱鞘囊肿多发生于腕背侧，少数在掌侧。最好发的部位是指总伸肌腱桡侧的腕关节背侧关节囊处，其次是腕关节掌侧桡侧腕屈肌腱和拇长展肌腱之间。少数腱鞘囊肿可发生在掌指关节以远的手指屈肌腱鞘上，米粒大小，硬如软骨。腕管内的屈指肌腱鞘亦可发生囊肿，压迫正中神经，诱发腕管综合征。

【治疗】

以手法治疗为主，配合针灸、药物等治疗，必要时可行手术治疗。

1. 理筋手法　对于发病时间短，囊壁较薄，囊性感明显者，可用按压法压破囊肿。将腕关节掌屈，使囊肿固定和高凸，医者用双手拇指压住囊肿，并加大压力挤压，使之囊壁破裂。捏破后局部按摩，以便囊内液体充分流出，散于皮下。但部分患者仍可复发。

2. 固定方法　囊肿手法压破后，局部用绷带加压包扎固定 2～3 天。

3. 练功活动　手法治疗 24 小时后，疼痛减轻即可进行腕和手指屈伸活动锻炼。

4. 药物治疗　囊壁已破，囊肿变小，局部仍较肥厚者，可涂搽茴香酒，亦可贴万应膏，使肿块进一步消散。

5. 其他疗法

（1）**针灸疗法**　对囊壁厚，囊内容物张力不大，按压不破者，可加针刺治疗。患处消毒后，用三棱针垂直刺入囊壁内。起针后在肿块四周加以挤压，可使囊肿内容物挤入皮下，部分胶状黏液可从针孔中挤出，然后用消毒敷料加压包扎 2～3 天，以减少复发。

（2）**封闭疗法**　患处消毒后，用大号注射针头尽可能地抽尽囊肿内黏液，然后固定针头，更换注射器，用醋酸泼尼松龙 12.5mg 加 1% 利多卡因 2mL 做封闭治疗，并局部加压包扎 1～2 天。

（3）**手术疗法**　对于反复发作者，可行手术切除。术中应仔细分离并完整切除囊壁，如囊壁与关节相通者，应缝合关节囊，再将筋膜下左右两侧组织重叠缝合，术毕加压包扎。

【预防与调护】

囊壁挤破后，在患部放置半弧形压片（如纽扣等），适当加压包扎，以使囊壁间紧密接触，形成粘连，避免复发。患部的活动应掌握适当，避免使用不适当的按摩手法，以免增加滑液渗出，使囊肿增大。

六、桡骨茎突狭窄性腱鞘炎

桡骨茎突狭窄性腱鞘炎是指拇长展肌及拇短伸肌的肌腱在桡骨茎突腱鞘内长时间的反复摩擦和劳损后，出现以腕部桡侧疼痛、持物时乏力、疼痛加重为主要临床症状的疾病。桡骨茎突腱鞘位于桡骨茎突外侧，腱鞘的内侧为桡骨茎突部浅而不平的骨性腱沟，外侧为腕背韧带，该骨纤维鞘内有拇长展肌和拇短伸肌通过（图 2-15）。本病好发于中年人，以女性多见。

图 2-15　桡骨茎突腱鞘解剖

【病因病机】

多由慢性积累性损伤所引起，多见于家庭妇女和从事手工操作的人，如纺织工人、木工、抄写员，以及哺乳期、更年期妇女等。因手腕部长期过度劳累，使拇长展肌及拇短伸肌的肌腱在共同的腱鞘中频繁来回磨动，从而导致腱鞘发生损伤性炎症，造成纤维管的充血、水肿、鞘壁增厚、管腔变窄，肌腱变粗，肌腱在管腔内滑动困难而产生相应的症状。体弱血虚，血不荣筋者易患本病。若局部病变迁延日久，腱鞘纤维化和挛缩，腱鞘腔越变狭窄，使症状更为顽固。

【诊断要点】

发病缓慢，腕部桡侧疼痛，提物乏力，尤其不能做提壶倒水等动作。桡骨茎突处有隆起，或可有结节，在桡骨茎突及第 1 掌骨基底部之间有压痛。部分患者局部有微红、微肿、微热，

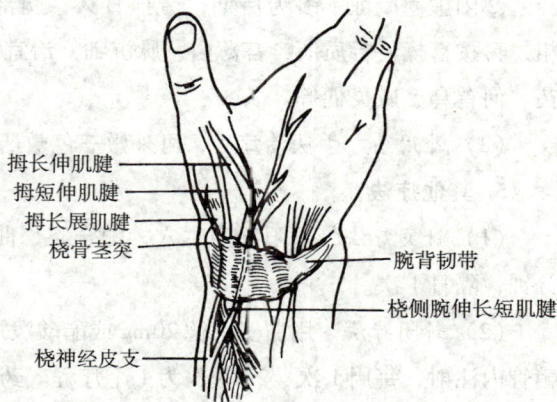

疼痛可放射至手部。握拳尺偏试验阳性，即将患者拇指尽量屈曲握于掌心，同时将腕关节尺偏，可引起桡骨茎突患处剧痛。

【治疗】

以手法治疗为主，配合针灸、针刀、药物等疗法，必要时行腱鞘松解术。

1. 理筋手法　患者正坐，医者一手托住患手，另一手于腕部桡侧疼痛处及其周围做上下来回的按摩、揉捏，然后按压手三里、阳溪、合谷等穴，并弹拨肌腱4～5次，再用左手固定患肢前臂，右手握住患手，在轻度拔伸下缓缓旋转及伸屈腕关节，最后用右手拇、食二指捏住患手拇指，向远心端拉伸，起舒筋解粘、疏通狭窄的作用，结束前再按摩患处1次。每日或隔日1次。

2. 固定方法　疼痛轻者，要局部制动，减少活动。疼痛重者，可用大小合适，能与拇指贴合的纸板或铝板，将拇指固定于背伸20°，桡侧偏15°和拇指外展位。固定时间3～4周。

3. 练功活动　腕部与手指的活动锻炼，应在不引起桡骨茎突部疼痛的情况下，循序渐进地进行。

4. 药物治疗

（1）内服药

①气滞血瘀证　多为早期，有急性劳损史。局部肿痛，皮肤稍灼热，筋粗，舌苔薄白，脉弦或涩。治宜活血化瘀、行气止痛，方用活血止痛汤加减。

②阳虚寒凝证　多为后期，劳损日久，腕部酸痛乏力，劳累后加重，局部轻度肿胀，筋粗，喜按喜揉，舌质淡，苔薄白，脉沉细。治宜温经通络、调养气血，方用桂枝汤加当归、黄芪、何首乌、威灵仙等。

（2）外用药　手法治疗后，可外敷三色敷药。去除外固定后，可用海桐皮汤熏洗。

5. 其他疗法

（1）针灸疗法　取阳溪为主穴，配合谷、曲池、列缺、手三里、外关等，得气后留针15分钟，隔日1次。

（2）封闭疗法　用曲安奈德20mg或醋酸泼尼松龙12.5～25mg加1%普鲁卡因2mL行局部鞘管内注射，每周1次，2～3次为1个疗程。药物准确注入腱鞘内，疗效多满意。

（3）针刀疗法　针刀刀口线和桡动脉平行刺入，在鞘内纵行疏剥。病情严重者，亦可刺穿腱鞘使刀口接触骨面，刀身倾斜，将腱鞘从骨面上剥离铲起，出针，针孔按压至不出血为止。注意勿伤及桡动脉和桡神经皮支。

（4）手术疗法　保守治疗无效者，可行腱鞘松解术。可在局麻下纵行切开腕背韧带和腱鞘（不缝合），解除对肌腱的卡压，缝合皮肤切口。有时拇长展肌腱与拇短伸肌腱各有一个腱鞘，此种解剖变异，术中应探查清楚。

【预防与调护】

患者平时手部动作要缓慢，要尽量避开手腕部过度活动的工作，少用凉水，以减少刺激。疼痛严重时，可用夹板或硬纸板固定，以限制活动，可缓解症状。

七、指屈肌腱狭窄性腱鞘炎

指屈肌腱狭窄性腱鞘炎是指以手指屈伸时疼痛并出现弹跳动作为主要症状的筋伤疾病，又称"弹响指""扳机指"。指屈肌腱腱鞘是由掌骨颈和掌指关节掌侧的沟与鞘状韧带组成的骨纤维管道，拇屈长肌腱和指深、浅屈肌腱分别从各相应的管内通过，进入拇指和各个手指。本病好发于拇指，亦有单发于食指和中指者，少数患者为多个手指同时发病，以手工作业者和家庭妇女多见。

【病因病机】

局部劳作过度，积劳伤筋，或受寒凉，气血凝滞，气血不能濡养经筋则发病。病变多发生在掌骨头、颈相对应的指屈肌腱纤维鞘起始处。手指频繁的屈伸活动，使屈肌腱与骨纤维管反复摩擦、挤压，或长期用力握持硬物，使骨纤维管受硬物与掌骨头的挤压，致骨纤维管发生局部充血、水肿、无菌性炎症，继之纤维管变性，使管腔狭窄，指屈肌腱在狭窄的管腔内受压而变细，两端膨大呈葫芦状。屈指时，膨大的肌腱部分通过腱鞘狭口受到阻碍，使屈伸活动受限，勉强用力屈伸患指或被动屈伸时，便出现扳机样的弹跳动作，并伴有弹响声（图2-16）。

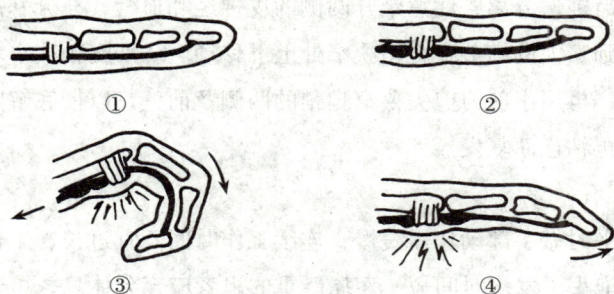

图 2-16　弹响指示意图
①正常肌腱和腱鞘；②发病后腱鞘肿胀，肌腱也呈葫芦形肿大；
③手指主动屈曲时，远侧膨大挤过窄的韧带-骨隧道，发生弹响；
④手指由屈曲而伸直时也同样发生弹响

【诊断要点】

初起为患指不能屈伸，用力屈伸时疼痛，并出现弹跳动作，晨起、劳动后和用凉水后症状较重，活动或热敷后症状减轻。掌骨头的掌侧面明显压痛，并可触到米粒大的结节。压住此结节，再嘱患者做充分的屈伸活动患指时，有明显疼痛，并感到弹响由此发出。严重者患指屈曲后不能自行伸直，需健手帮助才能伸直。X线检查无异常发现。

【治疗】

以手法治疗为主，选用针灸、封闭、针刀等方法配合治疗，必要时行手术治疗。

1. 理筋手法　医者左手托住患侧腕部，右拇指在结节部做按揉弹拨、横向推动、纵向拨筋等动作，最后握住患指末节向远端迅速拉开。每日或隔日做1次。

2. 固定方法　早期减少局部活动，必要时可用纸夹板固定，患指制动2～3周。

3. 练功活动　局部疼痛减轻后，可进行腕部与手指的活动锻炼。

4. 药物治疗

（1）内服药

①气滞血瘀证　局部轻度肿胀、疼痛、压痛，扪及筋结，指屈伸不利，动则痛甚，有弹响声或闭锁，舌质红，苔薄黄，脉弦。治宜活血化瘀、消肿止痛，方用活血止痛汤加减。

②阳虚寒凝证　局部有酸痛感，轻压痛，可扪及明显结节，指屈伸不利，有弹响声或闭

锁，舌质淡，苔薄白，脉沉细。治宜温经散寒、兼补气血，方选用黄芪桂枝五物汤或当归四逆汤等加减。

（2）外用药　可用海桐皮汤等煎水熏洗。

5. 其他疗法

（1）针灸疗法　取结节部及周围痛点针刺，隔日1次。

（2）封闭疗法　用曲安奈德20mg或醋酸泼尼松龙12.5~25mg加1%普鲁卡因2mL行局部鞘管内注射，每周1次，2~3次为1个疗程。药物准确注入腱鞘内，疗效多满意。

（3）针刀疗法　局麻后，用小针刀平行于肌腱方向刺入结节部，沿肌腱走行方向做上下挑割，不要向两侧偏斜，否则可损伤肌腱、神经和血管。如弹响已消失，手指活动恢复正常，则表示已切开腱鞘。若创口小者可不缝合，以无菌纱布加压包扎即可。

（4）手术疗法　保守治疗无效者，可考虑行狭窄的腱鞘切除术。局麻，在痛性结节处做一小切口。切开皮肤后钝性分离，注意牵开两侧的皮神经和血管，充分暴露腱鞘。此时被动活动患者手指，即可见到膨大的结节在腱鞘狭窄处上下移动。认准腱鞘狭窄增厚范围，用小尖刀从一侧切开该处腱鞘，再用小剪刀剪去狭窄腱鞘的两侧及前壁，以彻底解除狭窄。如仅行狭窄处切开，有时会发生再粘连而复发。

【预防与调护】

避免手指劳累，平时做手部动作需缓慢，连续工作时间不宜过长，工作结束后，要揉搓手指和手腕，再用热水泡手。发病时间短、疼痛严重的患者应充分休息，可轻轻握起拳头，然后张开，将手指伸直，如此反复练习可缓解刺痛，有助于损伤筋腱的恢复。少用凉水，以减少局部刺激。施用理筋手法要适当，对晚期硬结明显者尽量不用，以免适得其反。

八、掌指与指间关节扭挫伤

掌指与指间关节扭挫伤是指暴力作用造成掌指与指间关节的关节囊、筋膜、韧带等组织的损伤。掌指关节与指间关节两侧有副韧带加强，限制以上两关节的侧向活动。当掌指关节屈曲时，侧副韧带紧张，而指间关节的侧副韧带则在手指伸直时紧张，屈曲时松弛。掌指与指间关节扭挫伤是手部常见的损伤，特别在球类运动、生产劳动等过程中，受伤的机会较多。

【病因病机】

掌指与指间关节扭挫伤以间接暴力损伤者占绝大多数，跌倒手指触地，篮球、排球的弹击，嬉戏斗殴，等等，手指受到撞击、压轧、过度掌屈、背伸或扭转时，导致掌指与指间关节超过正常活动范围而损伤，多见于青壮年。易伤部位为第1、2掌指关节和拇指指间关节及其他指的远侧指间关节。轻者可仅有关节侧副韧带部分撕裂，重则侧副韧带完全断裂，以及关节囊的撕裂，并可产生关节软骨挫伤，或并发骨折和脱位。伤后多严重影响功能，而且往往因对本病未足够重视，或处理不当而导致不良后果。

【诊断要点】

有明显的外伤史。伤后掌指或指间关节迅速肿胀，伴剧烈疼痛，局部可有瘀斑，手指常处于半屈位，严重者手指不能屈伸。检查患侧掌指或指间关节有明显压痛，做被动侧向活动时疼痛加重。如侧副韧带断裂或关节囊撕裂，则掌指或指间关节不稳，有侧向异常活动，并可见手指偏斜畸形。并发脱位者，则畸形更加明显。

X 线摄片检查常可发现掌指或指间关节边缘的撕脱性骨折。

【治疗】

以手法、固定治疗为主，配合药物、练功等方法治疗。

1. 理筋手法　医者左手托住患手，右手拇、食指握住患指末节向远端牵引，使关节间隙拉宽，将卷曲的筋膜舒顺，而后将伤处轻轻伸屈、微微旋转，以滑利关节。侧副韧带断裂者，顺韧带的方向轻轻推压，将分离组织推回原位，使其续接，并轻轻按压片刻，再在局部做推揉按摩，以局部轻松舒适为度。

2. 固定方法　可用大小适宜手指的纸板或铝板条，将患指固定于屈曲 35°～45°位，用三角巾将前臂悬吊于胸前。单纯扭挫伤者，固定时间 2～3 周，有侧副韧带损伤而错缝者，固定时间 6～8 周。

3. 练功活动　治疗 24 小时后疼痛减轻者，可练习腕及未受伤手指的活动，但不能使伤指疼痛加剧。解除固定后，要循序渐进练习伤指关节的活动，禁止做强烈的被动活动。

4. 药物治疗

（1）内服药

①瘀滞证　损伤早期，局部肿痛，皮肤灼热、压痛，手指屈伸不利，舌质红，苔薄黄，脉弦或涩。治宜活血化瘀、消肿止痛，方用活血止痛汤加减。或选用七厘散、云南白药等中成药口服。

②寒凝证　损伤日久，局部筋粗，酸痛乏力，有压痛，手指屈伸不利，舌质淡红，苔薄白，脉细弱或沉细。治宜温经散寒、养筋通络，方用补筋丸加减。

（2）外用药　初期伤指可外敷消肿止痛膏、三色敷药或消肿散。后期可用海桐皮汤熏洗。

5. 其他疗法

（1）物理疗法　损伤 24 小时内可采用冷敷治疗。解除固定后，可选用微波、超短波或中药离子导入等方法配合治疗。

（2）手术疗法　对有侧副韧带断裂者，可考虑予以手术修补。对陈旧性掌指、指间关节损伤患者，有关节活动受限，应先行主动锻炼与药物熏洗，以解除粘连。如有骨折片妨碍关节运动，可行骨折片切除与韧带修补术。

【预防与调护】

伤后早期宜冷敷，有韧带撕裂者需予以固定或手术修补。掌指、指间关节扭伤后容易发生关节僵硬，应及时主动进行功能练习活动。外固定去除后，要积极进行掌指、指间关节的屈伸活动。

九、指伸、屈肌腱损伤

指伸、屈肌腱损伤是指因直接或间接暴力导致手的指伸、指屈肌腱的断裂。指伸肌腱抵止于末节指骨的基底部背侧，其从掌指关节向远侧分为 3 束，中间束纤维止于中节指骨底背面，两侧束行向远侧，并有骨间肌和蚓状肌的肌腱加入侧束，形成腱帽。指深屈肌腱抵止于末节指骨基底部的掌侧，指浅屈肌腱抵止于中节指骨体的两侧。指伸、屈肌腱损伤多为开放性，以切割伤较多，常合并神经血管伤或骨关节损伤，也可发生闭合性撕裂伤。本病多见于青壮年从事

NOTE

体力劳动者。

【病因病机】

指伸、指屈肌腱损伤多因锐器切割伤或手指在伸直位时突然受到暴力冲击指端，指伸、屈肌腱强烈收缩，可造成指伸、指屈肌腱的断裂。不同区域的肌腱断裂，其临床表现也不尽相同。指伸肌腱断裂时，常将其止点所附着的骨骼撕脱。指屈肌腱断裂后，其肌腱近端多有明显的回缩。

【诊断要点】

有明显的外伤史。伤后手指剧烈疼痛，局部肿胀较甚，手指活动受限，或有畸形。不同肌腱在不同部位断裂其临床表现也不尽相同。

指伸肌腱在掌指关节近侧断裂时，掌指关节不能伸直，而指间关节因蚓状肌及骨间肌牵拉仍可伸直。指伸肌腱的中央束断裂，则近侧指间关节不能伸直，而远侧指间关节反被侧腱束拉成过伸畸形（图2-17）。指伸肌腱在远侧指间关节平面断裂时，末节手指下垂屈曲畸形，不能主动伸直，临床上称之为"锤状指"（图2-18）。

指深屈肌腱断裂时，指深屈肌试验阳性，即固定患指中节，远侧指间关节不能屈曲（图2-19）。指浅屈肌腱断裂时，指浅屈肌试验阳性，即固定除患指外的其他3个手指于伸直位，患指近侧指间关节不能屈曲（图2-20）。指浅、深屈肌腱均断裂时，上述两种方法检查手指关节均不能屈曲。

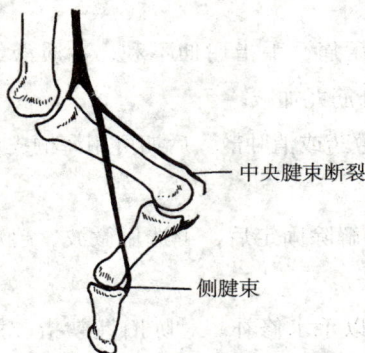

图 2-17　指伸肌腱中央腱束断裂　　　　图 2-18　指伸肌腱远侧指间关节平面断裂

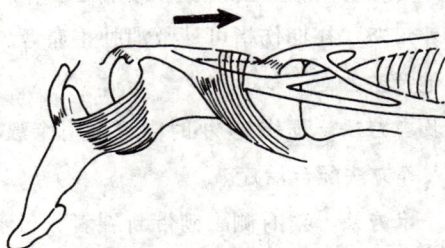

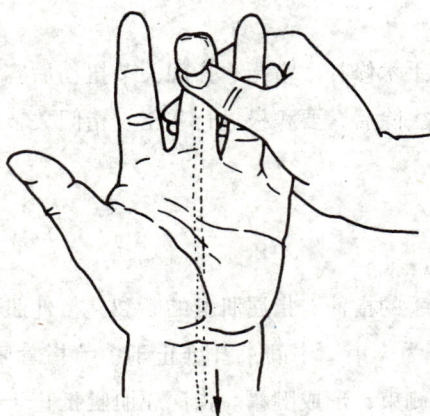

图 2-19　指深屈肌腱检查法　　　　图 2-20　指浅屈肌腱检查法

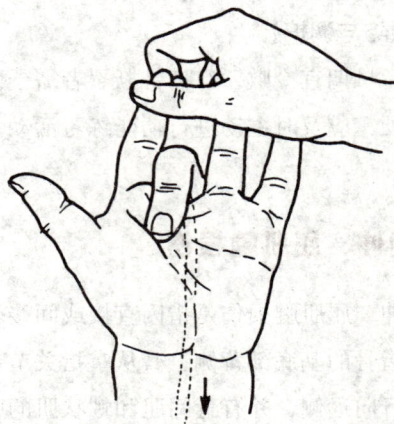

X 线摄片检查可以排除指骨骨折和指间关节脱位。

【治疗】

指伸或指屈肌腱断裂，应争取尽早手术吻合并适当固定，配合练功活动治疗。指伸肌腱止点的撕脱骨折无移位者，可保守治疗。

1. 手术治疗　新鲜的手指肌腱完全断裂时，应力争进行一期手术缝合。晚期由于肌腱断端的粘连及断端的回缩等，会给手术增加困难。对肌腱有缺损，直接缝合有困难；肌腱缝合部位皮肤缺损，需行皮肤移植或皮瓣覆盖；严重的挤压伤，合并骨与关节粉碎性骨折；伤口污染严重等情况，可考虑肌腱二期缝合。肌腱的缝合方法较多，其中以"8"字缝合法、Kessler 缝合法、Kleinert 缝合法为最常用。近年来多提倡采用显微外科方法缝合肌腱，目的是尽量减少对肌腱血供的影响，有利于肌腱愈合和减少粘连。

2. 固定方法　对闭合性手指远节伸肌腱全断者，术后可用铝板条或指骨夹板，将患指固定于近侧指骨间关节尽量屈曲、远侧指骨间关节过伸位 4～6 周（带有撕脱小骨片者，固定方法相同）。指浅、深屈肌腱全断者，术后患指固定于屈曲位 4～6 周。对于手指肌腱部分断裂者，可按上述方法做适当固定 4～6 周。

3. 练功活动　解除外固定后，开始练习手指的屈伸活动，逐渐加大活动量，锻炼应循序渐进，禁止强烈的被动屈伸活动。

4. 药物治疗

（1）内服药　初期治宜活血祛瘀、消肿止痛，内服七厘散或云南白药胶囊等。后期因指节损伤，气血运行不畅或气血凝滞，治宜温经通络，方用当归四逆汤或麻桂温经汤加减。

（2）外用药　后期可选用海桐皮汤或上肢损伤洗方熏洗。

【预防与调护】

本病主要是由于外伤性因素所引起，故注意生产安全，做好职业防护，防止手外伤，是本病防治的关键。指伸、屈肌腱断裂后都应将患手或指固定，固定体位很重要，它关系到肌腱的两端能否相互贴近。固定的时间也很重要，原则上应达 4～6 周，以保证两断端之间充分黏合。肌腱断裂修复后，手指的功能恢复时间较长，容易引起指间关节僵硬，解除外固定后，应积极主动地进行活动锻炼，尽早恢复手指功能。对于开放性损伤者应注意预防感染。

【复习思考题】

1. 肩部疼痛可由哪些肩部筋伤疾病引起？如何鉴别诊断？

2. 哪些上肢筋伤疾病可引起手指放射痛？为什么？

3. 肘部外伤后如何预防肘关节骨化性肌炎？

NOTE

第三章　下肢筋伤

第一节　髋与大腿部筋伤

髋关节是人体最典型的杵臼关节，由髋臼和股骨头组成。其形态特征是髋臼较深，股骨头为半球形，关节囊坚韧有力，关节周围有强大的韧带和肌肉附着，具有很强的稳定性，也有较大的灵活性，在负重和运动中具有十分重要的作用。髋关节运动有前屈、后伸、外展、内收、外旋、内旋、环转等功能。

髋部及大腿部的肌肉和韧带比较坚实牢固，故筋伤的发生率较其他部位低，但在髋部骨折和脱位损伤中常并发筋的损伤。由于解剖部位存在着应力薄弱点，外力伤害或慢性劳损成为髋与大腿部筋伤的主要原因，髋部损伤后误治、失治，或复感受风寒湿邪，易加重病情，延缓康复。

一、髋部扭挫伤

髋部扭挫伤是指暴力作用造成髋部关节囊、筋膜、韧带或肌肉等组织的损伤。临床上根据损伤的时间分为新伤和陈伤，以儿童和青壮年人多见，常单侧发病。

【病因病机】

由直接暴力和间接暴力所致。直接暴力打击或撞击多造成髋部软组织挫伤。间接暴力所致多见于青壮年，多因激烈运动、摔跌或高处坠下时髋关节过度内收、外展或前屈、后伸或内旋、外旋，导致髋部肌肉、韧带和关节囊等软组织损伤或撕裂，造成髋部疼痛、功能障碍。儿童由于奔跑、跳跃、跳皮筋、劈叉、体操等发生损伤后，因其髋臼及股骨头发育尚未成熟，可造成松弛之关节囊短暂嵌入关节腔，引起关节滑膜炎、关节囊水肿及关节周围软组织肿胀，影响髋部的正常生理功能。

【诊断要点】

有明显的外伤史或过度运动史。伤后髋部疼痛，或有肿胀，髋关节活动功能受限，患肢不敢着地负重行走，呈保护性姿态，如跛行、拖拉步态、骨盆倾斜等。检查可发现骨盆向患侧倾斜，患侧腹股沟部或股骨大转子后方等局部有明显压痛，髋膝微屈，髋关节各方向运动受限，患肢多呈外展外旋半屈曲位，并有假性变长，托马斯（Thomas）征阳性。

X线髋部摄片检查多无明显异常，但可排除骨折。MRI检查可表现关节腔积液、肌肉间积液或肌肉、韧带、关节囊不连续信号。

若本病经久不愈，髋关节功能进行性障碍，或伴有低热，则应注意与股骨头骨骺骨软骨病、髋关节结核、化脓性髋关节炎、风湿热合并髋关节炎及髋关节一过性滑膜炎等疾病相鉴别。

【治疗】

以手法治疗为主，配合药物、练功等方法治疗。

1. 理筋手法　患者俯卧，医者在髋部痛点做按压揉摩，然后患者改仰卧位，医者在其髋部痛处做按摩揉拿等理筋活络手法，最后一手固定骨盆，一手握膝在屈膝屈髋下边摇转边下压，并外展外旋伸直下肢数次，可使嵌顿的关节囊解脱，消除因疼痛导致的肌肉痉挛，恢复髋关节活动。

2. 固定方法　一般无需严格的固定，但初期患者应卧床休息，减少负重及行走。

3. 练功活动　初期髋部疼痛较重者，可做踝和足趾的屈伸活动，以及股四头肌的舒缩活动锻炼。后期疼痛不明显时应做髋屈伸、收展和旋转等各个方向的活动锻炼，以尽快恢复髋部功能。

4. 药物治疗

（1）内服药

①血瘀气滞证　髋部肿痛，刺痛不移，夜间加重，压痛点固定，关节屈伸不能，舌暗红或有瘀点，脉涩。治宜活血化瘀、行气止痛，方用活血止痛汤加减。

②风寒湿痹证　髋部疼痛，伴麻木，得温减轻，遇阴雨加重，舌淡，苔白腻，脉弦滑。治宜祛风散寒、除湿通络，方用蠲痹汤加减。

③筋脉失养证　髋部隐隐疼痛，时轻时重，劳累加重，休息缓解，行走乏力，舌淡，苔白，脉沉细。治宜养血壮筋，方用壮筋养血汤加减。

（2）外用药　早期宜外敷消瘀止痛药膏，后期可选用海桐皮汤外洗，或热敷以促进血液流通，解除筋肉挛缩。

5. 其他疗法

（1）封闭疗法　后期可用曲安奈德注射液 20～40mg 加 1% 利多卡因 2～5mL 局部痛处封闭注射。每周 1 次，可单独 1 次，也可连续 2～3 次。

（2）物理疗法　损伤后 24 小时内可冷敷，后期可选用超声波、磁疗、频谱仪等方法配合治疗。

【预防与调护】

本病多由髋部运动过度引起，因此在进行各种运动前应充分做好准备活动。损伤早期可冷敷，后期宜热敷。损伤初期以卧床休息为主，避免患肢负重与风寒湿邪侵袭。后期应积极进行髋部练功活动，以加速损伤修复。

二、梨状肌综合征

梨状肌综合征是指由梨状肌损伤后刺激或压迫坐骨神经而引起的以一侧臀腿疼痛为主要症状的病证。梨状肌起始于第 2、3、4 骶椎前面骶前孔外侧和坐骨结节韧带，肌纤维穿出坐骨大孔后，抵止于股骨大转子（图 3-1）。梨状肌把坐骨大孔分成上、下两部分，称为梨状肌上孔和梨状肌下孔。自髂后上棘至尾骨尖做一连线，其中点至股骨大转子顶点的连线即梨状肌下缘。坐骨神经大多经梨状肌下孔穿出骨盆到臀部，部分有解剖变异者则从梨状肌内或梨状肌上孔穿过（图 3-2）。若髋关节过度内、外旋，可损伤梨状肌。本病多见于中青年人，是临床腰腿痛的常见病之一。

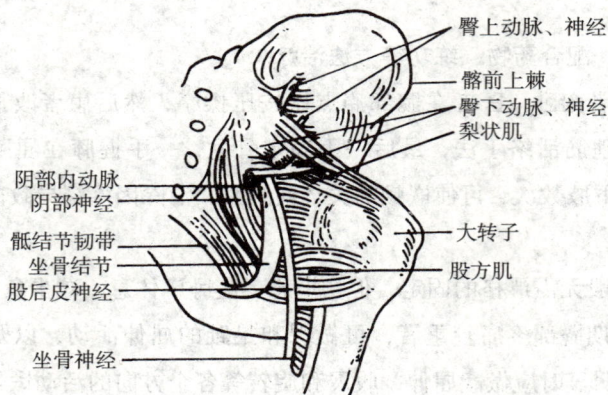

图 3-1　梨状肌部位的解剖

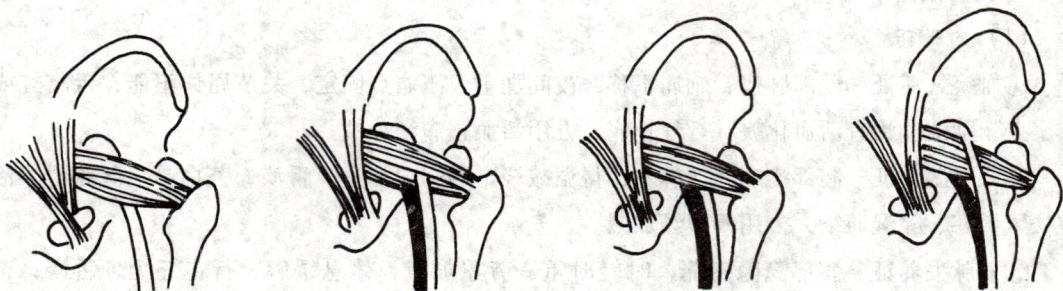

图 3-2　坐骨神经与梨状肌的关系类型

【病因病机】

梨状肌综合征分为急性损伤和慢性劳损两种类型,多由间接外力所致。如闪、扭、跨越等使髋关节急剧外展、外旋,梨状肌猛烈收缩,或髋关节突然内旋,使梨状肌受到牵拉,可使梨状肌遭受损伤。反复下蹲等动作及其他慢性劳损,或感受风寒湿邪,或经历人工髋关节置换术后,或骨盆腔内炎症刺激,等等,也可使梨状肌遭受损伤而发病,特别是有坐骨神经走行变异者更易发本病。急性损伤可导致局部充血、水肿等炎症性反应及肌肉保护性收缩痉挛,使坐骨神经受到刺激、牵拉或挤压而出现臀腿疼痛等症状。慢性损伤的主要病理变化为局部肌纤维的变性、粘连与挛缩,因累及坐骨神经和臀下神经而出现臀部和下肢肌肉萎缩、肌力减退等一系列症状。久之则可引起臀大肌、臀中肌的萎缩。本病属于中医学痹证的范畴,与气血凝滞、经络闭阻有关。

【诊断要点】

患者有髋部扭闪外伤史或感受风寒湿等病史。一般为单侧发病,主要症状是臀部酸胀疼痛,向大腿后侧及小腿外侧放射,肌肉痉挛严重者,呈"刀割样"或"烧灼样"疼痛,咳嗽、喷嚏时可加重疼痛,睡卧不宁,甚至走路跛行,偶有会阴部不适、小腿外侧麻木。检查时腰部无压痛和畸形,活动不受限。梨状肌肌腹有压痛和放射痛,有时可触及条索状隆起肌束。髋关节内旋、内收受限并加重疼痛,梨状肌紧张试验阳性,直腿抬高试验在小于60°时,梨状肌被拉紧,疼痛明显,而大于60°时,梨状肌不再被拉长,疼痛反而减轻。

X线检查可用于排除髋部骨性病变。

本病临床应注意与腰椎间盘突出症、腰椎管狭窄症、臀上皮神经卡压综合征、坐骨神经炎等相鉴别。

【治疗】

治疗原则为早期尽快解除梨状肌对坐骨神经的压迫刺激,后期重点是预防粘连和肌肉萎缩。治疗以手法为主,配合药物、针灸、封闭等方法治疗。

1. 理筋手法 通常作为首选方法,通过局部手法以缓解梨状肌痉挛,改善局部血液循环,解除对神经的刺激和压迫,修复受损组织。急性期手法宜轻柔和缓,切忌暴力,以免加重病情。慢性期手法宜深沉有力,以弹拨法为主。

患者俯卧,医者先按摩臀部痛点,使局部略有发热,然后医者以双拇指相重叠,触摸钝厚变硬的梨状肌,用力深压并用弹拨法来回拨动梨状肌,弹拨方向应与肌纤维走向相垂直,对较肥胖患者力度不够时,可用肘尖部深压弹拨。弹拨 10 ~ 20 次后,再做痛点按压。最后由外侧向内侧顺梨状肌纤维行走方向做推按抚顺,再两手握住患肢踝部牵抖下肢而结束。每周 2 ~ 3 次,可连续 2 ~ 3 周。

2. 固定方法 一般无需严格的固定,但急性损伤初期患者应卧床休息,减少负重及行走。

3. 练功活动 初期臀腿疼痛较重者,可在床上做踝和足趾的屈伸活动,以及股四头肌的舒缩活动锻炼。后期疼痛不明显时应做髋屈伸、收展和旋转等各个方向的活动锻炼,以尽快恢复肢体功能。

4. 药物治疗

(1) 内服药

①血瘀气滞证 臀部疼痛剧烈,向下肢放射,拒按压,痛如针刺刀割,入夜尤甚,肌肉坚硬,肢体拘挛,活动不便,舌暗红和有瘀斑,苔薄白,脉弦涩。治宜化瘀生新、活络止痛,方用身痛逐瘀汤加减。

②寒湿痹阻证 臀部及下肢酸胀、隐痛,阴雨天加重,关节屈伸不利、行走不便,舌质淡,苔薄腻,脉弦紧。治宜散寒除湿、祛风通络,方用蠲痹汤加减。

③湿热阻络证 臀部及下肢痛不可近,烧灼难忍,遇热而重,得冷则缓,伴有恶心、口干、烦闷躁动,舌质红,苔黄腻,脉弦数。治宜清热除湿、通络止痛,方用加味二妙散加减。

④气血亏虚证 病久疼痛缠绵,酸困隐隐,关节屈伸不利,行走困难,肌肉瘦削,皮肤感觉迟钝和麻木不仁,身倦乏力,面色少华,语怯懒言,舌质淡,苔薄白,脉细弱。治宜补养气血、舒筋止痛,方用当归鸡血藤汤加减。

(2) 外用药 急性损伤早期宜外敷消瘀止痛药膏,或用宝珍膏、复方南星止痛膏等外贴患处。后期可用坎离砂热熨臀部,以促进血液流通。

5. 其他疗法

(1) 针灸疗法 取阿是穴、环跳、殷门、承扶、阳陵泉、足三里等穴,用泻法,以有酸麻感向远端放散为宜。针感不明显者,可加强捻转。急性期每天针刺 1 次,好转后隔日 1 次,可加艾灸。

(2) 封闭疗法 非急性期可用曲安奈德注射液 20 ~ 40mg 加 1% 利多卡因 2 ~ 5mL 做局部痛处封闭注射。每周 1 次,2 ~ 3 次为 1 个疗程。

NOTE

（3）**物理疗法**　急性损伤后 24 小时内可冷敷，后期可选用频谱治疗仪、红外线照射仪、超短波等方法治疗。

（4）**手术疗法**　保守治疗无效且症状严重，或诊断明确但症状反复发作的患者，可行手术治疗，以松解梨状肌对坐骨神经的压迫。

【预防与调护】

急性期疼痛严重者应卧床休息，以将伤肢保持在外旋、外展位为佳，避免髋关节的旋转活动，平时要避免风寒湿邪侵袭。疼痛缓解后应加强髋关节及腰部功能锻炼，以减少肌肉萎缩，促进血液循环。

三、弹响髋

弹响髋是指髋关节在某些动作时出现听得见或感觉得到的声音或"咔哒"声，又称髂胫束摩擦综合征。本病多见于青壮年，常为双侧性，通常无明显症状，患者常因弹响而感到不安。

【病因病机】

弹响髋根据病变发生部位之不同，可分为关节内弹响及关节外弹响两种。关节内弹响少见，其有两种类型，一种类型发生于儿童，是由于股骨头在髋臼内的后上方边缘轻度自发性移位，在大腿突然的屈曲和内收时而发生弹响，日久可变为习惯性弹响。另一种类型多见于成年人，由于髂股韧带呈条索状增厚，在髋关节过伸，尤其是外旋时与股骨头摩擦而产生弹响。关节外弹响较常见，也是习惯上所称的弹响髋，又称阔筋膜紧张症。阔筋膜位于大腿上部的前外侧，为全身最厚的筋膜。阔筋膜的外侧部分，因有阔筋膜张肌的腱纤维编入而特别增厚呈扁带状，称髂胫束，向下止于胫骨外侧髁。由于髂胫束的后缘或臀大肌肌腱部的前缘增厚，在髋关节屈曲、内收或内旋活动时，上述增厚的组织滑过大转子的突起而发生弹响。一般不痛或只有轻度的疼痛。日后由于增厚组织的刺激，可发生大转子部的滑囊炎。

中医认为本病是局部气血凝滞，血不濡筋，导致筋肉挛缩、疼痛，活动弹响。或关节活动过度，慢性积劳成伤，迁延日久，筋肌肥厚、粘连、挛缩，活动弹响。

【诊断要点】

髋关节自动屈伸及行走时出现响声，不影响关节活动，疼痛不明显。若继发有大转子区滑囊炎时可出现疼痛。弹响髋的诊断不难，检查时令患者主动伸直、内收或内旋髋关节，可摸到一条粗而紧的纤维带在大转子处滑动和发出弹响声，即可确诊。

X 线检查可排除髋部骨关节疾病。

本病应与先天性髋关节脱位相鉴别。先天性髋关节脱位，由于股骨头和关节囊发育不良，故患者在髋关节活动时，也可能有响声出现，应注意鉴别。

【治疗】

在大转子上发生的弹响髋，如无明显自觉不适症状，经确诊后给予耐心解释，一般无需特殊处理。有轻微疼痛不适或对弹响有精神负担时，可采用非手术疗法对症治疗。疼痛明显或引起患者精神过度不安者，可考虑手术治疗。

1. 理筋手法　患者取侧卧位，患肢在上，从阔筋膜张肌沿髂胫束到膝部以掌根按揉法或用㨰法治疗，上下往返 3～5 分钟，并配合髋关节被动屈伸，再自上而下往返弹拨髂前上棘上方的髂嵴部和大转子处的索状物，然后沿大腿外侧髂胫束及阔筋膜张肌肌纤维方向行揉顺法，并可适当按压居髎、环跳、风市、阳陵泉诸穴。然后患者改仰卧位，从髂前上棘阔筋膜张肌起始部向下，经股前近端，股外侧至膝关节外侧用掌根按揉法，上下往返 3 ~ 5 分钟，并配合髋关节内、外旋转的被动运动，再弹拨髂前上棘的阔筋膜张肌和大粗隆处紧张的筋膜，最后在病患处施擦法，以热为度。

2. 药物治疗

（1）内服药

①筋脉失养证　病程迁延，髋部钝痛酸痛，喜按喜揉，肌肉萎缩，腿软无力，动则弹响，舌淡，苔少，脉细。治宜养血荣筋，方用壮筋养血汤加减。

②湿热壅盛证　局部肿胀，灼热红肿，疼痛较重，活动时疼痛加重，扪之有粗筋结，或有波动感，或伴有发热、口渴，舌质红，苔黄腻，脉弦数。治宜除湿通络、清热解毒，方用三妙丸合五味消毒饮加减。

（2）外用药　局部用四肢损伤洗方或海桐皮汤熏洗或湿敷，洗后外贴宝珍膏或复方南星止痛膏。

3. 其他疗法

（1）封闭疗法　可用曲安奈德注射液 20 ~ 40mg 加 1% 利多卡因 2 ~ 5mL 做局部痛处封闭注射。每周 1 次，2 ~ 3 次为 1 个疗程。

（2）针刺拔罐　髂胫束或大粗隆上缘等痛点处常规消毒后，以刃针 1 枚垂直进针，待突破后提插 1 ~ 3 针，快速出针后在针眼处拔罐治疗，留罐 5 ~ 15 分钟，以针眼处出血为佳。

（3）针刀疗法　消毒局麻后，刀口线平行于髂胫束，垂直进针刀，针刀达髂胫束后，沿髂胫束两侧纵行 1 ~ 2 刀，稍退针刀，将刀口线旋转 90°达髂胫束最紧张处铲 2 ~ 3 刀，并沿髂胫束分离，手下感觉病变处有松解感后出刀。出刀后用双手拇指用力推拿局部 5 ~ 10 次。行针刀治疗后 1 周内避免剧烈活动。

（4）手术疗法　如症状重，条索状增厚明显或引起患者过度不安，经非手术治疗无效者，应行手术治疗。若由于髂胫束或臀大肌肌腱增厚，可将增厚组织在大转子处切断或将大转子上的滑囊或骨块切除，术后应早期进行练功活动。若属关节内型，常合并髋臼后缘骨折，或有关节内游离体者，可手术根除。

【预防与调护】

本病一般不影响髋关节正常的功能活动，但关节弹响声对患者心理有一定影响，应做好心理疏导工作。平时应注意避免髋关节过度内收和内旋等活动，以减少弹响的发生。

四、髋关节一过性滑膜炎

髋关节一过性滑膜炎是儿童时期由非特异性炎症引起的以髋关节急性疼痛、肿胀、活动受限为主要特征的一种自限性疾病。目前对其发病机制尚无统一认识，故临床病名称谓很多，如髋关节暂时性滑膜炎、髋关节单纯性滑膜炎、小儿髋关节半脱位、应激髋综合征等。本病好发于 3 ~ 12 岁儿童，男孩较女孩多见，好发于右侧。对于本病，关键要早期诊断，及时给予相应处理，虽然部分患儿可自行痊愈，但多数仍需要采取针对性治疗，若延误治疗，有发生股骨头骨骺缺血性坏死的可能，造成日后的发育障碍。

【病因病机】

本病病因至今尚未明确，大多认为与过度运动、感染、外伤及先天因素有关。儿童时期，其髋臼、股骨头发育尚未成熟，关节囊及周围韧带松弛，股骨头活动范围较大，当奔跑跳跃、不慎跌倒等使下肢过度外展、外旋时，髋关节间隙增大，滑膜被关节腔的负压吸入后并嵌顿其中，造成滑膜组织的充血水肿，继而出现髋关节的疼痛肿胀、活动障碍、跛行。病程一般3～14天，部分患儿可自行痊愈。

中医学认为本病是由正气受损，风寒湿邪流注关节，经脉痹阻所致。正如《医宗金鉴·正骨心法要旨》所述："若素受风寒湿气，再遇跌倒损伤，瘀血凝结，肿硬筋翻，足不能直行。"

【诊断要点】

患儿发病前多有奔跑、跳跃、跌倒等运动外伤史，上呼吸道感染史，痢疾史，或存在其他感染病灶。本病好发于3～12岁儿童，多数发病急骤，无明显全身症状，表现为突然发作的髋部疼痛、跛行，动则痛剧，可伴有同侧大腿及膝关节的疼痛。双下肢不等长，患肢假性延长在2cm以内，患侧髋关节处于屈曲、内收、内旋位，腹股沟前方有压痛，"4"字试验、托马斯征均阳性。

X线髋关节摄片检查显示髋关节囊肿胀，关节间隙稍增宽，无骨质破坏。实验检查白细胞总数可增高，血沉略增快。B超检查可见关节腔积液，关节囊肿胀，回声减低，欠均匀。髋关节穿刺检查见关节液透明，细菌培养为阴性。关节囊滑膜组织检查为非特异性炎症变化。

本病应注意与髋关节滑膜结核、髋化脓性关节炎、风湿性关节炎、股骨头骨骺炎等疾病相鉴别。

1. 髋关节滑膜结核　有明显的结核中毒症状，初起症状为髋部疼痛，患髋活动受限，跛行，髋关节屈曲挛缩畸形。X线片可见关节囊肿胀，关节间隙稍宽，晚期可发展为骨关节结核，骨质破坏明显。

2. 髋化脓性关节炎　起病急、高热、寒战，白细胞总数及中性粒细胞升高，血沉加快，重者可出现败血症表现。髋部疼痛、活动受限，患肢短缩屈曲畸形，关节穿刺可抽出脓性液体，细菌培养可见化脓菌生长。

3. 风湿性关节炎　多表现为多发性、游走性关节痛，伴有高热，关节症状较重。血沉加快，抗链球菌溶血素"O"升高。

4. 股骨头骨骺炎　患儿髋关节活动轻、中度受限，"4"字试验阳性，而托马斯征常为阴性。X线片显示股骨头骨骺密度增高或碎裂，股骨颈变短、变宽。

【治疗】

治疗原则为尽快解除滑膜组织的嵌顿，避免负重和限制关节活动，以免增加关节囊内压而危及股骨头血供。以手法治疗为主，配合药物、卧床休息等治疗。

1. 理筋手法　通过局部手法可缓解股内收肌群的痉挛，再运用复位手法使被嵌顿的滑膜组织得以回复原位，恢复髋关节的功能。患儿仰卧位，助手双手按压于患儿髂前上棘以固定骨盆，医者立于患侧，先用拇指轻柔弹拨股内收肌群，以缓解痉挛。痉挛缓解后，一手握患肢踝部，另一手握膝关节，先轻轻拔伸牵引，再屈膝屈髋，若出现疼痛则不强屈，在无痛范围内旋转摇晃髋部，待到患者肌肉放松时，腿长者做屈髋、内收、内旋，腿短者做屈髋、外展、外旋，随即在牵引力下伸直患肢，结束手法。

2. 固定方法　应卧床休息，患肢制动。患儿不配合或病情较重，可行患肢持续皮肤牵引，其可缓解肌肉痉挛，降低髋关节囊内压，防止关节挛缩，减轻疼痛。牵引重量3～5kg，牵引时间为1～2周。

3. 练功活动　可在床上做踝和足趾的屈伸活动，以及股四头肌的舒缩活动锻炼。治疗期间要尽可能限制髋关节活动和避免下肢负重行走。

4. 药物治疗

（1）内服药

①瘀血阻络证　髋关节疼痛，固定不移，肌肤紫暗肿胀，舌紫暗或有瘀斑，苔薄黄，脉弦涩。治宜活血化瘀、通络止痛，方用桃红四物汤加减。

②寒湿痹阻证　髋关节疼痛，遇寒加重，肢体酸楚重着，肿胀弥散，舌淡，苔白腻，脉弦紧。治宜散寒除湿、祛风通络，方用独活寄生汤加减。

③湿热内蕴证　关节活动不利，局部灼热或红肿，痛不可触，得冷则舒，舌红，苔黄腻，脉弦滑。治宜清热利湿、宣痹止痛，方用薏苡仁汤加减。

（2）外用药　初期宜外敷消瘀止痛药膏，后期可用坎离砂热熨髋部，以促进血液流通。

5. 其他疗法　后期可采用红外线、超短波、频谱等物理疗法配合治疗，可加速渗出液吸收，缩短疗程。

【预防与调护】

本病预后良好，发病后应卧床休息，避免下肢的负重与髋部过度活动。后期局部可适当热敷，利于炎症的消退。平时要加强锻炼，增强体质，避免髋部的损伤。

五、髋部滑囊炎

髋部滑囊炎是指各种因素引起髋关节周围的滑囊积液、肿胀和炎性反应，导致局部疼痛、活动受限的一类病症。髋部周围有较多滑囊，其中重要的有髂耻滑囊、股骨大转子滑囊和坐骨结节滑囊。髋部这些滑囊都直接或间接有助于髋关节的运动，减少肌腱与骨关节的摩擦。本病多与职业有关，可发生于任何年龄段。

【病因病机】

由于髋部滑囊处于特殊位置，长期持续的慢性刺激使囊壁增厚或纤维化而发生慢性无菌性炎症。少数因髋部剧烈活动，使附着在骨突上的肌腱损伤，牵拉或刺激周围滑囊而引起。部分患者有类风湿或风湿病史，或有局部感染病史。早期病理改变主要是浆液性渗出物聚集在囊内，形成局限性的肿胀。若诊治不及时，迁延日久，囊壁变厚渐至滑囊闭锁，致使滑囊形成一个慢性炎症肿块。多见于老年人及长期坐位工作者。

中医学认为久坐伤气，气虚无力推动血行，导致气血阻滞，脉络受损，或局部组织长期受压，摩擦而致气滞血瘀，积聚化热，形成炎症。

【诊断要点】

1. 髂耻滑囊炎　髂耻滑囊炎又称髂腰肌滑囊炎，髂耻滑囊位于髂腰肌与耻骨之间，病变多为慢性过程，主要表现为股三角部肿胀、疼痛，并可因股神经受压而疼痛向股前侧及小腿内侧放射。患侧大腿常处于屈曲位，若将其伸直、外展或内旋时，疼痛加重，局部压痛明显。必要时可行穿刺，可见淡黄色黏性液体。本病应与髋关节炎和髂腰肌囊肿相鉴别。

2. 股骨大转子滑囊炎　股骨大转子滑囊位于大转子与臀大肌腱之间。一般无明显外伤史，发病时可有大转子部肿胀、疼痛，不能向患侧侧卧，行走不利，休息后症状减轻。检查可于大转子后方触及囊性肿胀，局部加压或髋关节屈曲与内旋时疼痛加重，髋关节屈伸活动受限，为减轻疼痛，患髋常处于屈曲、外展和外旋位。X 线检查有时可见股骨大转子处软组织肿胀阴影。局部穿刺抽液可见淡黄色黏性液体。本病应与腰椎间盘突出症、梨状肌综合征、大转子骨骺炎、大转子化脓性骨骺炎、髋关节结核等相鉴别。

3. 坐骨结节滑囊炎　坐骨结节滑囊位于两侧坐骨结节部，患者一般有长期坐位工作史或外伤史，中老年人尤其是体质瘦弱者多见。常感臀部不适或疼痛，坐位尤其是臀部接触硬物时疼痛明显，站起疼痛即缓解。坐骨结节处压痛明显，摇旋髋关节时可引起牵扯痛。X 线检查无异常表现。此滑囊炎易出血，穿刺抽出液可为淡黄色黏性液体或血性液体。

【治疗】

以手法治疗为主，配合药物、封闭、理疗等方法治疗。

1. 理筋手法　对于慢性损伤性滑囊炎，医者在患处先施以掌摩法、掌揉法、点按法放松局部，然后适当用力按压、弹拨囊肿数分钟，以消肿散结、活血化瘀，最后用掌摩法、平推法以达舒筋止痛之目的。

2. 固定方法　急性期滑囊肿大甚者，应卧床休息，避免患髋屈曲和旋转，以减少对滑囊的刺激。

3. 药物治疗

（1）内服药

①瘀血留滞证　治宜活血散瘀、消肿止痛，方用桃红四物汤加减。

②气虚湿阻证　治宜益气健脾、利湿止痛，方用健脾除湿汤加减。

③湿热壅盛证　治宜清热除湿、通络止痛，方用五味消毒饮合三妙丸加减。

（2）外用药　急性期局部用金黄膏、消肿止痛膏、三色敷药等外敷，恢复期采用海桐皮汤熏洗热敷。

4. 其他疗法

（1）封闭疗法　局部穿刺抽液后，用曲安奈德 40mg 加 1% 利多卡因 5mL 做滑囊内注射。

（2）针刀疗法　局麻下，用小针刀垂直刺入滑囊后，做纵横十字剥离 3～4 次，至滑囊壁完全切开，刀下有松解感时出刀，可用创可贴覆盖创口。术后避免剧烈活动。

（3）物理疗法　可选用蜡疗及光疗，以及中药离子透入等方法配合治疗。

（4）手术疗法　保守治疗无效者，或诊断明确，但疼痛严重，且反复发作者，可行滑囊切除术或病灶清除术。切除物需常规做病理检查，以排除其他原因所致的滑囊炎。

【预防与调护】

本病应注意减少坐位时间，对长期处于坐位的患者尤其是中老年人要注意更换体位和姿势，还可在座椅上加软垫。当患者有感染、类风湿等疾病时，应积极针对病因治疗，控制病情，防止本病的发生。发病后以卧床休息为主，减少局部压迫，禁食辛辣刺激食物。

六、臀肌挛缩症

臀肌挛缩症是指由于多种原因引起臀部肌肉及其筋膜纤维变性挛缩，致使髋关节内收、内旋功能障碍，而表现出特有步态和异常姿势的病症。本病多发于儿童时期，常见于反复臀部肌肉注射的患者，故又称小儿臀肌挛缩症、注射性臀肌挛缩症。临床上以臀大肌挛缩多见，是一种医源性疾病。

【病因病机】

一般认为，反复多次的臀部肌肉注射是本病的最主要病因。婴幼儿臀部肌肉薄弱，修复吸收能力较差，在进行反复多次的注射治疗后，受机械性、药物化学性等多种因素刺激造成肌肉组织局部的出血、水肿、变性、坏死，形成纤维瘢痕组织，从而使髋关节内收、内旋等活动受限，继而形成屈髋时强迫外展、外旋等特有体征。但并非所有具有多次注射史的患者都发生此病，因而本病的发生还与患者的体质因素、免疫因素、遗传因素、感染因素等有关。

【诊断要点】

多有臀肌反复注射药物史，常见于儿童，亦可见于青少年，可双侧或单侧发病。患者常表现为臀部变尖，可有局部肌肉的明显萎缩，坐时双膝分开，不能靠拢，下蹲时双膝必须分开向外"划圈"动作，呈典型的"蛙式位"，行走时呈"外八字"步态，跑步时步幅小呈跳跃状。检查时部分患者可在臀部触及由内上向外下与臀肌纤维走向一致的挛缩带，关节活动时局部可有条状凹陷及髋部弹响声。交腿试验与髂胫束试验（Ober 征）均为阳性。严重者可出现髋臼底凸向骨盆，形成 Otto 骨盆（髋臼向内突出症）。

X 线检查大多无异常，严重者可见骨盆倾斜，脊柱侧弯，或"假性双髋外翻"，股骨颈干角大于 130°，股骨小转子明显可见，甚者可发现患侧股骨头无菌性坏死。血液检查和肌电图一般均正常。

本病应与弹响髋、小儿麻痹后遗症相鉴别。

1. 弹响髋　多见于青壮年，在大腿突然屈曲及内收时出现弹响，但无步态异常及髋关节活动受限。

2. 小儿麻痹后遗症　可出现相似步态异常，有臀肌挛缩，但肌萎缩还涉及其他下肢肌肉，且存在多处骨性畸形。

【治疗】

轻、中度患者以手法、药物治疗为主，辅以练功治疗。重度患者宜采用手术治疗。

1. 理筋手法　患者俯卧，医者用手指或手掌在患部进行揉摩、搓滚、弹拨等手法 5 ~ 10 分钟，弹拨时可沿肌纤维条索上下移动，使其硬结的组织松软，同时消除患儿紧张心理，放松肌肉以利治疗。然后患者仰卧，医者握住患肢小腿，使其内收内旋，并向对侧斜形牵拉。力量由轻到重，来回摆动，逐步增加幅度至患者所能承受的最大限度，如此反复数遍。双侧臀肌挛缩者，可同时进行交叉牵拉。最后患者再俯卧，医者用掌根自腰经臀向下至大腿后侧行按揉手法 2 ~ 3 分钟。

2. 练功活动　除注重股四头肌舒缩锻炼和下地行走跑跳练习以预防患肢肌肉萎缩外，还应加强患肢髋关节的练功，如并膝下蹲、仰卧抬腿、蹬空增力、四面摆腿等。

3. 药物治疗

（1）内服药

①瘀阻筋络证　髋部酸胀不适，关节屈伸活动不利，行走或跑跳时步态异常，臀部可触及筋粗筋结，舌暗，苔薄，脉弦涩。治宜益气活血、散瘀通络，方用补阳还五汤加减。

②筋脉失养证　体质虚弱，步行乏力，臀肌萎缩，可触及条索状硬结，髋屈伸活动受限并伴有弹响声，舌淡，苔薄，脉沉细。治宜养血壮筋、和营通络，方用壮筋养血汤加减。

（2）外用药　局部外搽红花油、万花油等，也可用海桐皮汤布包外敷或外洗。

4. 其他治疗　对于重度患者或经保守治疗无明显改善者，应选择用手术治疗。常见的手术方法有臀肌挛缩带切断术、臀肌挛缩带"Z"形延长术、臀肌挛缩带切除术、臀大肌起点下移术或止点松解术。无论采取何种术式，手术应在避免损伤神经血管前提下，彻底松解挛缩的肌肉。术中要不断检查，务必在手术台上达到满意的髋关节屈曲、内旋、内收角度。术后要尽早进行恢复锻炼，避免已松解的变性纤维重新愈合在一起，影响疗效。

【预防与调护】

反复多次的臀肌注射是导致本病的最主要原因，因此应尽量减少或避免对臀部肌肉注射毒性大、刺激性强的药物。注射的方法和部位要合理选择，注射速度要缓慢，尽量避免同一部位连续注射。注射后可进行局部热敷，以利于药液的吸收和改善局部的血液循环，从而预防本病的发生。

七、股四头肌损伤

股四头肌损伤是指股四头肌遭受直接暴力打击而致的挫伤，以及因扭捩等间接暴力所致的肌纤维撕裂伤或断裂伤。损伤严重时可致肌肉完全断裂，影响屈髋、伸膝功能。股四头肌由股直肌、股内侧肌、股外侧肌和股中间肌4部分组成，为伸膝关节的主要装置。其中，股直肌为双关节肌，呈梭形，是股四头肌群中唯一跨越过髋关节具有屈髋功能的肌肉，较易发生损伤。本病多见于运动前准备不充分、过量运动者及中老年人。

【病因病机】

钝器击打或撞击等直接暴力造成的股四头肌损伤，可伤及局部肌纤维，甚者可使肌纤维断裂。间接暴力引起的损伤包括两方面：一是股四头肌剧烈收缩，如超负荷举重、骤然的屈髋伸膝运动；二是反复牵拉所致慢性劳损者，如长时间负重登山、长途行军等。股四头肌损伤较轻或慢性劳损者，多见肌腱附着部或肌肉与肌腱交界处撕裂伤，继而形成小的血肿、粘连。损伤较重者可见肌肉部分甚至完全断裂，肿胀疼痛明显，功能受限，日久血肿机化，瘢痕组织形成，影响关节活动功能。

【诊断要点】

有明显的大腿前侧外伤史。伤后局部疼痛剧烈，肿胀明显，主动屈髋伸膝时疼痛加重或无法完成动作，跛行或站立困难，伤后数小时可见瘀斑。检查见伤肢肿胀，伤处压痛明显，压痛点范围相对固定，髋、膝关节功能障碍。肌肉完全断裂可在髌上肌腱附着处触及因近端肌肉收缩所致的凹陷，单纯股直肌断裂不易触及，易造成漏诊。股四头肌抗阻力试验阳性。陈旧性损伤或慢性劳损者，大腿前侧压痛轻微，患侧膝关节被动过屈时可引发大腿前侧牵拉痛，或见股四头肌萎缩和肌力下降。肿胀严重者穿刺可见血性积液。

X线检查大多有软组织广泛肿胀阴影，极少发现有撕脱性骨折。MRI检查可判断肌腱是否完全断裂。

【治疗】

首先应判断股四头肌损伤的性质与程度。低动能损伤、慢性劳损者，可行外固定，运用手法、药物和练功活动等治疗。挫伤造成股四头肌下血肿严重，应进行穿刺抽吸，冰敷并加压外固定，配合中药治疗。肌肉不完全断裂者，应将患肢膝关节半屈曲位石膏固定1~2周。完全断裂者，应尽早手术修补。

1. 理筋手法 损伤初期不宜直接手法治疗，中后期可采用手法治疗。患者取仰卧位，医者立于患侧，可先在患部做揉按法、拿法、弹拨法等手法，以松解粘连。然后医者一手握住患肢踝部，另一手扶在患侧膝关节髌前，在患者可承受范围内反复屈曲伸直膝关节，保持患者足跟始终贴于治疗床上，活动范围由小到大。最后施以捋顺及拍打、抖散等手法。本法也适用于术后康复期患者。

2. 固定方法 损伤初期需要绝对卧床休息，伤肢制动并避免负重。肌肉不完全断裂者，应用夹板或石膏固定患肢膝关节半屈曲位1~2周。肌肉完全断裂或肌腱止点处完全断裂者，术后用夹板或石膏固定膝关节伸直位6周。

3. 练功活动 早期在进行股四头肌静力收缩锻炼时，还需配合患侧踝关节的屈伸活动，既防止股四头肌失用性萎缩，又可以改善伤肢静脉回流，降低深静脉血栓的形成风险。待肌力增强后可进行单关节运动锻炼，如直腿抬高练习、床边屈伸膝关节，为站立行走做准备。后期可行复合关节运动锻炼，如下蹲、徒手行走、凌空踢腿等。行股四头肌修补缝合术患者，术后6周解除固定后，应加强主动练功，防止肌肉萎缩。所有练功活动以不引起局部疼痛为度，练功力度要柔和缓慢，循序渐进。

4. 药物治疗

（1）内服药

①气滞血瘀证 肌肉骤然收缩或直接暴力打击致伤。局部疼痛、肿胀、瘀斑，关节活动受限，断裂伤术后初期，舌暗红，苔薄黄，脉弦。治宜活血化瘀、消肿止痛，方用复元活血汤加减。

②瘀热阻络证 伤后局部肌肉僵硬，关节强直，有条索状硬结，或灼热红肿，活动后肌肉疼痛加重，舌质红，脉弦数。治宜凉血活血、散瘀止痛，方用仙方活命饮加减。

③气血虚损证 股四头肌伸膝无力，劳累后肌肉酸痛，肌肉萎缩，面色苍白，少气懒言，舌淡，苔少，脉沉细。治宜益气养血、强壮筋骨，方用当归鸡血藤汤或健步虎潜丸加减。

（2）外用药 早期外敷可用消肿止痛膏或双柏散，中后期可用海桐皮汤热敷或熏洗。也可应用非甾体类药物外搽。

5. 其他疗法

（1）封闭疗法 损伤后期，痛点固定，影响肢体功能活动者，可选用曲安奈德40mg加1%利多卡因3~5mL对痛点进行局部注射，5~7天1次。

（2）物理疗法 可选用微波、空气波、电疗仪等物理疗法，促进下肢血液循环，缓解肌肉僵硬。

（3）手术疗法 股四头肌损伤完全断裂者，可早期手术清除血肿，做肌腱、筋膜、肌肉组织的修补缝合术。陈旧性断裂者，可选用减张缝合术、阔筋膜修补缝合术及股四头肌延长术等。

【预防与调护】

损伤早期应以卧床休息为主，宜冰敷患处，不宜手法理筋治疗，以免加重损伤。中后期可理筋按摩配合适当的股四头肌练功活动，加速肢体的功能恢复。平时应加强体质训练，在进行各种运动前应充分做好准备活动，以防损伤。

第二节　膝与小腿部筋伤

膝关节是全身最大、最复杂的关节，为屈戌关节。其骨性结构由股骨远端两个弧形的股骨内、外侧髁和胫骨近端一个比较平坦的胫骨平台，以及前方的髌骨所构成。膝关节的稳定性由骨、韧带、半月板和肌肉来共同维持。膝关节侧方有胫、腓侧副韧带，膝关节之中有前、后交叉韧带，膝关节间隙有内、外侧半月板，膝关节前方有股四头肌，膝关节后方有腘绳肌，等等，膝关节周围有较多的肌腱和滑膜囊，膝关节腔为人体最大的滑膜腔。这些组织结构对维持膝关节的稳定、维护膝关节的屈伸活动起着重要作用，任何一种结构的损伤都会影响关节的稳定性及运动功能，从而出现膝关节肿胀、疼痛、活动受限等症状。

中医称膝关节为"膝骱"，由于膝关节周围筋肌结构甚多，所以有"诸筋者，皆属于节"和"膝为筋之府"之说。膝关节浅在，活动量大，摩擦劳损及创伤机会多，故膝部筋伤在临床上较为常见。在膝关节损伤的治疗过程中，要最大限度地保护和修复膝关节的侧副韧带、交叉韧带、半月板和髌腱等结构。股四头肌主要是伸膝功能，对膝关节的稳定性也有重要作用。当膝关节长期制动时，常造成股四头肌的萎缩，影响关节功能的恢复，所以在任何膝关节损伤治疗过程中，都应重视股四头肌的练功活动。

一、膝关节侧副韧带损伤

膝关节侧副韧带损伤是指由于外力作用致使膝关节的侧副韧带发生牵拉伤、撕裂或断裂，出现以膝部疼痛、步行不稳、内外翻畸形为主要表现的膝部损伤。膝关节的内侧及外侧各有坚强的副韧带所附着，是维持膝关节稳定的主要结构（图3-3）。胫侧副韧带亦称内侧副韧带，起于股骨内髁结节，下止于胫骨内髁的内侧面，呈三角形（有前纵部、后上斜部、后下斜部），分深浅两层，其深部纤维与关节囊及内侧半月板相连，具有限制膝关节外翻和外旋的作用。腓侧副韧带亦称外侧副韧带，起于股骨外髁结节，下止于腓骨头，为条索状坚韧的纤维束，与外侧半月板之间有腘肌腱和滑膜囊相隔，具有限制膝关节内翻和内旋的作用。临床以胫侧副韧带损伤多见。

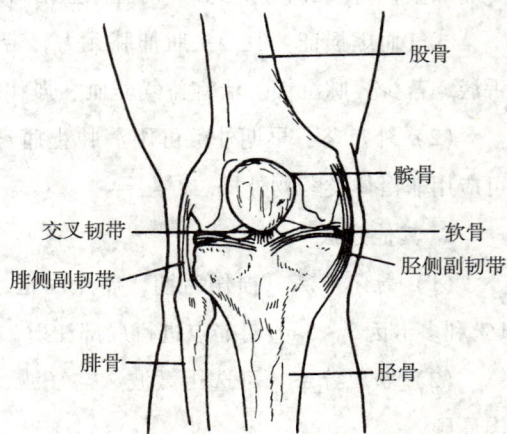

图3-3　膝关节韧带

（图中标注：股骨、髌骨、交叉韧带、腓侧副韧带、软骨、胫侧副韧带、腓骨、胫骨）

【病因病机】

膝关节在伸直位时，侧副韧带较紧张，膝关节稳定而无侧向及旋转活动。膝关节处于半屈曲位时，侧副韧带松弛，关节不稳，有轻度的侧向和旋转活动，易受损伤。

当膝关节半屈曲位时，胫侧副韧带松弛，小腿突然外展、外旋，常使韧带发生撕裂或断裂。当膝外侧受到暴力打击或重物压迫，迫使膝关节过度外翻、外旋时，可使膝内侧间隙拉宽，胫侧副韧带发生拉伤、撕裂或断裂等损伤。由于膝关节有生理性外翻角，且膝外侧易受到外力的打击或重物的压迫，因此临床上胫侧副韧带损伤多见。若为强大的旋转暴力，胫侧副韧带完全断裂的同时易合并内侧半月板和前交叉韧带的损伤，称为膝关节损伤三联症。损伤严重时，可伴有关节囊撕裂和撕脱骨折。

当膝内侧受到暴力打击或重物压迫，迫使膝关节过度内翻时，可使膝外侧间隙拉宽，腓侧副韧带发生拉伤、撕裂或断裂等损伤。由于受到对侧下肢的保护及髂胫束的作用，单独腓侧副韧带损伤较胫侧少见。一旦内翻暴力足够大，致使腓侧副韧带断裂时，常合并腓骨头的骨折，严重者可伴有关节囊的撕裂及同侧的髂胫束及腓总神经损伤。

【诊断要点】

有明确的外伤史，膝关节内侧或外侧肿胀、疼痛、皮下瘀斑，局部压痛明显，膝关节屈伸功能障碍。胫侧副韧带损伤时，膝关节呈半屈曲位，主动、被动活动均不能伸直或屈曲，若合并半月板或交叉韧带损伤者，可有关节内血肿，膝部可出现交锁征。胫侧副韧带损伤，压痛点可在股骨内上髁、关节间隙处或胫骨内侧髁。腓侧副韧带损伤，压痛点在腓骨头或股骨外上髁。韧带断裂时可触及裂隙或凹陷，腓侧副韧带损伤合并腓总神经损伤，可出现足下垂及小腿外侧下1/3及足背外侧面的皮肤感觉障碍。膝关节侧方应力试验阳性（图3-4）。

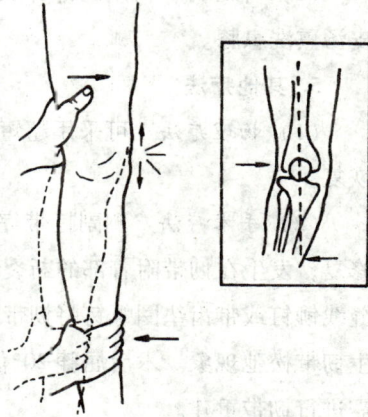

图3-4　膝关节侧方应力试验

膝关节侧方应力试验（膝关节分离试验）有重要的临床意义。胫侧副韧带部分撕裂时，在膝伸直位小腿做膝内侧分离试验时，膝关节无明显的外翻活动，但膝内侧疼痛加剧；完全断裂者，可有异常的外翻活动。反之，腓侧副韧带部分撕裂时，在膝伸直位小腿做膝外侧分离试验时，膝关节无明显的内翻活动，但膝外侧疼痛加剧；完全断裂者，可有异常的内翻活动。

X线检查，需要两侧膝关节同时拍摄X线片，以便对照。在内、外翻应力下摄片，可发现侧副韧带损伤处关节间隙增宽，有助于诊断，并应注意有无骨折。MRI检查膝关节有胫侧或腓侧副韧带信号异常或连续性中断。

【治疗】

以手法治疗为主，配合药物、理疗、固定和练功等治疗，韧带完全断裂者应手术治疗。

1. 理筋手法　侧副韧带部分撕裂者，初诊时先在膝关节侧方痛点部位及其上下施以指揉法、摩法、擦法，再沿侧副韧带走行方向施以顺筋手法，最后扶膝握踝，伸屈1次膝关节，以恢复轻微之错位，并可以舒顺卷曲的筋膜。这种手法不宜多做，否则有可能加重损伤。在中后期运用手法可以解除粘连，恢复关节功能，可点按血海、梁丘、阴陵泉、阳陵泉及内膝眼、犊鼻、悬钟等穴，然后在损伤局部及其上下施以揉、摩、擦等法。新鲜损伤肿痛明显者手法宜轻，其后随着肿胀的消退，手法可逐渐加重。

2. 固定方法　侧副韧带有部分断裂者，可用石膏托或超膝关节夹板固定于膝关节功能位 4～6 周。

3. 练功活动　外固定后做股四头肌舒缩活动锻炼，解除固定后练习膝关节的屈伸活动。

4. 药物治疗

（1）内服药

①瘀血阻络证　伤后膝部肿胀严重，剧烈疼痛，有瘀斑，膝关节松弛，屈伸障碍，舌暗瘀斑，苔薄黄，脉弦或涩。治宜活血消肿、祛瘀止痛，方用桃红四物汤或活血止痛汤加减。

②筋脉失养证　伤后迁延，膝肿未消，钝痛酸痛，喜揉喜按，肌肉萎缩，膝软无力，舌淡，苔少，脉细。治宜温经活血、壮筋活络，方用壮筋养血汤加减或服健步虎潜丸。

③湿阻筋络证　伤后日久，膝肿反复发作，时轻时重，酸楚胀痛，筋粗筋结，屈伸不利，舌淡胖，苔白滑，脉弦或滑。治宜除湿通络，方用羌活胜湿汤或薏苡仁汤加减。

（2）外用药　初期局部外敷消瘀止痛药膏或三色敷药，后期局部用四肢损伤洗方或海桐皮汤熏洗患膝。

5. 其他疗法

（1）物理疗法　可采用超短波、磁疗、蜡疗、光疗、热疗等方法治疗，以减轻疼痛、促进恢复。

（2）手术疗法　侧副韧带完全断裂者，应尽早做手术修补。手术可将断裂韧带直接缝合修复，发生在韧带附着部的断裂缝合困难时，可在骨质上钻孔，将缝线穿过固定，也可采用带缝线铆钉或带齿垫圈螺钉将韧带固定到新鲜骨床上。有撕脱性骨折应解剖复位固定，以避免发生韧带松弛现象。术后屈膝 20°位石膏外固定，4～6 周后解除固定。陈旧性损伤不可修复者则需进行韧带重建。

【预防与调护】

本病经过积极治疗大多可以治愈，预后较佳。损伤早期可冷敷，以减少出血。治疗期间应限制患膝关节内、外翻动作，但应积极进行股四头肌舒缩活动锻炼，后期要加强膝关节的伸屈活动锻炼，以尽快恢复膝关节功能。

二、膝关节交叉韧带损伤

膝关节交叉韧带损伤是膝关节内较为严重的损伤之一。交叉韧带位于膝关节之中，为膝关节重要的稳定结构，呈铰链式连于股骨髁间窝及胫骨的髁间隆突之间。有前后两条，交叉如"十"字，又称十字韧带。前交叉韧带起于股骨髁间窝的外后部，向前内止于胫骨髁间隆突的前部，可限制胫骨向前移位。后交叉韧带起于股骨髁间窝的内前部，向后外止于胫骨髁间隆突的后部，限制胫骨向后移位（图 3-5）。

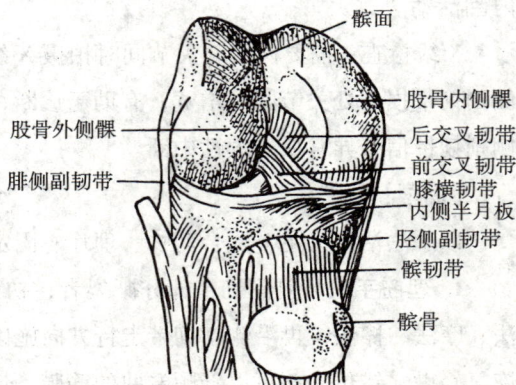

髌面
股骨内侧髁
后交叉韧带
前交叉韧带
膝横韧带
内侧半月板
胫侧副韧带
髌韧带
髌骨
股骨外侧髁
腓侧副韧带

图 3-5　膝关节交叉韧带

因此交叉韧带对稳定膝关节起着重要作用，其可限制胫骨前移、膝关节过伸、胫骨旋转、膝关节内外翻等，从而保持膝关节稳定性。交叉韧带损伤常与胫侧副韧带或半月板损伤同时发生。

【病因病机】

膝关节交叉韧带位置深在，非严重暴力不易引起损伤或断裂，多因膝关节受到强大暴力打击而引起。一般单纯的膝交叉韧带损伤少见，多伴有其他损伤，如膝关节脱位、侧副韧带断裂等。

暴力使膝关节过伸或过度外展可引起膝关节前交叉韧带损伤。如屈膝时，外力从前向后加于股骨，或外力从后向前撞击胫骨上端，均可引起前交叉韧带断裂。膝关节前脱位常由于过伸引起，必然伤及前交叉韧带。有时伴有胫骨隆突撕脱骨折、胫侧副韧带和内侧半月板损伤。屈膝时，外力从前向后撞击胫骨上端，使胫骨过度向后移位，可引起后交叉韧带损伤，甚至发生膝关节后脱位，可伴有膝后关节囊破裂、胫骨隆突撕脱骨折和外侧半月板损伤。

【诊断要点】

有明显的外伤史，交叉韧带的损伤常是复合损伤的一部分。受伤时自觉关节内有撕裂感，剧烈疼痛并迅速肿胀，关节内有积血，关节松弛而失去原有的稳定。一般膝关节呈半屈曲状态，功能活动障碍，抽屉试验阳性。

抽屉试验是诊断交叉韧带损伤的重要方法。检查前先抽出关节内积血或积液，并在局麻下进行。患者仰卧，屈膝90°，足平放床上，检查者以肘压住患者足背做固定，双手环握小腿上端，向前拉或向后推胫骨。正常情况胫骨平台前后滑动仅0.5cm左右，当前交叉韧带断裂或松弛时，胫骨向前移动度明显增大，当后交叉韧带断裂或松弛时，胫骨向后移动度明显增大。

X线摄片检查有时可见胫骨隆突撕脱骨折或膝关节脱位。膝关节MRI检查具有很高的敏感性和特异性，诊断正确率可达95%左右。关节镜检查可协助诊断。

【治疗】

可采用手法、药物、固定和练功等方法治疗，必要时手术治疗。

1. 理筋手法　适用于损伤后期，有关节活动功能受限者，可采用手法松解粘连，并帮助膝关节屈伸锻炼，改善膝关节屈伸功能活动度。

2. 固定方法　对没有完全断裂的交叉韧带损伤，早期应先关节穿刺抽出关节积血，弹性绷带加压包扎，用夹板或石膏将患膝固定于屈膝20°～30°位4～6周，使韧带处于松弛状态，以便修复重建。也可固定3～4周后佩戴可调试功能支具，允许膝关节活动在30°～60°之间。

3. 练功活动　膝关节固定期间应早期进行股四头肌等长收缩锻炼，防止肌肉萎缩。解除固定后，要进行股四头肌肌力训练及膝关节屈伸活动锻炼，并逐步练习扶拐行走。

4. 药物治疗

（1）内服药　初期宜活血祛瘀、消肿止痛，方用桃红四物汤或舒筋活血汤加减。后期治宜补养肝肾、舒筋活络，方用补筋丸加减。肌力不足者可服用健步虎潜丸或补肾壮筋汤。

（2）外用药　局部瘀肿者，可外敷消瘀止痛药膏或清营退肿膏。伤后日久关节活动不利者，可用四肢损伤洗方或海桐皮汤熏洗患膝，洗后可外贴宝珍膏。

5. 其他疗法

（1）物理疗法　后期可采用超短波、磁疗、蜡疗、光疗、热疗等方法配合治疗。

（2）**手术疗法**   对于交叉韧带完全断裂，或伴有半月板、侧副韧带损伤者，或合并有撕脱骨折显著移位者，须进行手术切开治疗修复，全面处理。有条件者，尽可能采用膝关节镜下手术治疗，临床效果较好。

【预防与调护】

交叉韧带损伤，早期应固定制动，以利于损伤修复。固定期间应抬高患肢，并积极进行股四头肌舒缩锻炼。解除固定后，应循序渐进地做膝关节功能锻炼。后期膝关节不稳时，可佩戴护膝保护，以增加膝关节的稳定性。

三、膝关节半月板损伤

半月板是位于股骨髁与胫骨平台之间的纤维软骨，分为内侧半月板和外侧半月板，分别位于膝关节的内、外侧间隙内。内侧半月板较大，弯如新月形，前后角间距较远，呈"C"形，前角附着于胫骨髁间隆突的前方，在前交叉韧带附着点之前，后角附着于胫骨髁间隆突和后交叉韧带附着点之间。其后半部分与胫侧副韧带相连，故后半部固定，扭转外力易造成交界处损伤。外侧半月板稍小，前后角间距较近，近似"O"形，

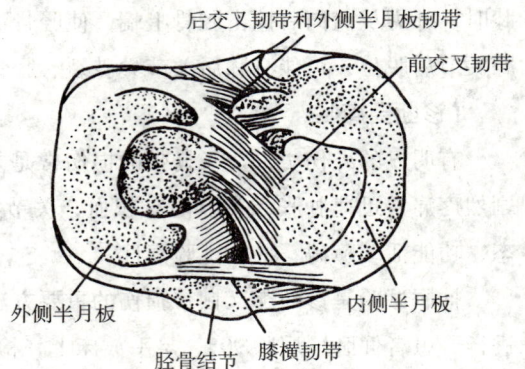

图3-6　膝关节半月板

前角附着于胫骨髁间隆突的前方，在前交叉韧带附着的后方，后角附着于胫骨髁间隆突的后方（图3-6）。半月板可随着膝关节运动而有一定的移动，伸膝时半月板向前移动，屈膝时向后移动。外侧半月板不与腓侧副韧带相连，因而外侧半月板活动度比内侧大。外侧半月板常有先天性盘状畸形，称先天性盘状半月板。正常膝关节有轻度外翻，胫骨外侧髁负重较大，故外侧半月板承受压力也较大，易受损伤。半月板周边较厚而中央部较薄，加深了胫骨髁的凹度，以适应股骨髁的凸度，因此半月板具有缓冲震荡和稳定关节的功能。膝关节半月板损伤以青壮年多见。

【病因病机】

半月板损伤多见于矿工、搬运工和球类运动员等。引起半月板破裂的外力因素有撕裂性外力和研磨性外力两种。

撕裂性外力发生在膝关节在半屈曲状态下做旋转动作时，膝关节处于半屈曲位，半月板向后方移位，此时做内外翻或向内外扭转时，半月板虽紧贴股骨髁部随之活动，而下面与胫骨平台之间形成旋转摩擦剪力最大，当旋转碾挫力超过了半月板所能承受的拉力，就会发生半月板的撕裂损伤。在膝半屈曲外展位，股骨髁骤然内旋牵拉，可致内侧半月板破裂。若膝为半屈曲内收位，股骨髁骤然外旋膝伸直，可致外侧半月板破裂。破裂的半月板如部分滑入关节之间，使关节活动发生机械障碍，妨碍关节伸屈活动，形成"交锁"。

研磨性外力多发生在外侧半月板，因外侧半月板负重较大，或先天性盘状半月板，长期蹲、跪工作的人，由于半月板长期受关节面的研磨挤压，可加快半月板的退变，发生外侧半月板慢性撕裂性损伤，常见为分层破裂。

半月板损伤的部位，可发生在半月板的前角、后角、中部或边缘部。损伤的形状可为横裂、纵裂、水平裂或不规则形，甚至破碎成关节内游离体。

由于半月板属纤维软骨组织，位于边缘与滑膜连续部分有血供，其余部分缺少血液供应，靠关节滑液获得营养，故损伤后修复能力极差。除了边缘损伤部分可获愈合外，一般不易愈合。

【诊断要点】

多有膝关节扭伤史。伤后膝关节剧烈疼痛、肿胀、屈伸功能障碍。急性期由于剧痛致肌肉痉挛，难以做详细检查，故早期确诊比较困难。

慢性期或无明显外伤史的患者，病程漫长，持续不愈，主要症状是膝关节活动痛，以行走和上下坡时明显，部分患者可出现跛行。屈伸膝关节时，膝部有弹响，或出现"交锁征"，即在行走的情况下突发疼痛，膝关节不能伸屈，状如交锁，将患膝稍做晃动，或按摩 2 ~ 3 分钟后，即可缓解并恢复行走。检查时见患膝不肿或稍肿，股四头肌较健侧萎缩，尤以内侧头明显。膝关节不能过伸和屈曲，关节间隙处压痛。回旋挤压试验、挤压研磨试验阳性。

X 线检查对半月板损伤诊断意义不大，但可排除其他疾病。必要时做关节镜检查。MRI 检查可明确诊断。

【治疗】

以手法治疗为主，配合药物、固定和练功治疗，必要时手术治疗。

1. 理筋手法　急性损伤期，可做 1 次被动的膝关节屈伸活动，嘱患者仰卧，放松患肢，医者左拇指按摩痛点，右手握踝部，徐徐屈曲膝关节并内外旋转小腿，然后伸直患膝，可使局部疼痛减轻。慢性损伤期，医者先用拇指按压关节边缘的痛点，然后在痛点周围做推揉拿捏，继之在膝关节周围和大腿前部施以擦、揉等法，以促进局部气血流通，使疼痛减轻。每日或隔日 1 次。

2. 固定方法　急性损伤期应将膝关节功能位固定 3 ~ 4 周，以限制膝部活动。

3. 练功活动　肿痛稍减后，应进行股四头肌舒缩锻炼，以防止肌肉萎缩。解除固定后，除加强股四头肌锻炼外，还应练习膝关节的屈伸活动和进行步行锻炼。

4. 药物治疗

（1）内服药　初期治宜活血化瘀、消肿止痛，方用桃红四物汤加牛膝、防风，或舒筋活血汤加减。后期治宜补肾壮筋、通络止痛，方用健步虎潜丸或补肾壮筋汤加减。

（2）外用药　初期局部瘀肿者，可外敷三色敷药、消瘀止痛药膏等。后期可用四肢损伤洗方或海桐皮汤熏洗患膝。

5. 其他疗法

（1）针灸疗法　损伤后期有明显股四头肌萎缩者，可选取血海、足三里、梁丘、阳陵泉、阴陵泉、委中、承山、三阴交、阿是穴等穴位进行针刺治疗，有助于疏通经络，顺行气血，可达到缓解局部肌肉痉挛及疼痛的目的。

（2）物理疗法　后期可采用超短波、磁疗、光疗、热疗等方法配合治疗。

（3）手术疗法　因半月板边缘部血运较好，所以损伤在边缘者，通过上述治疗，多能获得治愈。对于其他类型的半月板损伤，如迁延不见好转者，可考虑手术治疗，以防止继发创伤性关节炎。有条件者可采用膝关节镜手术治疗。

NOTE

【预防与调护】

半月板损伤多为急性损伤，应针对好发人群加强下肢肌力练习，以增强膝关节的稳定性、减轻半月板的负荷。一旦出现损伤应减少患肢运动，避免膝关节骤然的扭转、屈伸动作。若施行手术治疗，手术当天麻醉消退后，即开始活动足趾、踝关节及股四头肌等长活动锻炼。术后2~3周如无关节积液，可下地步行锻炼。若出现积液则应立即停止下地活动，配合理疗及中药治疗等。

四、髌腱损伤

髌腱损伤是指由于外力作用造成髌腱的部分撕裂或完全断裂的伤病。髌腱是连接髌骨到小腿胫骨结节的肌腱结构，与股四头肌、髌骨共同构成"伸膝装置"。髌腱属于股四头肌的延伸部，是伸膝装置的重要组成部分。髌腱的撕裂或断裂，可引起伸膝功能障碍。

【病因病机】

髌腱损伤由直接或间接暴力和慢性劳损所致。直接暴力多见于膝跪地，局部受到撞击的直接损伤，也有因刀、铲或机械的直接切割而致伤。间接暴力多为高处跌下或在下肢负重时，暴力使膝关节突然屈曲，股四头肌强力收缩而致髌腱损伤，因髌腱坚韧不易被拉断，多造成髌腱胫骨结节止点处腱纤维部分撕裂或撕脱，或髌腱起点两侧的纤维损伤。髌腱的慢性损伤较多见，长期过量的膝关节运动，反复牵拉髌腱及其髌尖附着处，可引起反应性增生变性，继而发生粘连、瘢痕挛缩或钙化、骨化而出现症状。

【诊断要点】

急性损伤者，有明确的外伤史，常在遭受暴力或损伤后突然发生膝关节部疼痛、肿胀，膝关节伸膝无力，髌腱部有局限性压痛，断裂者髌腱部可扪到空虚感，"伸膝抗阻力试验"阳性，即在患者伸膝运动时给予小腿部力量或阻力对抗伸膝运动，膝关节不能伸直或有剧烈的疼痛反应。

慢性损伤者，主要症状是膝软、疼痛，多发生在下楼梯、起跳落地时或蹲下起立时，多在髌骨尖部有明显压痛。可有股四头肌萎缩，直腿抬高时疼痛加剧或困难。

X线检查可见髌骨上移，偶尔可见髌骨尖有骨片撕脱。慢性损伤有时可见髌尖延长或脱钙。超声检查可发现髌腱撕裂的部位。MRI检查可明确损伤部位及程度。

【治疗】

以手法、固定治疗为主，配合药物、练功治疗，髌腱完全断裂者采用手术治疗。

1. 理筋手法　髌腱部分断裂者，可采用理筋手法，顺其撕裂的方向推按，使其复位。陈旧性损伤者，可用推揉手法使局部筋结推平，拿捏手法以松解局部粘连，沿髌骨缘的痛点或穴位揉按以舒筋止痛。

2. 固定方法　对髌腱部分断裂者，固定伤肢于屈膝10°位4~6周，期间禁止做股四头肌的功能锻炼。对施行髌腱断端手术修复者，术后用石膏托固定膝关节于伸直位，3周后锻炼股四头肌，6周后去除外固定。

3. 练功活动　早期进行踝关节背伸、跖屈活动锻炼，中期进行股四头肌的收缩锻炼，后期进行膝关节屈伸锻炼。循序渐进地练功锻炼，对恢复肌力和防止关节粘连有重要意义。

4. 药物治疗

（1）内服药

①气滞血瘀证　伤后局部疼痛剧烈，肿胀明显，或有血肿，动则痛甚，舌暗红，脉弦或涩。治宜活血化瘀、消肿止痛，方用桃红四物汤加减。

②肝肾亏损证　起病缓慢，肿痛较轻，静时反痛，或损伤日久，肌肉萎缩，膝软无力，舌淡红，苔少，脉沉细或细数。治宜补益肝肾、通络止痛，方用补肾壮筋汤或健步虎潜丸加减。

（2）外用药　早期局部可外敷消肿止痛膏等，恢复期可选择海桐皮汤熏洗热敷患膝。

5. 其他疗法

（1）封闭疗法　用醋酸泼尼松龙 12.5mg 加 1% 普鲁卡因 2～3mL，注入腱周围的痛点处，要注入深筋膜与髌腱之间。其对因慢性损伤而致髌腱周围炎的患者效果良好。应切忌注入髌腱组织内，以防髌腱变性。

（2）物理疗法　可选用超短波、微波及蜡疗等方法配合治疗。其对陈旧性损伤患者有一定的效果。

（3）手术疗法　髌腱完全断裂者，早期应及时手术修补，可在附着部骨质上钻孔，将分离的髌腱复位固定。陈旧性髌腱断裂，由于股四头肌挛缩不易靠拢缝合，可先在髌骨上横向穿针牵引，当髌骨已充分下移后，再手术以阔筋膜条缝合修复缺损处。

【预防与调护】

髌腱慢性损伤者，平时应尽量避免下蹲和跑跳动作，可佩戴护膝予以保护。急性损伤者，应患肢制动休息或固定。早期禁止做股四头肌的功能锻炼。后期应循序渐进练功，以尽快恢复肌力和防止关节粘连。

五、髌周滑囊炎

髌周滑囊炎是指髌骨周围滑囊受到外力损伤或长期慢性刺激出现以滑液增多、滑膜囊肿大并引起局部疼痛为主要表现的一种疾患。髌骨周围主要有 5 个滑囊，分别是髌上囊、髌前皮下囊、髌前筋膜下滑囊和髌前腱下滑囊、髌下滑囊。髌上囊位于髌骨上缘上方股四头肌腱与股骨髁之间，与关节腔相通，是人体最大的滑囊。髌前皮下囊位于髌前皮下与深筋膜之间，髌前筋膜下滑囊位于髌前深筋膜与股四头肌腱之间，髌前腱下滑囊位于股四头肌腱与髌骨的骨膜之间。髌下滑囊分为深、浅两囊，深囊位于髌骨下方髌腱内面与胫骨之间，浅囊位于髌骨下方髌腱与皮下之间（图3-7）。髌周滑囊的主要作用是减少摩

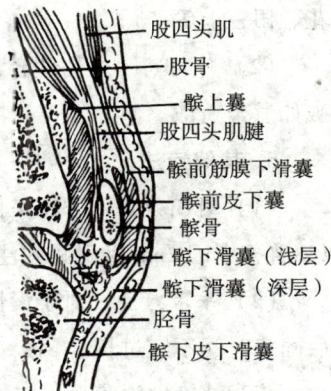

图3-7　髌周滑囊

擦、缓冲压力。髌周滑囊炎的病因病机和治疗方法基本相同，这里仅讲述临床常见的髌前部滑囊炎和髌下滑囊炎。

【病因病机】

髌前部滑囊炎多为皮下滑囊炎，位置相对较表浅，常由于局部反复摩擦、挤压、碰撞等因素引起，多见于长时间跪地工作或洗衣服的妇女，也可因急性损伤或关节内及周围感染而诱

发。髌下滑囊炎多见于髌下深滑囊炎，常因运动创伤引起。

急性滑囊炎常因创伤或感染而发病，积液多为血性与脓性。慢性滑囊炎多与从事的职业有关，以长期慢性刺激为主，主要病理改变为囊壁水肿、肥厚或纤维化，滑膜增生呈绒毛状改变。

【诊断要点】

有明确的外伤史或长期慢性劳损史。髌前部滑囊炎主要表现为髌前疼痛及肿胀，压痛轻微，波动征阳性，髌骨和膝关节受限不明显。髌下滑囊炎主要表现为半蹲位疼痛，髌韧带深部压痛，局部肿胀，可见髌韧带两侧生理凹陷消失或凸起，膝关节屈伸活动受限。若合并感染，则症状和体征加重，多有全身症状，表现类似于急性化脓性关节炎。

X线检查对本病诊断无太大帮助，可用于排除髌骨及膝关节的结核性及感染性疾病。MRI检查有助于明确部位及程度。滑囊穿刺为淡红色或棕黄色滑液，培养无细菌生长。若合并感染，血常规检查可有白细胞、中性粒细胞数偏高。

【治疗】

以手法、药物治疗为主，必要时采用手术治疗。

1. 理筋手法 早期应以轻柔手法为主，可在痛点及周围施以点穴、推拿、揉摸等手法，以达到通经活络的目的。忌用大力粗暴手法，以免刺激使肿胀加重。

2. 固定方法 急性期应适当休息，局部制动，以消除对滑囊的刺激。

3. 练功活动 急性期可行股四头肌等长收缩及踝、足趾屈伸活动锻炼。肿胀消退后，应积极进行直腿抬高及膝关节的屈伸活动锻炼。

4. 药物治疗

（1）内服药 有明显外伤史、瘀血留滞者，治宜消肿散瘀止痛，方用活血祛瘀汤加减。损伤日久或反复发作、气虚湿阻者，治宜健脾利湿，方用健脾除湿汤加减。关节红肿灼热、疼痛较剧、热毒壅盛者，治宜清热解毒、活血止痛，方用仙方活命饮加活血祛瘀药物桃仁、红花、田三七等。

（2）外用药 外伤性者，局部外敷消瘀止痛药膏、双柏散、消肿散之类。有感染者，可外敷如意金黄散。

5. 其他疗法

（1）封闭疗法 非感染性的急慢性滑囊炎可局部穿刺抽液后，用醋酸泼尼松龙 12.5mg 加 1% 普鲁卡因 2mL 做滑囊内注射，再加压包扎，可缓解临床症状。

（2）手术疗法 对于慢性滑囊炎，久治无效或反复发作者，可行手术切除病变滑囊，术后固定时间不宜过长。

若为感染性滑膜炎，应使用抗生素治疗。已成脓者，可穿刺抽出脓液或尽早切开排脓。

【预防与调护】

急性期应适当制动，以利于缓解疼痛和炎症的消退。症状缓解后进行股四头肌收缩锻炼，以免发生肌肉萎缩。平时应注意膝部保暖，避免跪姿工作和对髌骨前的摩擦。

六、髌骨软化症

髌骨软化症又称髌骨软骨软化病、髌骨劳损，是指髌骨软骨面的关节软骨因急性创伤或慢性损伤发生变性而引起的退行性变，出现以膝部疼痛、活动不利为主要表现的骨关节病。髌骨的后侧面大部分由软骨覆盖，表面光滑，呈"V"形，与股骨髁间切迹关节面相对应，形成髌股关节。本病好发于活动强度大的运动员及中年女性。根据其临床症状多将此病归属于中医"痹证""劳损""筋伤"的范畴。

【病因病机】

髌骨软化症的发生与发育异常、慢性劳损和营养等因素有关。发育异常是引起本病的常见原因，如先天性髌骨形态异常、位置异常，股骨髁大小异常，以及后天性的膝关节内、外翻和胫骨外旋畸形等，均可造成髌骨不稳，使应力集中于髌股关节面的某一部位，造成慢性损伤而引发该病。慢性劳损多由于膝的长期、快速、猛烈用力的屈伸活动，增加髌股关节的磨损，常见于自行车运动员及滑冰运动员。营养因素是由于各种原因引起的关节液成分改变，可导致髌股关节面软骨营养不足或不良而发生退变。其主要病理改变为软骨表面无光泽、粗糙、软化、纤维化、弹性减退、碎裂和剥脱。与髌骨相对应的股骨髁髌面亦可发生同样的病变，同时还可以累及关节滑膜、脂肪垫及髌腱而产生充血、渗出和肥厚等变化。

中医学认为本病以积劳损伤为主，病位在于筋骨，与肝肾关系密切。患者素体肝肾亏虚，筋骨不利，复遭劳损，或风寒湿邪侵袭，以致经络痹阻，局部气血瘀滞，故以疼痛为主。肝主筋，肾主骨，筋骨失却濡养，故其症状表现为患膝疼痛，酸软乏力，行走不利。湿邪留滞，则发为肿胀。

【诊断要点】

本病女性多见，起病较缓。患者多有膝关节半蹲发力过劳史或一次撞击史。其主要症状早期仅为膝软，上下楼无力，以后是髌骨深面间歇性疼痛，屈膝久坐或做下跪、下蹲等动作时加重，膝关节发软及不稳，上下楼梯及关节开始活动时明显。检查膝部无明显肿胀，髌骨压痛，髌周挤压痛，活动髌骨时有粗糙的摩擦音，关节内有时可有积液，股四头肌有轻度萎缩。髌骨研磨试验阳性，即患膝伸直，检查者用手掌将髌骨推向股骨髁并做研磨动作，有粗糙摩擦感且疼痛加剧。挺髌试验阳性，即患膝伸直，检查者用拇、食二指将髌骨向远端下方推压，嘱患者用力收缩股四头肌，引起髌骨部剧烈疼痛。下蹲试验阳性，即健足提起，患膝逐渐下蹲，患膝产生剧烈疼痛。

X线膝关节侧位及切线位摄片检查，早期多无变化，晚期可见关节面骨质硬化，脱钙囊性变，髌股关节间隙狭窄，关节面边缘骨赘形成。MRI检查可明确诊断。膝关节镜检查不仅可以发现病灶，还可以明确病灶的广度和深度。

【治疗】

以手法、药物治疗为主，配合针灸、封闭等方法治疗。

1. 理筋手法 患者仰卧，患肢伸直，股四头肌放松。医者用手掌轻轻按压髌骨体做研磨动作，以不痛为度，每次5~10分钟。然后用拇、食指扣住髌骨的两侧，做上下捋顺动作，以松解髌骨周围组织，减轻髌股之间的压力和刺激。再用手指点按膝关节周围经穴，最后在膝关节周围施以揉捻法、捋顺法、散法等舒筋手法结束。

2. 固定方法 急性期疼痛较重者，可将膝关节固定于伸直位制动，卧床休息，以减轻症状。

3. 练功活动 慢性期应加强股四头肌舒缩锻炼和做直腿抬高活动，以保持股四头肌的力量。

4. 药物治疗

（1）内服药

①肝肾亏虚证　膝软无力，上下楼梯时明显，局部压痛，大腿肌肉萎缩，舌淡，苔薄白，脉细无力。治宜补益肝肾、强筋健骨，方用补肾壮骨汤加减。

②痰湿痹阻证　膝关节酸软不适或疼痛，日渐加重，疼痛部位不确切，上下楼梯、下蹲时疼痛加重，局部肿胀明显，体倦神疲，纳呆，舌淡胖，苔白腻，脉弦滑。治宜祛湿化痰、通络止痛，方用羌活胜湿汤加减。

（2）外用药　早期发病者，膝部可外敷温经通络膏，或用正骨水、跌打万花油外搽。久病者，可用海桐皮汤熏洗患膝。

5. 其他疗法

（1）针灸疗法　肝肾亏虚者，可取内膝眼、犊鼻、膝阳关、阳陵泉、血海、梁丘，配三阴交、肾俞、太溪。痰湿痹阻者可取内膝眼、犊鼻、膝阳关、阳陵泉、血海、梁丘，配丰隆、足三里。留针30分钟，行针1~2次。

（2）封闭疗法　关节肿胀积液明显，用醋酸泼尼松龙25mg加1%普鲁卡因5mL做膝关节内注射。每周1次。

（3）物理疗法　可采用红外线、超短波、蜡疗等局部透热，以及中药离子导入等方法治疗，均有一定效果。

（4）手术疗法　经3~6个月保守治疗无效者，可考虑手术治疗。可在关节镜下行软骨病灶切除术、髌骨软骨面全切除术。或行胫骨结节前移术、髌韧带转位术等。

【预防与调护】

平时要减少膝关节剧烈的反复伸屈活动动作。症状明显时要减轻劳动强度或减少运动量，膝关节屈伸动作宜缓慢，尤其要避免半蹲位。注意膝部的保暖，勿受风寒。

七、髌下脂肪垫损伤

髌下脂肪垫损伤是指由于脂肪垫受到损伤后发生水肿、充血、肥厚或无菌性炎症而引起膝关节疼痛和关节运动障碍的疾患。髌下脂肪垫位于髌骨后下侧，呈三角形，尖端附着于股骨髁间窝的前方，基底附着于髌骨下缘与髌腱两侧，两侧游离呈分散状，其中一部分夹在两侧滑膜之间，随滑膜在髌骨下方中线两侧向关节囊凸入，形成翼状皱襞。其主要作用是增加关节稳定和减少摩擦。本病多发生于运动员，以女性多见。

【病因病机】

多为膝部慢性劳损所致，当髌下脂肪垫过度肥厚或股四头肌失去张力时，伸直膝关节时脂肪垫会被挤压在胫骨与股骨之间，造成损伤。反复多次的损伤可导致脂肪垫的水肿、肥厚、机化等病理改变，逐渐出现膝关节活动时疼痛，甚至出现静息痛及关节活动障碍。本病也可继发于髌骨软化症及膝关节其他的退行性病变。老年人由于肾气不足，化源无力，同时外邪侵袭阻滞经络，也可发生本病。

【诊断要点】

多无明显的外伤史。主要症状为膝关节活动时髌韧带后方疼痛，位置相对固定，膝关节完全伸直时疼痛加重，屈伸膝关节无交锁征，但常伴有膝关节僵硬及无力感。髌韧带及两侧肿胀、膨隆，并有压痛，关节活动受限不明显，可有股四头肌不同程度的萎缩。膝关节过伸试验阳性。

X线膝关节侧位摄片检查可见脂肪支架纹理增粗，并由髌骨下向膝关节放射排列。

本病应与髌骨软化症相鉴别，两者膝关节过伸时均有疼痛，但髌骨软化症患者髌骨研磨试验阳性，单腿下蹲试验阳性，本病多为阴性。

【治疗】

以手法、药物治疗为主，配合封闭、理疗等方法治疗。

1. 理筋手法　患者取仰卧位，将膝关节屈曲90°，医者先点按梁丘、血海、膝眼、阳陵泉、足三里等穴位，然后将患肢伸直，再施以一指禅推法或揉法于髌骨下方5~10分钟，以舒筋活血。继之用手掌根部对髌韧带处做揉、压、推等手法，力量由轻到重，以局部有酸胀感为度。最后将膝屈至140°左右，用拇指将顺两膝眼部，由髌腱向两侧将顺。

2. 固定方法　一般无需特殊固定，疼痛较重者，应适当制动，或佩戴护膝，可以减轻症状。

3. 练功活动　慢性期应进行膝关节的屈伸活动和股四头肌收缩锻炼，可预防关节粘连和肌肉萎缩。

4. 药物治疗

（1）内服药　证属血瘀气滞者，治宜活血化瘀、消肿止痛，方用桃红四物汤加牛膝、白术、防己等。证属肝肾亏虚者，治宜补益肝肾、强壮筋骨，方用补肾壮筋汤加减或服健步虎潜丸。

（2）外用药　可用消瘀止痛药膏局部外敷，亦可用海桐皮汤熏洗。

5. 其他疗法

（1）封闭疗法　可用醋酸泼尼松龙25mg加1%普鲁卡因2mL做局部注射。每周1次。

（2）针刀疗法　在髌骨下缘和胫骨结节之间的压痛点部进小针刀，刀锋穿过髌韧带后即开始剥离，将髌韧带与脂肪垫剥离开来。注意进针不可穿过脂肪垫伤及关节滑膜和软骨。

（3）物理疗法　可采用红外线、超短波、蜡疗等局部透热，以及中药离子导入治疗。

（4）手术疗法　保守治疗无效者，可选择手术治疗，切除肥厚的脂肪垫。

【预防与调护】

应避免膝部剧烈活动，注意局部防寒保暖，可佩戴护膝保护，平时应加强股四头肌的练功活动。

八、膝关节创伤性滑膜炎

膝关节创伤性滑膜炎是指膝关节损伤后引起的滑膜水肿、渗出和关节腔积液，以关节疼痛和积血、积液为主要表现的疾病。膝关节的关节囊滑膜层是构成关节内腔的主要结构之一，膝关节的关节腔除了股骨下端内外侧髁、胫骨平台及髌骨的关节软骨面之外，其余大部分为关节囊滑膜所遮盖。滑膜富有血管，血运丰富。滑膜细胞分泌滑液，保持关节软骨面的滑润，并能

NOTE

供给营养，排除代谢产物，增加关节活动的范围。一旦滑膜病变，如不及时、有效地处理，滑膜则发生功能障碍，影响关节活动而成为慢性滑膜炎，逐渐变成骨性关节炎。本病多见于肥胖女性。

【病因病机】

膝关节创伤性滑膜炎可分为急性滑膜炎和慢性滑膜炎两种类型。

急性滑膜炎多由急性创伤所致，以滑膜出血为主。多发生于爱好运动的青年人。由于暴力打击、扭伤、关节附近骨折或手术创伤等，使滑膜受伤充血，产生大量积液，滑膜损伤破裂则大量血液渗出，其中含有血浆、白细胞、吞噬细胞等。积液、渗血可增加关节内压力，阻碍淋巴系统的循环。由于关节内酸性代谢产物的堆积，可使碱性关节液变成酸性。如不及时清除积液或积血，则关节滑膜在长期慢性刺激和炎性反应下逐渐增厚、纤维化，并引起关节粘连，影响关节功能活动。

慢性滑膜炎多由慢性劳损引起，以滑膜渗出为主。多发生于中老年人、身体肥胖者或过多用膝关节负重的人，一部分由急性创伤性滑膜炎失治转化而成。慢性损伤导致滑膜发生慢性炎症，滑膜水肿、增厚、纤维化，滑膜渗出增多，造成关节积液。慢性滑膜炎属中医的"痹证"范围，多由风寒湿三气杂合而成，一般夹湿者为多。或肥胖之人，湿气下注于关节而发病。

【诊断要点】

1. 急性滑膜炎　有明显的膝关节外伤史。伤后膝关节肿胀、疼痛，一般呈膨胀性胀痛或隐痛，尤以膝伸直及完全屈曲时胀痛难忍。膝关节活动不利，跛行。压痛点不定，可在原发损伤处有压痛。肤温可增高，按之有波动感，浮髌试验阳性，关节穿刺可抽出血性液体。X线膝关节摄片检查见关节肿胀，并可排除膝部骨折。MRI检查提示膝关节积液，滑膜水肿。

2. 慢性滑膜炎　有劳损或关节疼痛的病史。膝关节肿胀、胀满不适、下蹲困难，或上下楼梯疼痛，劳累后加重，休息后减轻，肤温正常，浮髌试验阳性。病程久则股四头肌萎缩，滑膜囊壁增厚，摸之可有韧厚感，关节不稳，活动受限。关节穿刺可抽出淡黄色清亮的渗出液，表面无脂肪滴。X线膝关节摄片检查可见关节肿胀，部分患者可见骨质增生。MRI检查可明确诊断。

【治疗】

以手法、药物治疗为主，配合固定、练功及穿刺抽液等方法治疗。

1. 理筋手法　急性损伤时，应将膝关节屈伸1次，先伸直膝关节，然后充分屈曲，再自然伸直，可使局限的血肿消散，减轻疼痛。肿胀消退后用手法舒筋活血、预防粘连。患者仰卧位，医者先点按髀关、伏兔、双膝眼、足三里、阴陵泉、三阴交、解溪等穴，然后将患者髋、膝关节屈曲90°，医者一手扶膝部，另一手握踝上，在牵引下摇晃膝关节6～7次，再将膝关节充分屈曲，然后将其伸直。最后，在膝部周围施以滚法、揉捻法、散法、捋顺法等。手法动作要轻柔，以防再次损伤滑膜组织。

2. 固定方法　急性期应将膝关节固定于伸直位制动2周，卧床休息，抬高患肢，并禁止负重，以减轻症状。但不能长期固定，以免造成肌肉萎缩。

3. 练功活动　膝关节制动期间应进行股四头肌舒缩活动，防止肌肉萎缩，后期加强膝关节的屈伸活动锻炼。

4. 药物治疗

（1）内服药 急性期滑膜损伤，瘀血积滞，治宜散瘀生新为主，方用桃红四物汤加三七等。慢性期水湿稽留，肌筋弛弱，治宜祛风燥湿、强壮肌筋，方用羌活胜湿汤加减或服健步虎潜丸。若寒邪较盛，治宜散寒、祛风、除湿，方用乌头汤加减。若风邪偏盛，治宜祛风除湿，方用蠲痹汤加减。若痰湿结滞者，治宜温化痰湿，方用二陈汤加减。若脾肾不足者，治宜健脾温肾，方用理中汤、四神丸之类。

（2）外用药 急性期外敷消瘀止痛药膏，慢性期可外贴万应膏或用熨风散热熨，或用四肢损伤洗方、海桐皮汤熏洗患膝。

5. 其他疗法

（1）针灸疗法 适用于慢性滑膜炎。取膝眼并由内膝眼透犊鼻，加刺阳陵泉、三阴交、太溪等，留针30分钟，或加艾灸。

（2）穿刺抽液 对膝关节积血、积液较多者，可穿刺抽液。抽尽关节内的积血、积液后，用弹性绷带加压包扎，以促进消肿和炎症的吸收，防止纤维化和关节粘连。若积液再增多，可重复穿刺抽液数次。

（3）封闭疗法 用醋酸泼尼松龙25mg加1%普鲁卡因3～5mL做局部关节腔内注射，每周1次。多在穿刺抽液后进行该疗法。

（4）物理疗法 适用于慢性滑膜炎。可用热疗、中药离子导入等方法配合治疗。

（5）手术疗法 慢性滑膜炎膝关节肿胀反复发作，经保守治疗后不能缓解者，可采用关节镜下行滑膜清理术，切除增生的滑膜、消除水肿。亦可直接手术切除增生肥厚的滑膜组织。

【预防与调护】

急性期应完全休息，避免进行剧烈的活动。慢性期关节内积液较多者，亦应卧床休息，减少关节活动，以利炎症的吸收和肿胀的消退。平时要注意膝关节的保暖，勿受风寒。

九、腘窝囊肿

腘窝囊肿是指由于多种原因导致腘窝内的滑囊出现以滑液增多、滑囊肿大并引起局部发胀不适为主要表现的一种疾患。腘窝内的滑囊很多，部分常与关节腔相通，多发生于半腱肌滑囊和半膜肌与腓肠肌内侧头之间的滑囊，约占50%，临床也称贝克囊肿（Baker cyst）。在股二头肌、半腱肌与关节囊等薄弱部位的滑囊也可发生。因部分腘窝内囊肿的发生与膝关节内压力升高致使关节囊在薄弱处突出有关，故又称为膝关节后疝。

【病因病机】

腘窝囊肿的发病原因较复杂，可分为原发性和继发性两类。原发性多因膝关节的慢性损伤，引起滑囊的慢性无菌性炎症，滑液积聚而发囊肿。继发性多因膝关节疾病如骨性关节炎、类风湿性关节炎及关节创伤等引起关节滑膜炎产生较多渗出物，增加了关节内的压力，迫使液体进入腓肠肌内侧的滑囊而发囊肿，或经后方关节囊的薄弱环节突出形成滑膜疝。

本病属中医"痹证"范畴，多由肝肾不足，筋失所养，湿邪阻络引起。

【诊断要点】

本病好发于任何年龄。起病缓慢，初期可有腘窝部不适或发胀感，有时有下肢乏力感，部分患者无明显自觉症状。当囊肿增大时，则可出现肿块，膝关节屈由活动受限，伸直时腘窝有

NOTE

肿胀感。检查可见在膝关节后方有一囊性肿物，大小不等，一般直径为4~10cm，呈圆形或椭圆形，囊性而有张力，表面光滑，伸膝时软组织紧张，肿块边界触不清，屈膝时软组织松弛，在腘窝部可触及肿块边界。局部无压痛或轻度压痛，屈膝功能受限。继发性腘窝部囊肿有时可伴有骨性关节炎，关节损伤、积液的表现，可有股四头肌萎缩、胫神经或腓总神经放射性疼痛等。偶尔囊肿可以压迫阻碍静脉回流，引起小腿水肿。囊肿穿刺抽液，其内容物为淡黄色胶样黏液。

B超检查可以帮助诊断，常提示囊状液性暗区，还可测量肿物大小。X线检查可排除其他疾病。

本病应与腘窝脂肪瘤相鉴别。腘窝脂肪瘤质地较软，无囊性感，一般不随膝关节体位改变而变化，肿物穿刺一般抽不出黏液样内容物。

【治疗】

以手法、药物治疗为主，配合封闭等方法治疗。

1. 理筋手法　对滑囊不与关节腔相通、囊肿明显者，可试行挤压法。患膝呈屈曲位，医者用手把囊肿推挤到一侧，最好能压在骨性的壁上，然后，用拇指用力把囊壁挤破，加压揉挤，使黏液分散，囊壁闭锁，再予以加压包扎。

2. 药物治疗

（1）内服药　囊壁被压破裂，囊肿变小者，可服用七厘散、云南白药等。

（2）外用药　如囊壁已破，囊肿变小后，为使肿物进一步消散，可在局部擦万花油、正红花油等。

3. 其他疗法

（1）封闭疗法　对单纯腘窝囊肿，可先行囊内穿刺抽液，然后用醋酸泼尼松龙12.5mg加1%普鲁卡因2mL做囊内注射。每周1次。

（2）手术疗法　若保守治疗无效或囊肿较大且影响关节活动者，可采用手术切除囊肿。手术切除囊肿的同时要治疗膝关节疾病，否则易复发。

【预防与调护】

本病通过积极治疗，预后较好。治疗期间应减少膝关节屈伸活动。对继发性腘窝囊肿要积极治疗原发的膝关节损伤与疾病，通常原发病治愈后，囊肿可自行消失。

第三节　踝与足部筋伤

踝关节又称距小腿关节，由胫、腓骨的下端的踝关节面与距骨滑车组成，主要功能为负重和运动。足部骨骼由跗骨、跖骨及趾骨组成，构成跟距关节、距舟关节、跟骰关节、跗跖关节、跖趾关节及趾间关节等，足弓颇似拱桥，有纵弓和横弓，依靠腱膜、韧带及肌肉维持，有很强的弹跳力和缓冲力。

足踝部的重要韧带有踝内、外侧副韧带，下胫腓韧带。重要支持带有踝内外侧支持带、小腿横韧带及交叉韧带。踝关节的血供来自胫前、后动脉及腓动脉穿支和外踝后动脉。神经支配主要来自胫神经、隐神经、腓深神经及腓肠神经。踝关节通过骨性结构、韧带、关节囊及肌肉肌腱等结构相互协调共同完成各种动作，如背伸、跖屈、内旋、外旋和内翻、外翻等。踝与足部负重量大，关节活动多，遭受损伤的机会也多，所以踝与足部筋伤的发生率较高。

一、踝部扭伤

踝部扭伤是指踝关节受到过度牵拉或扭曲而导致关节周围的韧带、筋膜等组织的损伤。踝关节周围的韧带主要有内侧副韧带、外侧副韧带和下胫腓韧带。内侧副韧带又称三角韧带，起于内踝，向下呈扇形止于足舟骨、距骨内侧和跟骨的载距突，内侧副韧带相对坚强，不易损伤。外侧副韧带起自外踝，包括止于距骨前外侧的距腓前韧带、止于跟骨外侧的跟腓韧带、止于距骨后外侧的距腓后韧带。外侧副韧带相对薄弱，容易损伤。下胫腓韧带又称下胫腓联合韧带，为胫骨与腓骨下端之间的骨间韧带，是保持踝穴间距、稳定踝关节的重要韧带。踝关节在背伸位稳定，在跖屈位不稳定。踝关节的主要功能是承重和运动。踝关节扭伤可发生于任何年龄，以青壮年多见，是日常生活中易发生的关节损伤之一。

【病因病机】

踝部扭伤多因行走或跑步时突然踏在不平的地面上，或上下楼梯、走坡路不慎失足，或骑自行车、踢球等运动中不慎跌倒，使足过度内翻或外翻，造成踝关节韧带过度牵拉或扭曲而发生损伤，甚至撕裂。

踝部扭伤一般分为内翻扭伤和外翻扭伤两大类。内翻扭伤中以跖屈内翻扭伤多见，因踝关节处于跖屈时，距骨可向两侧轻微活动而使踝关节不稳定，容易损伤外侧的距腓前韧带。而单纯内翻扭伤时，容易损伤外侧的跟腓韧带。外翻扭伤，因三角韧带极为坚韧，具有限制踝关节过度外翻作用，又因外踝低于内踝 0.5cm，故外翻损伤机会少，但严重时可引起下胫腓韧带撕裂及腓骨下端骨折。直接的外力打击，除韧带损伤外，多合并骨折和脱位。

【诊断要点】

有明确的外伤史。伤后踝部疼痛，活动功能障碍，损伤轻者仅局部肿胀，损伤重时整个踝关节均肿胀，并有明显的皮下积瘀，皮肤呈青紫色，跛行步态，伤足不敢用力着地，活动时疼痛加剧。检查踝关节局部压痛明显，被动活动疼痛加重。内翻扭伤时，在外踝前下方肿胀、压痛明显，若将足部做内翻动作时，则外踝前下方发生剧痛。外翻扭伤时，在内踝前下方肿胀、压痛明显，若将足部做外翻动作时，则内踝前下方发生剧痛。若外侧或内侧副韧带断裂时，可在侧副韧带处摸到凹陷，甚至摸到移位的关节面，踝关节有异常活动。

X 线踝关节摄片检查一般扭伤多无异常，部分可见有软组织肿胀阴影，但可帮助排除骨折脱位。严重扭伤疑有韧带断裂者，应做与受伤姿势相同的内翻或外翻位 X 线摄片检查，一侧韧带撕裂往往显示患侧关节间隙增宽，下胫腓韧带断裂可显示内外踝间距增宽。MRI 检查可明确韧带损伤或断裂。

【治疗】

以手法、固定治疗为主，配合药物、练功等方法治疗。

1. 理筋手法 对单纯扭伤或韧带部分撕裂者，可进行手法治疗。瘀肿严重者，则不宜重手法。

患者平卧，医者一手托住足跟，一手握住足尖，缓缓做踝关节的背伸、跖屈及内翻、外翻动作，然后用两掌心对握内外踝，轻轻用力按压，有散肿止痛作用（图3-8）。并由下而上理

NOTE

顺筋络，反复进行数遍，再按摩商丘、解溪、丘墟、昆仑、太溪、足三里等穴。恢复期或陈旧性踝关节扭伤者，手法宜重，特别是血肿机化，产生粘连，踝关节功能受损的患者，则可施以拨筋、分筋、按揉、牵引、摇摆、摇晃、拔伸等法，以解除粘连，恢复其功能。

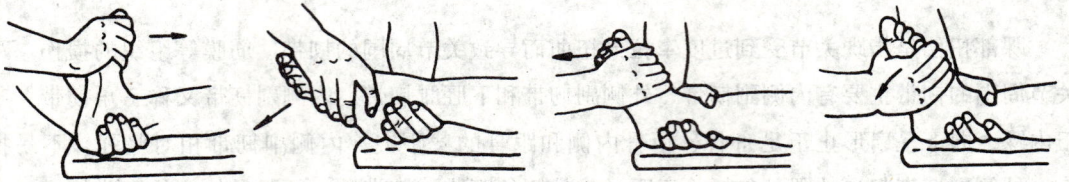

图 3-8　踝部扭伤理筋手法

2. 固定方法　损伤严重者，可将踝关节固定于损伤韧带的松弛位置。可用弹力固定带、胶布固定或石膏外固定。内翻扭伤采用外翻固定，外翻扭伤采用内翻固定，并抬高患肢，以利消肿，暂时限制行走。一般固定 3 周左右。若韧带完全断裂者，固定时间 4~6 周。

3. 练功活动　固定期间做足趾关节的屈伸活动，解除固定后开始锻炼踝关节的屈伸功能，并逐步练习行走。

4. 药物治疗

（1）内服药

①血瘀气滞证　治宜活血祛瘀、消肿止痛，方用七厘散或桃红四物汤加减。

②筋脉失养证　治宜养血壮筋，方用补肾壮筋汤或壮筋养血汤加减。

（2）外用药　初期局部外敷消瘀止痛药膏或三色敷药，后期用四肢损伤洗方熏洗。

5. 其他疗法

（1）封闭疗法　踝部扭伤的中后期，关节仍疼痛，压痛较局限者，可选用醋酸泼尼松龙 12.5mg 加 1% 普鲁卡因 2mL 做痛点局部封闭。每周 1 次。可重复 2~3 次。

（2）物理疗法　采用频谱仪、红外线、超短波、超声波、中药离子导入等方法配合治疗。

（3）手术疗法　外侧副韧带断裂因单纯行石膏固定而不能得到良好愈合，以致踝关节松弛无力者，应早期手术修补，重建韧带功能。陈旧性损伤外侧韧带断裂致踝关节有松动不稳时，可行外侧副韧带重建术。内侧副韧带断裂仅在韧带断端或胫后肌腱嵌入关节间隙而阻碍距骨复位时，才考虑行手术治疗。

【预防与调护】

扭伤早期局部宜冷敷，不可热敷。固定期间应抬高患肢，以利消肿。早期应避免做踝关节内、外翻活动及下地行走。解除外固定后，可以用粘胶支撑带粘贴，对薄弱的踝关节提供额外的支持和增加其稳定性，再做踝关节内翻、外翻的功能活动锻炼。注意避免反复扭伤，以免形成习惯性踝关节扭伤。

二、跗跖关节扭伤

跗跖关节扭伤是指外力作用使足内收内翻时引起跗跖关节韧带撕裂，或发生跗跖关节错缝及半脱位的损伤。跗跖关节是跗骨与跖骨相邻的关节，是由第 1、2、3 楔骨，骰骨与第 1~5 跖骨组成的一个微动关节。跗跖关节有背侧韧带和跖侧韧带、跗间韧带及横向跖骨基底间骨间韧带加强。背侧韧带所受压力较小，较薄；跖侧韧带所受压力大，因而较坚强。其中有维持足弓的重要韧带跟舟跖侧韧带、跖长跖短韧带、三角韧带和跖腱膜。跖韧带的主要作用是拉紧跟骰和跟跖关节，防止其脱位。

【病因病机】

跗跖关节扭伤的因素有从高处坠下、行走失足、跑跳过力等，这些致伤因素可使足背着地或直接暴力（如压砸等），进而使跗跖部足背侧韧带、关节囊及伸趾肌腱过度牵拉受伤，甚至部分断裂，关节失去稳定性，可出现关节微细错缝、韧带撕裂或半脱位。由于足的内翻跖屈位扭伤机会较多，所以临床上多见外侧的跗跖关节扭伤。跖跗关节扭伤也可与踝关节扭伤同时发生。暴力较大时可合并骨折或脱位，以合并第 5 跖骨基底部骨折为多见。

【诊断要点】

有明确的外伤史。伤后足背肿胀、疼痛，局部皮下瘀血，足的活动功能受限，负重行走时疼痛加重，跖部或前足着地时用力困难，往往用足跟着地跛行。局部压痛，足内翻损伤时，第 4、5 跗跖关节处压痛明显。足外翻损伤时，第 1 楔骨与第 1 跖骨组成的跗跖关节处压痛明显。被动活动跗跖关节或重复受伤机制的内、外翻动作时，伤处疼痛加剧。合并骨折或脱位时可见相应表现。

X 线摄片检查多无异常，轻微的骨错缝亦难以显示，但应注意第 5 跖骨基底部有无骨折。CT 检查有助于骨错缝诊断。MRI 检查能明确诊断跗跖韧带损伤程度及排除骨折。

本病应注意与跖跗关节脱位或骨折相鉴别。

【治疗】

以手法、药物治疗为主，配合固定、练功等方法治疗。

1. 理筋手法

（1）内外翻挤按法　适用于骰骨与第 4、5 跖骨组成的外侧跗跖关节和第 1 楔骨与第 1 跖骨组成的内侧跗跖关节损伤。以外侧跗跖关节损伤为例，患者正坐，伤足伸出床边，医者坐在伤肢内侧，一手拿握骰骨部位将跗骨部固定，一手拿握第 4、5 跖骨部，双拇指相对，拿跖骨部之手做轻微摇法，并同时相对拔伸牵引，再使伤足内翻跖屈，然后在持续拔伸下，将足外翻背屈，双拇指向内下方用按法，最后拉住第 4、5 足趾牵引，另一手在伤处轻轻地用将顺法。此法可使关节错缝复位，撕裂的韧带将顺，积聚的瘀血消散。

（2）跖屈挤按法　适用于整个跗跖关节扭伤，尤其是第 2~4 跗跖关节扭伤。患者正坐，伤足伸出床边，一助手用双手固定患者的跗骨部，医者双手拿住跖骨部，拇指压患处，先摇拔牵引使足跖屈，然后再足背伸，同时双手拇指将跖骨向下将按，最后再用理筋手法理顺筋肌。

2. 固定方法　损伤严重者，可根据其损伤程度选用绷带、胶布或石膏外固定，保持跗跖关节受伤韧带于松弛的位置，并抬高患肢，以利消肿，暂时限制行走。一般固定 3 周左右。若韧带完全断裂者，固定 4~6 周。

3. 练功活动　损伤急性期，在疼痛减轻后，应尽早进行跖趾关节屈伸活动。解除固定后进行踝关节的屈伸功能锻炼，并逐步练习行走。

4. 药物治疗

（1）内服药

①血瘀气滞证　治宜活血祛瘀、消肿止痛，方用七厘散或桃红四物汤加减。

②筋脉失养证 治宜养血壮筋，方用补肾壮筋汤或壮筋养血汤加减。

（2）外用药 初期局部外敷消瘀止痛药膏或三色敷药，后期用四肢损伤洗方熏洗。

5. 其他疗法

（1）封闭疗法 中后期仍有疼痛者，可采用醋酸泼尼松龙 12.5mg 加入 1% 普鲁卡因 2mL 做痛点封闭，每周 1 次，2～3 次为 1 个疗程。

（2）物理疗法 可选用频谱仪、红外线、超短波、超声波、中药离子导入等方法配合治疗。

【预防与调护】

扭伤早期局部宜冷敷，切忌热敷。固定期间应抬高患肢，以利消肿。早期应避免下地行走。解除外固定后，积极进行踝关节的屈伸功能锻炼，并逐步练习行走。

三、跟腱断裂

跟腱断裂是指外力作用导致跟腱组织的部分断裂或完全断裂。跟腱是人体最长和最强大的肌腱之一，由腓肠肌与比目鱼肌肌腱合成。成人跟腱长约 15cm，起始于小腿中部，止于跟骨结节后面的中点，肌腱由上而下逐渐变厚变窄，从跟骨结节上 4cm 处开始向下，又逐步展宽直达附着点。跟腱断裂多发生于 20～40 岁男性。临床上分为完全性断裂伤和不完全性断裂伤。

【病因病机】

直接暴力与间接暴力均可造成跟腱断裂。直接暴力多为刀、铲、斧等锐器直接切割所致，为开放性损伤。皮肤与跟腱的断裂都位于同一水平，断裂口较整齐，腱膜也同时断裂，近端因小腿三头肌的收缩而向上回缩。

间接暴力致伤多见于运动员、搬运工人等，多数患者断裂前已有跟腱病变。因职业性运动伤如跑跳、跳远等造成局部的小血管断裂、肌腱营养不良，发生退行性改变、跟腱钙化等，再受到骤然猛力牵拉，如从高处跳下前足着地、剧烈奔跑等均可因小腿三头肌的骤然猛力收缩而发生跟腱部分断裂，甚至完全性断裂。断端多参差不齐，多发生在跟腱的附着点以上 2～6cm 处，腱膜多完整。

直接与间接暴力的联合损伤多为跟腱处于紧张状态时，足部受到垂直方向的重物砸伤，加之小腿三头肌的突然猛力收缩造成跟腱的断裂。局部皮肤挫伤较严重，周围血肿较大，跟腱断端亦可参差不齐。较常见于产业工人。

【诊断要点】

有明确的外伤史。闭合性跟腱断裂时，可有断裂声，伤后跟腱部疼痛、肿胀，有压痛、皮下瘀斑，足跖屈无力，活动受限，跛行。但由于足趾的屈肌和胫后肌腱的代偿，跖屈功能不一定完全丧失。完全断裂损伤，在断裂处可摸到凹陷空虚感，足背伸时更明显，跟腱近端由于小腿三头肌的收缩而向上回缩，在腓肠肌肌腹内可摸到隆起物，捏小腿三头肌试验（Thompson征）阳性，即患者俯卧位，足垂于床端，用手挤压小腿三头肌时，若足无跖屈动作为阳性。提踵试验阳性，即患者直立，嘱双侧足跟离地，患侧不能提踵或者较对侧力弱为阳性。跟腱部分撕裂损伤，各项症状均较轻。

若为开放性断裂，跟腱行走部位有伤口存在，伤口检查可发现跟腱断端。

陈旧性跟腱断裂多表现为平足行走，跛行，不能提踵，触及跟腱有凹陷，小腿肌肉有萎缩。但因断裂部位瘢痕粘连连续，捏小腿三头肌试验往往为阴性，踝关节跖屈角度比对侧小，足跟突出。

X线摄片检查可排除跟骨结节部的撕裂性骨折。

【治疗】

跟腱断裂的治疗目的在于恢复跟腱的完整性，以保持足踝的跖屈力量。在修复过程中尽力设法保持跟腱的平滑，以利跟腱的活动。对于不完全性跟腱断裂，以手法、固定治疗为主，配合药物、练功等治疗。若跟腱完全断裂，则应尽早手术治疗。

1. 理筋手法　适用于跟腱部分撕裂损伤。患者俯卧，将患足跖屈，在肿痛部位做较轻的按压、顺推，并在小腿三头肌肌腹处做按压揉拿，使肌肉松弛以减轻跟腱近端回缩，有利于促进功能恢复。

2. 固定方法　新鲜闭合性不完全性跟腱断裂，可采用前后石膏托固定于膝关节屈曲、踝关节跖屈位，使跟腱处于放松状态，3周后更换石膏，将踝关节改为中立位固定，继续固定2～3周。

3. 练功活动　固定期间积极进行股四头肌的收缩锻炼及足趾屈伸活动锻炼。外固定解除后应逐步进行踝关节的屈伸活动及下地行走锻炼。

4. 药物治疗

（1）内服药　初期治宜活血祛瘀、消肿止痛，方用续筋活血汤、舒筋丸加减，后期治宜补益肝肾、强壮筋骨，方用补肾壮筋汤或壮筋养血汤加减。

（2）外用药　初期局部外敷消瘀止痛药膏或三色敷药，后期用下肢损伤洗方熏洗。

5. 其他疗法

（1）物理疗法　后期可选用红外线、超短波、中药离子导入等方法配合治疗。

（2）手术疗法　对新鲜的完全性断裂或开放损伤，宜早期行手术治疗。手术方法包括直接缝合法、筋膜和腱膜瓣修补术等。术后石膏固定膝关节屈曲30°、踝关节跖屈30°位，3周后改用高跟短腿石膏固定。6周后拆除固定，穿高跟鞋练习踝关节屈伸及小腿肌力，保护3个月，半年内不做剧烈运动。陈旧性跟腱断裂，常需要做跟腱修补，可采用小腿三头肌筋膜翻转成形术，而不应勉强做端对端缝合，以免因跟腱短缩而发生足下垂畸形。

【预防与调护】

固定期间应抬高患肢，以利消肿。早期应在医生指导下做股四头肌的收缩锻炼，禁止做踝关节背伸活动。外固定解除后，改穿高跟鞋，使跟腱处于松弛状态，逐步练习踝关节屈伸及小腿三头肌的肌力。半年内不做剧烈运动。

四、跟腱周围炎

跟腱周围炎又称跟腱炎、跟腱滑囊炎，是指跟腱及其周围的腱膜、腱下滑囊、脂肪等组织因受到外伤或慢性劳损引起的无菌性炎症。本病多见于运动员和中老年人。

【病因病机】

直接暴力、间接暴力和慢性劳损均可引起本病。直接暴力撞击、挤压、顿挫造成跟腱本身及周围组织的充血、水肿等炎性改变。间接暴力多为人体在弹跳、急跑中，由于小腿三头肌用力过猛，急剧的肌肉收缩而造成跟腱的撕裂、挫伤，以致引起跟腱及周围组织充血、水肿等炎性改变。慢性劳损为长期跟腱与周围组织摩擦或反复牵拉损伤跟腱，可以形成慢性的局部炎症性改变，有时可累及腱下滑囊而发生滑囊炎。

【诊断要点】

有跟腱受到挤压或外伤病史，或长期长距离行走劳损史。跟腱及周围组织疼痛、肿胀，局部压痛。疼痛以酸痛为主，走路、劳累、受凉加重，休息、热敷后疼痛减轻。晨起严重，多长期且持续存在。小腿三头肌抗阻力试验阳性，踝关节屈伸时在肌腱周围可闻及捻发音。

X 线摄片检查可见软组织肿胀或无异常发现，病程长者可见跟骨骨质疏松，晚期可见跟腱周围钙化影。

本病应与闭合性跟腱断裂相鉴别。跟腱断裂多发生于年轻人，一般在骤然运动或劳动时，因足用力跖屈所致。行走时跖屈无力，断裂处可摸到凹陷，足跖屈功能减弱或丧失。提踵试验阳性。

【治疗】

以手法、药物治疗为主，配合封闭、理疗等方法治疗。

1. 理筋手法　患者俯卧于床上，小腿及足踝部垫枕，医者以按揉法放松小腿后部肌肉，以擦法自小腿后部承山穴向下擦至跟腱，理顺经络，手法由轻渐重，由浅及深，以有明显酸胀感为宜。再用拇、食指沿跟腱走行方向进行捋顺，拿捏跟腱部，有消肿止痛、解除肌腱周围粘连、促进血液循环之功效。手法应轻柔，不能过重，因此时肌腱变性、钙化，手法过重可人为造成跟腱断裂。

2. 固定方法　保守治疗一般无需特殊固定，急性炎症发作期应局部制动休息，有利于炎症的消退。手术治疗后应用石膏固定踝关节跖屈位 4 ~ 6 周。

3. 练功活动　早期可做股四头肌的收缩锻炼，外固定解除后进行踝关节的屈伸活动及行走锻炼。

4. 药物治疗

（1）内服药

①血瘀气滞证　见于急性期，治宜活血化瘀、消肿止痛，方用七厘散或桃红四物汤加减。

②筋脉失养证　多见于慢性期，治宜养血壮筋，方用补肾壮筋汤或壮筋养血汤加减。

（2）外用药　外贴珍宝膏、复方南星止痛膏等，或用海桐皮汤熏洗。

5. 其他疗法

（1）物理疗法　可选用超短波、磁疗、中药离子导入等方法配合治疗，以促进局部血液循环，加速组织的修复。

（2）封闭疗法　可用醋酸泼尼松龙 12.5mg 加 1% 普鲁卡因 2mL 进行局部封闭注射。每周 1 次，2 ~ 3 次为 1 个疗程。

（3）针刀疗法　跟腱周围组织粘连严重者，可用小针刀剥离。

（4）手术疗法　保守治疗无效者（治疗 6 ~ 9 个月以上无进展），可考虑手术治疗。主要手术方法有滑囊切除术、腱减压、跟骨结节的后上角突起部切除术等。

【预防与调护】

一般无需外固定，但急性期宜相对静止休息，症状好转后仍宜减少活动。可在患足鞋后帮内衬置海绵垫，以减少与跟腱部位的摩擦。局部宜热敷，或经常用热水浸泡及洗脚。注意局部防寒保暖，避免风寒湿邪浸淫。

五、踝管综合征

踝管综合征又称跗管综合征，是指因各种原因使胫后神经在踝管内受压而产生的症候群。踝管位于踝关节内侧，为骨纤维管道，由内踝后下方、距骨、跟骨和屈肌支持带共同构成。其内容物由前向后依次为胫后肌腱、趾长屈肌腱、胫后动脉、胫后静脉、胫神经及蹈长屈肌腱（图3-9）。本病好发于青壮年男性。

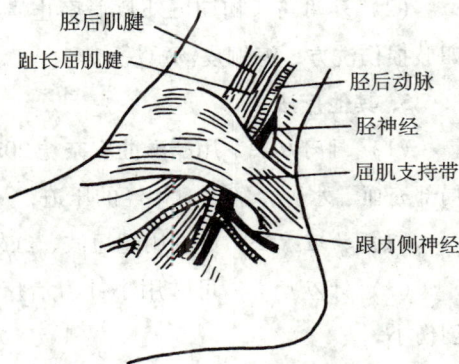

图 3-9　踝管解剖

【病因病机】

最常见原因是踝关节反复扭伤，足踝部过度活动或突然急剧活动，踝管内肌腱因摩擦增加而产生腱鞘炎，使肌腱水肿增粗，屈肌支持带充血肥厚，踝管内压力增加，造成胫后神经受压并产生一系列临床症状。另外，踝部骨折畸形愈合、骨关节炎骨赘形成、足外翻畸形、扁平足、踝管内腱鞘囊肿、神经鞘瘤等可造成踝管狭窄，容积变小，内容物增加，均可使胫后神经受压而发病。

本病的病理变化是胫后神经受压后充血、水肿，甚则变性，轻者出现疼痛和感觉异常，重者出现支配区肌肉乏力、萎缩等。

【诊断要点】

起病缓慢，多单侧发病。轻者只在内踝后下方有烧灼样疼痛、麻木症状，劳累后加重，休息后减轻，局部有压痛。重者疼痛呈持续性，波及足底部，休息后不缓解，进一步可出现胫神经在足底支配区的感觉减退或消失，两点分辨能力降低。约有1/3患者疼痛可向小腿内侧放射。踝管附近出现梭形肿块，叩击肿块可引起明显疼痛并向足底放射。后期上述症状加重，神经支配区可出现皮肤干燥、发亮、汗毛脱落、少汗等自主神经功能紊乱症状。或可见足蹈展肌或小趾展肌和第1、2骨间肌萎缩。本病若累及跟内侧神经则有足跟疼痛症状。

X线检查多无异常，少数可显示跟距骨桥、骨赘存在及踝关节、跟骨骨折移位等改变。肌电图检查对确定诊断有帮助。MRI检查可发现踝管内的占位性病变。

【治疗】

以手法、药物治疗为主，配合理疗、封闭等治疗，必要时可行手术治疗。

1. 理筋手法　患者仰卧，患肢外旋，医者点按阳陵泉、三阴交、太溪、照海、金门等穴位。继用指弹法或揉法于小腿内后侧，由上向下推至踝部，重点在内踝至跟骨结节之间踝管局部，沿着踝管纵轴上下方向推拿、按揉5~10分钟，以活血通络，使踝管内压力降低。

2. 固定方法　急性发作期应局部制动休息，有利于踝管内炎症的消退。必要时用夹板或石膏固定踝关节于内翻位2~3周。

3. 练功活动　早期可做股四头肌的收缩锻炼，外固定解除后进行踝关节的屈伸活动及行走锻炼。

4. 药物治疗

（1）内服药　初期治宜活血舒筋、通络止痛，方用活血舒筋汤或舒筋活血汤加减。后期治宜养血壮筋，方用补肾壮筋汤或壮筋养血汤加减。

（2）外用药　初期可外敷消瘀止痛药膏，后期可外贴万应膏或用熨风散热熨患处，或用四肢损伤洗方、海桐皮汤熏洗。

5. 其他疗法

（1）封闭疗法　用醋酸曲安奈德 20mg 加 1% 利多卡因 2mL 进行踝管内注射治疗，可减轻局部充血、水肿，解除对神经的压迫，从而缓解症状。

（2）物理疗法　可选用超短波、红外线、中药离子导入等方法配合治疗。

（3）针刀疗法　可选用小针刀治疗，有疏通经络、松解粘连、减轻踝管内压等作用，且创伤小。

（4）手术疗法　保守治疗无效者，可行手术切开踝管，切除增生组织，松解粘连、解除对神经的压迫。

【预防与调护】

避免踝关节周围的慢性损伤，急性损伤应及时制动，对于骨折者应及时恢复其解剖结构。后期可经常用热水泡脚，注意局部防寒保暖。

六、跟痛症

跟痛症是指跟骨跖面由于慢性损伤所引起的以疼痛、行走困难为主的病症，常伴有跟骨结节部前缘骨质增生。本病好发于 40～60 岁的中老年人。

【病因病机】

本病多因老年肝肾不足或久病体虚，气血衰少，筋脉懈惰，加之体态肥胖，体重增加，久行久站造成足底部皮下脂肪、跖腱膜负荷过重。足底的跖腱膜起自跟骨结节跖面，向前伸展止于 5 个足趾近节趾骨的骨膜上，因长期反复受到牵拉，可在跖腱膜的跟骨结节附着处发生慢性劳损或骨质增生，致使局部无菌性炎症刺激而引起疼痛。本症常由于突然长途行走，或长时间站立劳动，或足跟损伤后周围软组织的炎症反应，或鞋底过硬等原因而诱发。

【诊断要点】

起病缓慢，多为一侧发病，可有数月或数年的病史。足跟部疼痛，行走加重。典型者晨起后站立或久坐起身站立时足跟部疼痛剧烈，行走片刻后疼痛减轻，但行走或站立过久疼痛又加重。跟骨的跖面和侧面有压痛，局部无明显肿胀。若跟骨骨质增生较大时，可触及骨性隆起。

X 线摄片检查多数见有骨质增生，但临床表现常与 X 线征象不成正比，部分患者有骨质增生但无症状，而有的患者有症状但无明显骨质增生。

本病应与足跟部软组织化脓性感染和跟骨结核相鉴别。足跟部软组织化脓性感染虽有跟痛症状，但局部有红、肿、热、痛，严重者有全身症状。跟骨结核多发生于青少年，局部微热，肿痛范围大。

【治疗】

以手法、药物治疗为主，可配合封闭、理疗等方法治疗。

1. 理筋手法　患者俯卧位，足跟向上，医者先用拇指在足跟周围用按揉手法治疗5分钟，然后再于压痛点和病灶处用力点压和用分拨法交替治疗10分钟，力量以患者感到酸麻胀痛为宜。

2. 药物治疗

（1）内服药　疼痛较重者，治宜养血舒筋、温经止痛，方用当归鸡血藤汤加减。肾虚隐痛者，治宜补益肝肾、强筋壮骨，方用六味地黄汤、金匮肾气丸加减。

（2）外用药　外用八仙逍遥汤熏洗患足，或用熨风散热熨患处。

3. 其他疗法

（1）封闭疗法　可用曲安奈德20mg加1%利多卡因2mL做痛点注射，每周1次，2～3次为1个疗程。

（2）物理疗法　可选用超短波、红外线等方法配合治疗。

（3）针刀疗法　患者俯卧位，以压痛点为进针点，刀口线与人体纵轴平行，穿过皮肤、皮下组织至骨面，纵行剥离3～4次，横行切开3～4次出针，创可贴外贴。

（4）手术疗法　保守治疗无效者，应考虑手术治疗。较常用的手术方法有跖腱膜切断、跟骨骨刺切除、跟骨钻孔减压术等。

【预防与调护】

急性期宜休息，并抬高患肢，症状好转后仍宜减少步行。穿鞋要宽松，鞋底要软。可在患足鞋内放置海绵垫，以减少足底部压力。

七、跖痛症

跖痛症是指前足横弓劳损或趾神经受压而引起的前足底跖骨干及跖骨头跖面疼痛的病症。本病常见于30～50岁中年妇女、足部狭瘦松弛者、非体力工作之男性，或者某些消耗性疾病之后。本病大多为单侧发病，青少年较少见。

【病因病机】

临床上分松弛性跖痛症和压迫性跖痛症。松弛性跖痛症大都是在有先天性第1跖骨畸形基础上发生的，如第1跖骨过短、内翻或异常频繁活动等。第1跖骨不能有效地负载体重，而需由第2或第3跖骨替代，从而导致足部骨间肌萎缩虚弱，致足横弓下塌，前足增宽，跖骨头间横韧带因长期牵拉受力而松弛，发生疼痛。压迫性跖痛症则主要由于穿高跟鞋、窄头鞋等因素使跖骨头部长期被外力挤压导致趾神经长期受压或刺激引起局部神经呈瘤样增生粗大所致。

【诊断要点】

松弛性跖痛症的患者前足跖骨头跖面横韧带部位有持续性的灼痛，不负重时疼痛立即减轻或消失，行走时疼痛加剧，可放射至小腿。严重时行走或站立时患足跖部不能着地，有时需改变着力点才能减轻疼痛。检查跖骨头的跖侧及背侧均有压痛，侧方挤压跖骨头可以减轻疼痛，可在第1、2跖骨头之间摸到间隙。第2、3跖骨头跖面常有胼胝并有压痛。前足变宽，骨间肌萎缩，有爪状趾畸形。

压迫性跖痛症的患者前足底部疼痛，行走时加重，休息、脱去鞋袜和按摩受累部位后症状可缓解。疼痛多为烧灼痛，个别可有剧痛、刀割样痛，有时可放射至远侧，相邻两趾的皮肤麻木。检查患足多细长，足跖面有压痛，侧方挤压跖骨头疼痛加重。趾神经支配区的皮肤感觉减退，足趾过伸时可加重症状。

　　X线摄片检查，松弛性跖痛症可见第1、2两跖骨及两楔状骨间隙增宽，第2、3跖骨粗壮肥大，密度增加，以及第1跖骨短缩、内翻畸形等。压迫性跖痛症骨无病理改变，MRI检查可显示神经瘤存在。

【治疗】

　　以手法、药物治疗为主，可配合封闭、理疗等方法治疗。

　　1. 理筋手法　患者仰卧，下肢伸直。医者先点按阴谷、阴陵泉、三阴交、太溪、照海等穴，然后以拇指点按、揉捻足底痛点，再以擦法使足底发热。

　　2. 固定方法　跖部疼痛严重者宜适当休息，并抬高患肢，避免过久站立和行走。

　　3. 练功活动　加强足内在肌锻炼，如原地弹跳等，以促进足内在肌肌力的恢复。

　　4. 药物治疗

　　（1）内服药　治宜活血舒筋、通络止痛，方用活血舒筋汤或舒筋活血汤加减。

　　（2）外用药　可用海桐皮汤、骨科外洗二方熏洗，每日2～3次。或外搽红花油。

　　5. 其他疗法

　　（1）封闭疗法　用曲安奈德20mg加1%利多卡因2mL做痛点注射，每周1次，2～3次为1个疗程。

　　（2）物理疗法　可选用超短波、红外线、中药离子导入等方法配合治疗。

　　（3）手术疗法　保守治疗无效者，应考虑手术治疗。松弛性跖痛症可行跖骨头悬吊术、跖骨截骨术、跖骨头切除术等。压迫性跖痛症可行神经松解术或行趾神经瘤切除术等。

【预防与调护】

　　不宜长期穿高跟鞋或窄头鞋，避免过久的站立和行走，特别是负重行走。应穿柔软、宽松的鞋子，必要时穿合适的矫形鞋，垫高跖骨头近端，使跖骨头减少承重，缓解疼痛。同时应积极进行前足内在肌锻炼（如原地弹跳等），以增强其肌力。

【复习思考题】

1. 为什么髋关节一过性滑膜炎误治有发生股骨头骨骺缺血性坏死的可能？
2. 膝关节急性筋伤疾病有哪些？其发病机制如何？
3. 引起足跟疼痛的局部慢性筋伤疾病有哪些？

第四章　躯干部筋伤

第一节　颈项部筋伤

颈项部位于头与胸部之间，由 7 个颈椎构成。颈椎由椎体、椎弓、横突、关节突、棘突等结构组成，有寰枕关节、寰枢关节、椎间关节、钩椎关节等关节，通过前纵韧带、后纵韧带、黄韧带、项韧带、棘上韧带、横突间韧带、棘间韧带，以及椎体间的椎间盘等相连接，以保持颈椎的稳定性。颈椎部主要有椎孔、椎间孔和横突孔等 3 个骨性通道，分别有颈脊髓、颈脊神经和椎动脉通过。颈项部的肌群主要有颈阔肌、胸锁乳突肌、斜角肌、菱形肌、斜方肌、头夹肌、半棘肌、肩胛提肌等，主要起运动头和颈部的作用。

颈项部是人体活动范围、活动方向较大的部位，能做前屈、后伸、左右侧屈、左右旋转等活动，且活动频繁，因此发生损伤的机会也较多。颈项部肌肉既是运动的动力，又有保护和稳定颈部的作用，如遭受强大外力或持久外力超越筋肉本身的应力时，便可发生颈项部筋伤疾患，严重时可造成骨折、脱位等损伤。

一、颈部扭挫伤

颈部扭挫伤是指颈部受到打击或碰撞、过度牵拉或扭曲等因素导致颈部的韧带、肌肉、筋膜等组织的损伤。颈部扭挫伤是常见的颈部筋伤，各种暴力引起的颈部扭挫伤，除了筋伤外，还可能造成骨折和脱位，严重者可伤及颈脊髓而危及生命，临证时须仔细加以区别，以免误诊。

【病因病机】

颈部可因突然扭转或前屈、后伸等外力而受伤。如在高速车上突然减速或突然刹车时头部猛烈前冲，打篮球投篮时头部突然后仰，搬重物及攀高等用力过猛，嬉闹扭斗时颈部过度扭转或头部受到暴力冲击，均可引起颈部扭伤。轻者造成肌肉、筋膜、韧带等组织牵拉伤，由于纤维组织撕裂，局部出现出血、炎性物渗出、水肿等病理改变。严重者可出现颈椎骨折脱位或半脱位，引起颈部韧带断裂、颈椎间盘突出等而造成脊髓受压。钝器直接打击可导致颈部组织挫伤，较少见。

【诊断要点】

有明确的外伤史。扭伤者可呈现颈部一侧疼痛，头多偏向患侧，颈项部活动受限，肌肉痉挛，在痛处可触及肿块或条索状硬结。挫伤者局部有轻度肿胀、偶有瘀斑，疼痛明显。伤及脊髓者，可表现为上肢瘫痪症状重于下肢、手功能障碍重于肩肘部、出现感觉分离等。挥鞭样损伤除有颈后韧带、棘上韧带等损伤外，疼痛往往持久，颈后软组织增厚，肌肉痉挛，头颈转动不便，并常固定在一定位置，活动时可出现一侧上肢闪电样疼痛或颈后剧痛。检查颈前肌、颈

NOTE

后肌或斜方肌有痉挛，伤处局部轻度肿胀、压痛，颈部各方向活动均受限。

X 线颈椎摄片检查可见有颈椎生理弧度改变和棘突排列紊乱，严重者可见椎体撕脱骨折、棘突骨折等。MRI 检查可显示颈部局部软组织水肿、局部血肿、韧带撕裂，并可排除颈椎骨折脱位和颈椎间盘突出等损伤。

【治疗】

以手法、药物治疗为主，配合固定、练功、理疗等方法治疗。

1. 理筋手法　手法治疗有消散瘀血、松解肌肉痉挛、通络止痛的作用。常用的手法有点压、按摩、滚法、拿捏及提端摇转法等。

患者正坐，医者立于背后，左手扶住患者额部，右手以拇指、中指轮换点压痛点及天柱、风池等穴，继而用右手拇、食指在患侧做由上而下的按摩，重复进行数遍。对扭伤者在压痛点周围可加用滚法和拿捏法，以小鱼际与掌尺背侧在患处做上下来回滚动，再以拇、食、中指对握痉挛的颈肌，做拿捏手法。最后可加用提端摇转法，医者立于患侧，一手托患者下颌，一手托患者枕部双手用力将患者头向上方提端，并在拔伸下旋转摇晃头颈部，然后将颈部前屈后伸和左右旋转各 2～3 次。

2. 固定方法　若损伤较严重疼痛剧烈者，可佩戴颈围固定，卧床休息 1～2 周。伤后颈部偏歪者，可进行枕颌带牵引，以缓解肌肉痉挛。

3. 练功活动　疼痛缓解后应进行头颈部前屈后伸和左右旋转活动锻炼，以舒筋活络，增强颈部肌肉力量。

4. 药物治疗

（1）内服药　初期以活血祛瘀为主，方用羌活威灵仙汤加减，兼有头痛胀者，可加用疏风散邪的药物。中期以舒筋活络止痛为主，方用舒筋活血汤加减。后期以温经通络为主，可服大活络丹、小活络丸等。

（2）外用药　局部肿胀明显者，可外敷消瘀止痛药膏等。肿胀不明显，可用正红花油等外搽，或用伤湿止痛膏等外贴。

5. 其他疗法

（1）针灸疗法　取风池、大椎、天柱、悬钟、合谷等穴，常用泻法，留针 20 分钟，后期可加用艾灸。

（2）物理疗法　可选用电疗、磁疗、超声波等方法治疗，以局部透热，缓解肌肉痉挛。

（3）封闭疗法　后期可选用醋酸泼尼松龙 25mg 加入 2% 普鲁卡因 2mL 进行局部痛点封闭治疗。

【预防与调护】

激烈运动或乘车时要注意自我保护，以防颈部扭伤。伤后应尽量保持头部于正常位置，以松弛颈部肌肉，必要时佩戴围领固定。平时应经常做颈项部练功锻炼，可增强颈部肌力及抗损伤的耐受力。

二、颈椎病

颈椎病又称颈椎综合征、颈椎骨关节炎，是指颈椎间盘退变、颈椎骨质增生、颈项韧带钙化等改变，刺激或压迫颈部的神经、脊髓、血管等组织而产生的一系列症状和体征的综合征。

颈椎病是一种常见病，中医学中虽然没有颈椎病的提法，但其相关症状散见于痹证、痿证、头痛、眩晕等方面的论述。本病好发于中老年人。

【病因病机】

1. 病因与发病机制

（1）颈椎退行性变　颈椎间盘、椎体、椎间小关节及韧带等的退行性变是颈椎病发生的主要原因。颈椎退变早期因椎间盘水分丢失，导致其生物力学性能改变，纤维环失去正常的弹性或发生部分纤维断裂，椎间盘逐渐变扁和向外膨隆而致高度丢失，造成椎间孔和椎管容积变小。同时，由于颈部活动牵拉等原因，椎体和软骨终板的反应性骨组织修复，使软骨下骨硬化和椎体边缘骨质增生形成骨赘。由于椎间盘高度丢失，关节突关节、钩椎关节异常负荷使软骨先行退变，逐渐发生软骨下骨硬化和关节边缘骨质增生。在椎间盘、椎骨的退变基础上，连接颈椎的前纵韧带、后纵韧带、黄韧带及项韧带等发生松弛引起颈椎失稳，既加重了颈椎退变，又导致后纵韧带及黄韧带等退变而增生肥厚，甚则钙化，其进一步使椎间孔和椎管容积缩小。

（2）颈部外伤及慢性劳损　是导致颈椎病发生的重要因素。长期从事低头伏案工作的会计、誊写、缝纫、刺绣等职业工作者，长期使用电脑或颈部遭受外伤者均可造成或加速颈椎退行性变而发颈椎病。

（3）颈椎先天性畸形　也是导致颈椎病发生的重要原因。如先天性颈椎椎体融合、颈椎骨性畸形、颈椎椎管狭窄等发育畸形。

上述颈椎间盘退变、颈椎骨质增生等病理改变进展到一定程度，可刺激或压迫颈部的神经、脊髓、血管等组织而产生相应的临床症状。

2. 分型　颈椎病可分为颈型颈椎病、神经根型颈椎病、脊髓型颈椎病、椎动脉型颈椎病、交感神经型颈椎病、混合型颈椎病、食管压迫型颈椎病等。

（1）颈型颈椎病　亦称局限性颈椎病。由于颈椎间盘退化、骨质增生等病变引起局部充血、水肿、无菌性炎症，或因神经后支受刺激发生颈部肌肉痉挛而出现颈项疼痛、活动不利等症状。此型最多见，部分患者随病情加重可发展成其他较严重类型的颈椎病。

（2）神经根型颈椎病　亦称痹痛型颈椎病。由于颈椎间盘退化、骨质增生、颈部韧带肥厚、椎间孔变窄等病变，刺激或压迫颈脊神经根而逐渐出现各种症状（图4-1）。以第5、6颈椎及第6、7颈椎间病变多见，故发生颈6、颈7神经根受压，表现为与脊神经根分布区相一致的感觉、运动障碍及反射变化。此型是各型中发病率较高、临床多见的一种类型。

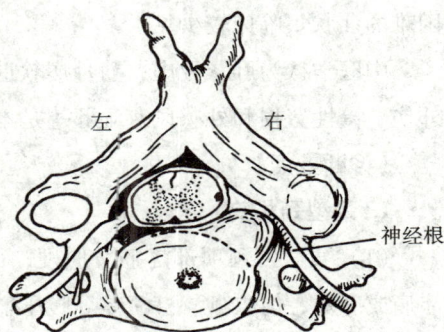

图4-1　颈脊神经根受压

左　　右

神经根

（3）脊髓型颈椎病　亦称瘫痪型颈椎病。多由于颈椎椎管本身狭窄，加之退变突出的椎间盘、骨赘、后纵韧带钙化及黄韧带肥厚等前后方的压迫因素造成椎管的继发性狭窄而发病。若合并椎节不稳，更增加了对脊髓的刺激或压迫。表现为损害平面以下的感觉减退及上运动神经元损害症状，出现损害平面以下麻木、肌力下降、肌张力增加等症状。此型比较多见，且症状严重，以慢性进行性四肢瘫痪为其特征。一旦延误诊

NOTE

治，常发展成为不可逆性神经损害。

脊髓型颈椎病依据锥体束受累之部位不同可分为中央型、周围型和前中央血管型等3种类型。

①中央型 又称上肢型，症状先从上肢开始之后方波及下肢，主要是由于脊髓后动脉受压或遭受刺激所致。如一侧受压，表现为一侧症状，双侧受压，则出现双侧症状。

②周围型 又称下肢型，下肢先出现症状，当压力持续增加波及深部纤维时，则症状可延及上肢，但其程度仍以下肢为重，主要是椎管前方骨赘或脱出之髓核对硬膜囊前壁直接压迫的结果。

③前中央血管型 又称四肢型，上、下肢同时出现症状，主要由于脊髓前中央动脉受累所引起，通过该血管的支配区造成脊髓前部缺血而产生症状。

（4）椎动脉型颈椎病 亦称眩晕型颈椎病。椎动脉第2段通过颈椎1~6横突孔，在椎体旁走行。当钩椎关节增生时，可对椎动脉造成挤压或刺激痉挛，引起椎基底动脉供血不足，产生头晕、头痛等症状。当颈椎退变，椎节不稳时，横突孔之间的相对位移加大，穿行其间的椎动脉受刺激机会较多，椎动脉本身可以发生扭曲，可引起椎基底动脉不同程度供血障碍（图4-2）。此型也比较多见。

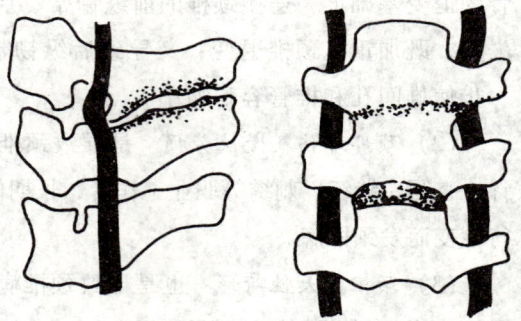

图4-2 椎动脉受压迂曲

（5）交感神经型颈椎病 颈椎间盘退变本身及颈椎骨质增生等继发性病变，刺激交感神经而引起一系列交感神经兴奋或抑制的症状。此型很少单独发生，多与神经根型颈椎病合并发生。

（6）混合型颈椎病 是指神经根型、脊髓型、椎动脉型、交感神经型颈椎病等2个以上类型混合发病者。

（7）食管压迫型颈椎病 是由于椎体前缘的巨大骨赘，可压迫食管引起吞咽不适或吞咽困难的症状。临床较少见。

中医学认为肝肾亏虚，筋骨痿软退化增生和先天不足，颈椎畸形是本病发生的内因。颈部外伤、慢性劳损和外感风寒湿邪等是本病发生的外因。

【诊断要点】

1. 颈型颈椎病

（1）症状 颈项部疼痛、僵硬，可伴有肩部疼痛，颈部活动不利。个别患者可有上肢牵涉痛或麻木，但咳嗽、打喷嚏等腹压增高时症状不加重。

（2）体征 颈椎旁肌或胸锁乳突肌、斜方肌、冈上肌部有压痛，如有斜角肌痉挛，可扪及痉挛块，有压痛，可诱发或加重上肢牵涉痛。颈部活动受限。

（3）影像学检查 X线颈椎正侧位摄片检查显示颈椎生理曲度变直或消失，椎间隙轻度狭窄，椎体轻度骨质增生。

2. 神经根型颈椎病

（1）症状 多数无明显外伤史。大多患者逐渐感到颈部单侧局限性疼痛，颈根部呈电击样向肩、上臂、前臂乃至手指放射，且有麻木感，或以疼痛为主，或以麻木为主。疼痛呈酸痛、灼痛或电击样痛，颈部后伸、咳嗽，甚至增加腹压时疼痛可加重。上肢沉重，酸软无力，持物易坠落。部分患者可有头晕、耳鸣、耳痛、握力减弱及肌肉萎缩，此类患者的颈部常无疼痛感觉。

（2）体征　颈部活动受限、僵硬，颈椎横突尖前侧有放射性压痛，患侧肩胛骨内上部也常有压痛点，部分患者可摸到条索状硬结，受压神经根皮肤节段分布区感觉减退，腱反射异常，肌力减弱。第5、6颈椎椎间病变时，刺激颈6神经根引起患侧拇指或拇、食指感觉减退。第6、7颈椎椎间病变时，则刺激颈7神经根而引起食、中指感觉减退。臂丛神经牵拉试验阳性，颈椎间孔挤压试验阳性。

（3）影像学检查　X线颈椎正侧位、双侧斜位或侧位过伸、过屈位摄片检查，可显示椎体增生、钩椎关节增生、椎间隙变窄、颈椎生理曲度减小、消失或反角、颈椎轻度滑脱、项韧带钙化和椎间孔变小等改变。

（4）鉴别诊断　神经根型颈椎病应与尺神经炎、胸廓出口综合征、腕管综合征等疾病进行鉴别。

3. 脊髓型颈椎病

（1）症状　缓慢进行性双下肢麻木、发冷、疼痛，走路欠灵、无力，打软腿、易绊倒，不能跨越障碍物。休息时症状缓解，紧张、劳累时加重，时缓时剧逐步加重。晚期下肢或四肢瘫痪，二便失禁或尿潴留。

中央型症状先从上肢开始之后方波及下肢。前中央血管型上、下肢同时出现症状。

（2）体征　颈部活动受限不明显，上肢活动欠灵活，双侧脊髓传导束的感觉与运动障碍，即受压脊髓节段以下感觉障碍，肌张力增高，腱反射亢进，椎体束征阳性。

（3）影像学检查　X线摄片检查显示颈椎生理曲度改变，病变椎间隙狭窄，椎体后缘唇样骨赘，椎间孔变小。CT检查可见颈椎间盘变性、颈椎增生、椎管前后径缩小、脊髓受压等改变。MRI检查可显示受压节段脊髓有信号改变，脊髓受压呈波浪样压迹（图4-3）。

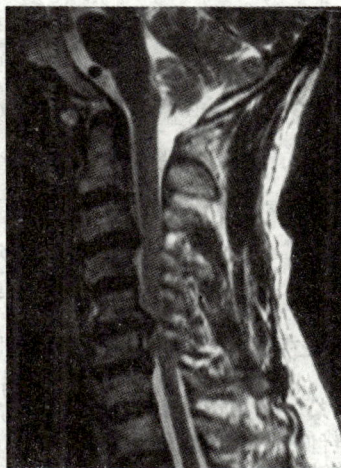

图4-3　脊髓型颈椎病颈椎 MRI 影像

（4）鉴别诊断　脊髓型颈椎病应与脊髓肿瘤、脊髓空洞症等疾病进行鉴别。

4. 椎动脉型颈椎病

（1）症状　多见单侧颈枕部或枕顶部发作性头痛、眩晕，常因头部活动到某一位置时诱发或加重，可见猝倒发作，可有视力减弱、耳鸣、听力下降及精神症状等。

（2）体征　颈椎棘突、横突部有压痛，仰头或转头试验阳性，即在头部后仰或者旋转时，眩晕等症状发作或加重。

（3）影像学检查　X线摄片检查除颈椎生理曲度变直或消失、椎间隙狭窄、椎体骨质增生外，可发现钩椎关节明显增生及椎间孔狭小。椎动脉血流检测及椎动脉造影检查可协助诊断。CT动脉成像（CTA）、磁共振动脉成像（MRA）可见椎动脉因钩椎关节骨赘压迫而扭曲或狭

NOTE

窄，部分影像动态观察，当头颈旋转时骨赘对椎动脉的压迫可以加重，甚至引起血管梗阻。

（4）鉴别诊断 椎动脉型颈椎病应与眼源性、耳源性眩晕及脑部肿瘤等疾病鉴别。

5. 交感神经型颈椎病

（1）症状 主要症见头痛或偏头痛，有时伴有恶心、呕吐，颈肩部酸困疼痛，上肢发凉发绀，眼部视物模糊，眼窝胀痛，眼睑无力，瞳孔扩大或缩小，常有耳鸣、听力减退或消失。心前区持续性压迫痛或钻痛，心律不齐，心跳过速。

（2）体征 头颈部转动时症状可明显加重，压迫不稳定椎体的棘突可诱发或加重交感神经症状。

（3）影像学检查 X线摄片检查除显示颈椎常见的退行性改变外，颈椎屈、伸位检查可证实有颈椎节段不稳，其中以第3、4颈椎椎间不稳最常见。

（4）鉴别诊断 单纯交感神经型颈椎病诊断较为困难，应注意与冠状动脉供血不全、神经官能症等疾病进行鉴别。

此外，混合型颈椎病有神经根型、脊髓型、椎动脉型、交感神经型颈椎病等2个以上类型的表现。食管压迫型颈椎病早期主要为吞服硬质食物时有困难感及食后胸骨后的异常感（烧灼、刺痛等），X线摄片检查显示椎体前缘有骨刺形成，典型者呈鸟嘴状。

【治疗】

以手法、药物治疗为主，配合牵引、练功等方法治疗。脊髓型颈椎病严重者可行手术治疗。

1. 理筋手法 手法是治疗颈椎病的主要方法，能使部分患者较快缓解症状。先在颈项部用点压、拿捏、弹拨、擦法、按摩等舒筋活血、通络止痛的手法，放松紧张痉挛的肌肉。然后用颈项旋扳法，患者取稍低坐位，医者站于患者的侧后，以同侧手掌或肘弯托住患者下颌，另一手托其后枕部，嘱患者颈部放松，医者将患者头部向头顶方向牵引，尔后向本侧旋转，当接近限度时，再以适当的力量使其继续旋转5°～10°，可闻及轻微的关节弹响声，之后再行另一侧的旋扳（图4-4）。此手法必须在颈部肌肉充分放松、始终保持头部的上提力量下旋扳，禁忌用暴力，旋扳手法若使用不当有一定危险，故应慎用，脊髓型颈椎病患者禁用，以免发生危险。最后用放松手法，缓解治疗手法引起的疼痛不适感。

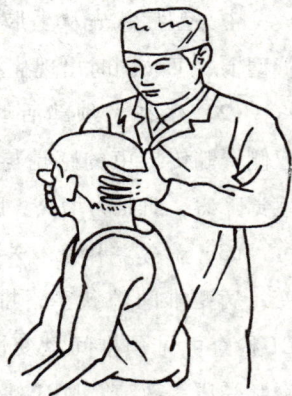

图4-4 颈项旋扳法

2. 固定方法 颈椎病急性发作期应佩戴围领固定，限制颈椎活动和保护颈椎，减轻神经根的损伤，减少椎间关节创伤性反应，有利于组织水肿的消退，缓解症状、巩固疗效。脊髓型颈椎病应采用颈托固定或石膏固定。

3. 练功活动 颈椎病患者需要适当休息，同时应进行合理的练功锻炼。练功的主要目的是调整颈椎和周围软组织的关系，缓解脊髓及神经根的病理刺激，改善血液循环，松弛痉挛肌肉，增强肌力和颈椎的稳定性，缓解颈椎病的症状和减少复发。

在颈椎病的急性发作期应以静为主，以动为辅。在缓解期可做颈前屈、后仰、左右旋转及左右侧屈等活动锻炼，动作要柔和、缓慢、到位。但椎动脉型颈椎病患者不宜做颈部的旋转活动。此外，还可做广播操、打太极拳、站养生桩、练八段锦等。

4. 药物治疗

（1）内服药　由于颈椎病的类型多，临床表现复杂，中药治疗应以中医理论为依据进行辨证论治，临床大多可收到很好的治疗效果。

①风寒痹阻证　上肢疼痛麻木，以痛为主，痛点固定不移，多伴有怕风恶寒等。治宜祛风散寒通络，方用桂枝附子汤、葛根汤加减。

②阳虚寒凝证　上肢麻木疼痛，伴有四肢不温，畏寒、不耐劳累，劳累后症状加重，等等。治宜温阳通络，方用四逆汤、麻黄附子细辛汤加减。

③风湿阻络证　上肢重着疼痛、全身或局部有重着感等。治宜祛风除湿，方用羌活胜湿汤加减。

④气虚血瘀证　肢体肌肉萎缩，四肢乏力，甚至功能活动障碍等。治宜益气活血、疏通经络，方用补阳还五汤加减。

⑤气虚下陷证　发作性眩晕、头痛、目眩，站起或坐起即易发眩晕或猝倒，少气懒言，四肢乏力，等等。治宜补中益气，方用补中益气汤加减。

⑥气血两虚证　眩晕反复发作，头痛绵绵，目眩懒言，多伴面色苍白，心悸气短等。治宜益气养血、舒筋通络，方用归脾汤加味。

⑦痰瘀交阻证　头晕头痛、头蒙不清、呕恶痰涎、舌苔腻、脉弦滑等。治宜健脾化痰、散瘀通络，方用温胆汤或半夏白术天麻汤加桃红四物汤加减。

⑧肝阳上亢证　头痛眩晕、耳鸣眼花、面色如醉等。治宜平肝潜阳通络，方用天麻钩藤饮加减。

⑨气滞血瘀证　颈肩部、上肢刺痛，痛处固定，伴有肢体麻木等。治宜活血止痛、舒筋通络，方用活血止痛汤、活血定痛汤、防风归芎汤加减。

（2）外用药　可选用舒筋活络药膏、活血散外敷。或用万花油、正红花油外搽，亦可用热熨药，如坎离砂热熨患处。

5. 其他疗法

（1）针灸疗法　根据中医理论辨证取穴，临床多用颈夹脊穴、绝骨、后溪、大杼、魄户、天柱、天井、合谷、风府、阿是穴等，针刺治疗每日1次，或加艾灸，或用电针刺激。

（2）封闭疗法　可用曲安奈德注射液20~40mg加1%利多卡因2~5mL局部痛点封闭注射。每周1次，2~3次为1个疗程。

（3）物理疗法　常用的方法有中药离子导入、微波治疗、超短波治疗、红外线治疗等。可缓解肌肉痉挛，消除神经根炎性水肿，改善局部血液循环。

（4）牵引疗法　通常用枕颌带牵引法。患者可取坐位或仰卧位牵引，牵引姿势以头部略向前倾为宜，牵引重量可逐渐增大到6~8kg，隔日或每日1次，每次30分钟。10次为1个疗程。枕颌牵引可以缓解肌肉痉挛，扩大椎间隙，流畅气血，减轻压迫刺激症状。对部分椎动脉型、交感神经型和脊髓型颈椎病牵引后可能加重症状，应慎用。

（5）手术疗法　保守治疗无效或反复发作者，或脊髓型颈椎病诊断确立后可考虑手术治疗。可根据具体病情选择行前路手术做椎管减压、椎间融合固定术，或后路手术做椎板开门成形、椎管扩大术等。

【预防与调护】

合理用枕，选择合适的高度与硬度，保持良好睡眠体位。颈部外伤后要做早期治疗，长期伏案工作者，应注意经常做颈项部的练功活动，以避免颈项部长时间处于某一低头姿势而发生慢性劳损。急性发作期应注意休息，以静为主，以动为辅，也可用颈围或颈托固定 1 ~ 2 周。慢性期以练功锻炼为主。颈椎病病程较长，非手术治疗症状易反复，患者往往有悲观心理和急躁情绪，因此要注意心理调护，以科学的态度向患者进行宣传和解释，帮助患者树立信心，配合治疗，以早日康复。

三、颈椎间盘突出症

颈椎间盘突出症是指外伤和劳损等原因导致颈椎间盘髓核突破纤维环甚至后纵韧带，向后方压迫脊髓或向后外侧压迫颈神经根而产生相应临床症状的疾患。颈椎间盘由纤维环、髓核和软骨板组成。髓核是一种胶状物，基质由黏蛋白组成，含水很高，往往超过80%。髓核周围为纤维软骨，称纤维环。软骨板则构成椎间盘的上下壁，与椎体的松质骨相连接。软骨板与纤维环融合在一起，在软骨板完整时，髓核不易突入椎体的松质骨内。在纤维环无损害时，髓核不易向周围突出。自第 2 颈椎起，颈椎两相邻椎体间都有椎间盘。椎间盘是椎体间的主要连接结构，与韧带共同保持椎体间的紧密连接。正常椎间盘富有弹性，故相邻椎体间有一定活动度，能使下位椎体的上面承受均等的压力，起到缓冲外力的作用。并可减缓由足部传来的外力，使头颅免受震荡。颈椎间盘总高度为颈椎总高度的20% ~ 25%，它前部较后部为高，故使颈脊柱呈生理前凸。颈椎间盘是维持颈部活动，保持内外平衡的重要结构。颈部的运动，依赖髓核的位移及变形来保持颈部的协调和平衡。本病好发节段的发生率由高到低依次为颈 4 ~ 5、颈 5 ~ 6、颈 6 ~ 7。

【病因病机】

颈椎间盘突出症的发病主要与椎间盘退变、慢性劳损和外伤有关。

颈椎是人体活动范围大、负重大的部位，并且与相对固定的胸椎相连。在日常生活和工作中，因颈部的长期负重，持续不断地接受压力、磨损及髓核脱水等，造成椎间盘变性。纤维环发生变性后，其纤维首先肿胀变粗，继而发生玻璃样变性，最后断裂。由于变性纤维环的弹性减退，不能承受椎间盘内的张力，当受到头颅的重力作用、肌肉的牵拉或外伤时，不但纤维环可向外膨出，而且髓核也可经破裂的纤维环裂隙向外突出而压迫神经根或脊髓。由于下部颈椎活动多，因此颈 6 ~ 7 和颈 5 ~ 6 椎间盘易发病。

中老年人肝肾逐渐亏损，筋失约束或风寒侵袭、筋脉拘挛，失去内在平衡，稍有外力即可诱发颈椎间盘突出。颈椎间盘突出可以于椎体间向四周各个方向突出，只有向后方突出于椎管内压迫神经时才出现症状。临床常见后方突出的位置有以下 3 种：

1. 侧方突出   突出部位在后纵韧带的外侧、钩椎关节内侧（图 4-5）。该处有颈神经根经过，突出的椎间盘可压迫脊神经根而产生症状。

2. 旁中央突出   突出部位偏于一侧，介于脊神经和脊髓之间（图 4-6）。突出的椎间盘可以压迫脊神经根和脊髓而产生单侧脊髓和神经根受压症状。

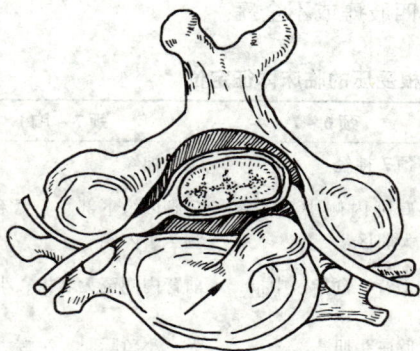

图 4-5　颈椎间盘侧方突出

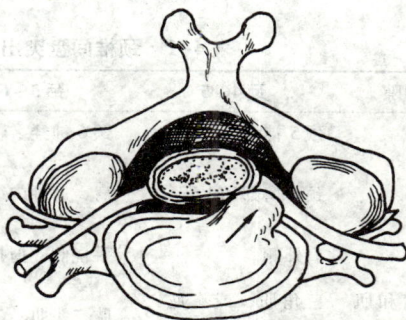

图 4-6　颈椎间盘旁中央突出

3. 中央突出　突出部位在椎管中央，脊髓的正前方
（图 4-7）。突出的椎间盘可压迫脊髓腹面的两侧而产生脊髓
双侧的压迫症状。

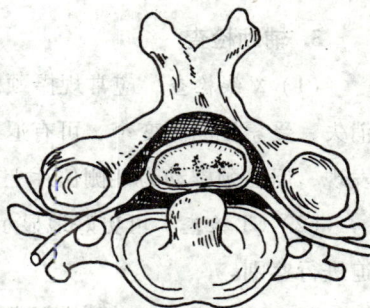

图 4-7　颈椎间盘中央突出

【诊断要点】

　　颈椎间盘突出症多见于 30 岁以上的中壮年，男性发病
多于女性。患者可有颈项痛的病史，通常在外力作用下，如
汽车突然刹车、突然转头向后观看时，突发颈肩痛或上肢
痛，甚至四肢麻木。依据颈椎间盘组织突出量及部位的不
同，而表现出相应的颈髓或颈神经根症状。椎间盘向后方突出可压迫脊髓，引起脊髓功能障
碍；向侧后方突出可压迫相应神经根，产生上肢放射性神经疼痛等神经根刺激症状，甚至导致
神经根功能障碍，如上肢感觉运动障碍。椎间盘突出位于脊髓腹侧和脊神经根之间压迫脊髓和
神经根，两者受累的症状和体征同时出现，但有时可因剧烈的根性疼痛而掩盖脊髓压迫症状。

1. 症状

　　（1）颈部症状　可有枕部、背部、肩部、肩胛间区的疼痛不适。疼痛可引起颈椎活动困
难，以后伸时更为明显。

　　（2）神经根受压症状　患者可有一侧（少数双侧）向上肢的放射性疼痛，严重者前臂及
手部感觉减退麻木，亦可表现突然或短期内不能抬举上肢、屈伸肘关节或手部无力。检查时颈
部处于强迫体位或颈部僵硬。

　　（3）脊髓受压症状　四肢不同程度的感觉、运动障碍，患者多诉手、臂甚至躯干及下肢
麻木，胸部有束带感，手部难以做精细动作，下肢无力，步态不稳，双下肢有"踩棉感"，重
者可出现括约肌功能障碍或部分肢体瘫痪。

2. 体征

　　（1）局部表现　急性期颈椎各方向运动受限，屈伸颈椎时可诱发出向肩背部或上肢的放
射性疼痛。

　　（2）神经检查　当神经根受刺激或压迫时，相应神经根支配的部位感觉减退，肌肉无力，
腱反射减弱，椎间孔挤压试验阳性（表 4-1）。当脊髓灰质受压时，相应髓节运动感觉障碍，
因此上肢肌力、感觉、反射检查对于神经损伤定位极有价值。当脊髓传导束受侵，可出现步态
异常，压迫节段以下肌张力增高，腱反射亢进，霍夫曼征阳性，巴宾斯征阳性，手部精细动作

NOTE

功能障碍，甚至大小便障碍，表现为偏瘫、截瘫、四肢瘫或不全瘫。

表 4-1　颈椎间盘突出症神经根受压的临床体征定位

颈椎间隙	颈 4~5	颈 5~6	颈 6~7	颈 7~胸 1
受压神经	颈 5 神经	颈 6 神经	颈 7 神经	颈 8 神经
疼痛区域	颈、肩部和上臂	肩、肩胛内缘	肩胛内侧中部、胸大肌区	肩胛内缘下部、上臂和前臂内侧至手内侧
感觉异常	肩外侧	手桡侧、拇指	手背、食指、中指	前臂内侧至无名指、小指
肌肉萎缩和肌力减退	三角肌，或有肱二头肌	肱二头肌	肱三头肌	大、小鱼际肌，手握力减退
腱反射减退	肱二头肌腱	肱二头肌腱	肱三头肌腱	

3. 辅助检查

（1）X 线检查　应常规摄颈椎正位、侧位及动力位 X 线平片。可发现颈椎生理前凸减小或消失，受累椎间隙变窄，可有退行性改变。在年轻病例或急性外伤性突出者，椎间隙可无异常发现，但在颈椎动力性侧位片上可见受累节段不稳，并出现较为明显的梯形变。

（2）CT 检查　可更好地显示颈椎的骨性结构，有利于对骨赘、骨化的后纵韧带造成的压迫进行鉴别。

（3）MRI 检查　对颈椎间盘突出症的诊断具有重要价值。其准确率明显高于 CT 检查和脊髓造影，而且是无创检查。MRI 检查一般应有 T1、T2 的矢状位片和轴位片，T1 加权像主要做形态观察；T2 加权像多用于病变性质判断。突出的椎间盘压迫脊髓，蛛网膜下脑脊液间隙消失，严重者可见髓内异常高 T2 信号，提示脊髓水肿或变性。

（4）肌电图检查　可确定对神经根的损害，并对神经压迫的定位有所帮助。

【治疗】

以手法、药物治疗为主，配合牵引、练功等方法治疗。对于有痉挛步态、手不能做精细动作、排尿障碍等脊髓功能障碍及有神经根压迫症状严重而经系统保守治疗无效者应进行手术治疗。

1. 理筋手法　临床多按放松手法、复位手法和整理手法三步骤进行。

（1）放松手法　在患者颈项肩背部施以按摩法、拿法、㨰法和弹拨法等手法，以放松痉挛僵硬的颈项肩背部肌群，松解粘连挛缩的筋膜韧带，达到舒筋通络、解痉止痛的目的。

（2）复位手法　包括旋转复位法和端提摇晃法。其作用机制是调整颈椎小关节突错缝，使颈椎椎间关节的运动协调性得到恢复，进而减少椎间盘承受的不均匀张力与压力，调整突出物与受压神经结构的位置关系。但椎间盘纤维环破裂、髓核突出，单纯使用手法一般不能将其回纳复位。手法治疗时应时刻关注患者的反应，如果脊髓、神经受压严重时，应慎用重手法。

①旋转复位法　患者正坐，医者站在患者身后，稍微侧身，以右旋为例，医者屈肘用右肘窝放在患者颌下固定颌部，左手扶住枕部，轻提并且旋转活动颈部 2~3 次，使患者颈部放松。然后使其头微屈并上提，顺势牵引颈部，牵引的同时将患者头颈右旋有固定感时，右肘部再稍加用力轻轻右旋颈部，同时加大向上牵引的力量，此时即可听到或感到关节弹响声（图 4-8）。做完右侧后，用同样手法向左侧旋转 1 次。手法前要患者尽量放松颈肩部肌肉，手法用力应稳妥、轻柔，旋转要适度，施法要顺势而为，力量不宜过大，到位即止，切忌粗暴手法。

②端提摇晃法　适用于颈部肌肉痉挛者。患者正坐，医者立于患者身后，双手虎口分开，拇指顶住枕部，其余双手四指托住下颌部，双手前臂压在患者肩部，双手缓慢用力向上端提，同时手腕立起，在维持牵引下，做头颈顺、逆时针方向回旋活动 3～4 次（图4-9）。

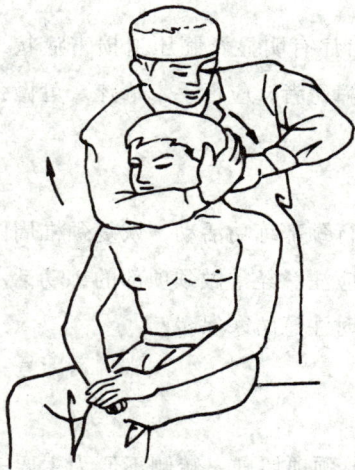

图 4-8　旋转复位法　　　　　　　　　图 4-9　端提摇晃法

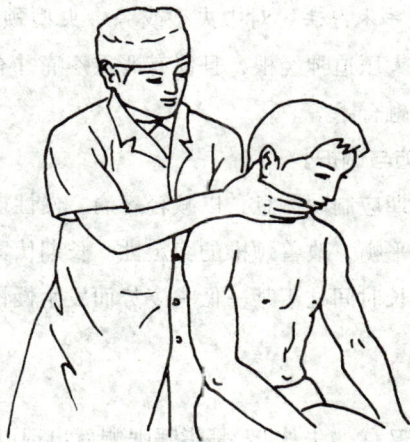

（3）整理手法　在患者颈项肩背部施以按摩法、劈法、散法等手法，以进一步放松颈项肩背部肌群，理顺筋络，调和气血。根据患者不同情况，可加用叩击法、抖肩法等手法后结束。

2. 固定方法　急性期应卧床休息，尽量减少颈部活动。起床后可用颈椎围领固定颈椎于微屈曲位。

3. 练功活动　慢性期应积极进行颈部的练功活动，以增强颈部肌肉力量及协调性。

4. 药物治疗

（1）内服药

①血瘀气滞证　有明显外伤史，发病急，颈项痛有定处，强迫体位，活动受限，舌暗红，苔薄黄，脉弦。治宜活血祛瘀、行气止痛，方用和营止痛汤加减。

②风寒痹阻证　起病缓慢，颈项痛有定处，上肢麻木，患肢畏寒，阴雨天症状加重，舌淡，苔薄腻，脉弦紧。治宜温通经络、祛风散寒，方用麻桂温经汤加减。

③肝肾亏虚证　发病缓慢，颈肩酸痛反复发作，上肢麻痹，劳累加重，腰膝酸软，耳鸣耳聋，舌红，苔少，脉弦细。治宜补益肝肾，方用六味地黄汤、左归丸加减。

（2）外用药　可选用麝香止痛膏、复方南星止痛膏等外贴，或用正红花油等外搽。

5. 其他疗法

（1）针灸疗法　可选取风池、肩井、天宗、曲池、合谷、环跳、阳陵泉、太冲等穴进行针刺，用泻法，留针 20 分钟。每日 1 次。

（2）牵引疗法　用枕颌带牵引，患者可取坐位或仰卧位牵引。牵引重量一般为 3～5kg，可逐步增至 6～8kg，并根据患者病情、体质和耐受力酌情调整。颈椎牵引治疗可以解除颈项部肌肉痉挛，增大椎间隙，使受压神经根得以缓解。牵引时颈椎宜微屈曲位，不宜采用颈椎极度屈曲位，亦切忌颈椎过伸位。症状重者，应采用卧位持续牵引。对部分脊髓受压患者牵引后可能加重症状，应慎用。

（3）**物理疗法**　可选用蜡疗、醋疗、低频脉冲、中药离子导入等方法治疗。

（4）**封闭疗法**　可用曲安奈德注射液 20mg 加 1% 利多卡因 2~4mL 局部痛点封闭注射。每周 1 次，2~3 次为 1 个疗程。

（5）**手术疗法**　对中央型或旁中央型颈椎间盘突出症有明显脊髓压迫损害症状，或侧方突出物较大压迫神经根，且伴有严重疼痛并有神经功能障碍者，应行手术治疗。可做颈椎间盘摘除椎间融合术等。

【预防与调护】

急性期应制动休息，以减轻疼痛。慢性期应积极进行颈部练功活动，恢复颈椎周围组织的生物力学平衡，改善颈椎的稳定性。长期伏案工作者，应注意经常做颈项部的练功活动，以避免颈项部长时间处于某一低头姿势而发生慢性劳损。平时注意防寒保暖。

四、落枕

落枕又称"失枕"，是指睡眠醒后出现以颈部疼痛、颈项僵硬、转侧不便为主要表现的颈部软组织损伤。落枕是颈部常见的筋伤之一，本病好发于青壮年，男多于女，冬春两季发病较高。

【病因病机】

落枕多因睡眠时枕头过高、过低或过硬，或睡姿不良，头颈过度偏转，使颈部肌肉长时间受到牵拉，处于过度紧张状态而发生静力性损伤。或睡眠时露肩受风，风寒侵袭颈项部，寒性收引致经络不舒，肌肉气血凝滞而痹阻不通，拘急疼痛而致落枕。损伤往往以累及一侧软组织为主，如发生于一侧的胸锁乳突肌、斜方肌或肩胛提肌痉挛等。正如《诸病源候论·失枕候》记载："头项有风，在于筋之间，因卧而气血虚者，值风发动，故失枕。"平素缺乏筋肉锻炼，身体衰弱，气血不足，气血循行不畅，筋肉舒缩活动失调者，易患落枕。

【诊断要点】

本病常在睡醒后出现颈部疼痛，多为一侧，活动时加重，头常歪向患侧，仰头、点头及转头等颈部活动受限，颈项不能自由旋转后顾，转头时常与上身同时转动，以腰部代偿颈部的旋转活动，向患侧活动受限尤为明显。疼痛可向肩背部放射。颈部肌肉痉挛压痛，触之如条状或块状，斜方肌、大小菱形肌等处有压痛。因风寒外袭，颈项强痛，可伴有恶寒头痛等表证。本病起病较快，病程短，常在 1 周内自愈，但易复发。

X 线摄片检查一般无明显改变。由于颈部肌肉痉挛，头颈部可歪斜，X 线片可见颈椎侧弯、颈椎生理弧度改变为平直甚至反张。

【治疗】

以手法治疗为主，配合药物、理疗等方法治疗。

1. 理筋手法　手法治疗落枕有很好的疗效，可很快缓解肌肉痉挛，消除疼痛，往往经治疗 1 次后，症状即能明显缓解。

（1）**按摩点穴法**　患者端坐，医者站于患者背后。缓慢转动头颈，在颈项部找到痛点或痛筋后，用拇指或小鱼际在患部做揉、推、摩等法，使痉挛的肌肉得到缓解，减轻疼痛。再用拇指或食指点按风池、天柱、天宗、曲池、合谷等穴，每穴按压半分钟，以舒筋理气、解痉止痛。

（2）端项旋转法　患者坐在低凳上，嘱其尽量放松颈项部肌肉，医者一手托住患者下颌，一手托住枕部，两手同时用力向上端提，此时患者的躯干部重量起了反牵引的作用，在向上端提的同时，边提边摇晃头部，并将头部缓缓向左右、前后摆动与旋转2~3次，以活动颈椎小关节。最后用力将下颏向一侧做稳妥斜扳，即可听到清脆之响声，患者立感颈项部舒适。运用斜扳手法时，动作要轻柔，用力要适当，以免加重疼痛或加重损伤。此法常可收到较好效果。

2. 固定方法　一般无需固定，若疼痛剧烈者，应头颈部制动休息，必要时可佩戴围领1~2天，有利于局部损伤炎症的消退。

3. 练功活动　疼痛缓解后应进行头颈部前屈后伸和左右旋转活动锻炼，以舒筋活络，增强颈部肌肉力量。

4. 药物治疗

（1）内服药

①风寒证　颈项背部僵硬，拘紧麻木，可兼有恶风、发热、头痛等表证，舌淡，苔薄白，脉浮紧或浮数。治宜疏风散寒、除湿止痛，无汗者方用葛根汤加减，有汗者方用瓜蒌桂枝汤加减，湿邪偏甚者方用羌活胜湿汤加减。

②瘀滞证　晨起颈项疼痛，活动不利，活动时患侧疼痛加剧，头部歪向患侧，局部有明显压痛点，舌紫暗，苔薄黄，脉弦数。治宜活血舒筋、行气止痛，方用和营止痛汤或活血舒筋汤加减。

（2）外用药　可选用麝香止痛膏、复方南星止痛膏等外贴，或用正红花油等外搽。

5. 其他疗法

（1）针灸疗法　可选取落枕、外关、后溪、阿是穴为主，配绝骨、昆仑、风池、大椎等穴，用强刺激手法，留针20分钟。

（2）物理疗法　可选用电疗、磁疗、超声波等方法配合治疗。

【预防与调护】

避免不良的睡眠姿势，枕头不宜过高、过低或过硬。睡眠时不要贪凉，以免受风寒侵袭。落枕后尽量保持头部于正常位置，以松弛颈部的肌肉。久坐伏案工作，勿忘颈部保健，要经常起身抬头活动颈部，防止颈部慢性劳损。积极进行颈部的练功活动，可做颈部前屈、后仰、左右侧弯、左右旋转等活动锻炼。

五、肌性斜颈

肌性斜颈是指一侧胸锁乳突肌发生纤维性挛缩导致头面部和颈部的不对称畸形的疾病。临床以头斜向患侧、转向健侧和面部畸形为特点。胸锁乳突肌的体表投影为一侧胸锁关节至颞骨乳突连线间的肌性突起。本病是婴幼儿常见的一种先天性畸形。

【病因病机】

肌性斜颈病因尚不十分清楚，目前有产伤、宫内发育障碍、缺血性肌挛缩等3种学说。

1. 产伤　多与难产有关，是由于分娩时一侧胸锁乳突肌受产道、产钳挤压或牵引受伤撕裂出血，引起血肿，血肿机化后导致肌纤维挛缩而发斜颈。

2. 宫内发育障碍　由于胎位不正，胎儿在子宫内头部位置不良，头颈倾向一侧，致一侧胸锁乳突肌受牵拉；或胎儿颈部受到肢体挤压，如手置于颈部的挤压，可使颈部的血液循环发生改变，致胸锁乳突肌缺血而发育不良，发生挛缩引起斜颈。

3. 缺血性肌挛缩　由于产程过长，胸锁乳突肌营养动脉闭塞或静脉回流受阻，以致胸锁乳突肌缺血，肌纤维变性挛缩而造成斜颈。

肌性斜颈主要病理是胸锁乳突肌肿块，进而纤维化引起挛缩变短，导致头斜向患侧、颜面转向健侧。随着年龄的增长可发生头和面部发育畸形。

【诊断要点】

多在患儿出生2周左右，发现头颈部歪斜，在颈部一侧胸锁乳突肌可触及一梭形肿块，触按时患儿因疼痛而啼哭，头颈转动不灵活，向同侧倾斜，下颌旋向对侧，多单侧发病。肿块在出生后3~4个月内逐渐消失，触诊胸锁乳突肌内有一条索状硬结。斜颈常随婴儿发育而发展，1岁左右，斜颈更为明显，头部向患侧倾斜，下颌转向健侧，活动明显受限。当头颈部主动或被动转向健侧或仰头时，可见胸锁乳突肌紧张而突起于皮下如条索。同时逐渐继发头和面部的不对称发育畸形，头颅的前后径变小，枕部歪斜，面部两侧不对称，患部面侧窄小，眉眼与口角之间距离较健侧缩小，五官倾斜。若畸形不及时矫正，则可随年龄增长而加重，不仅患侧面部相对萎缩，颈部软组织紧缩，而且颅骨也发育不对称畸形，严重者颈椎和上胸椎发生固定性脊柱侧弯畸形，部分患者伴有智力发育障碍。

X线摄片检查早期无异常，后期可见颈椎侧弯和旋转畸形，而骨质无异常。

本病应与骨性斜颈、颈椎结核等疾病相鉴别。

1. 骨性斜颈　颈部有侧弯畸形，但无胸锁乳突肌挛缩，X线片显示颈椎骨先天性发育畸形。

2. 颈椎结核　因颈部疼痛和肌肉痉挛可出现斜颈，伴低热、颈部活动受限，无胸锁乳突肌挛缩，X线片显示椎体骨破坏和椎间脓肿。

【治疗】

本病治疗越早效果越好。婴儿期主要以手法为主，配合固定治疗。随着年龄增长，若保守治疗无效或就诊较晚者，可采用手术治疗。

1. 理筋手法　适用于1岁以内的婴儿，采用局部按摩、牵引、手法扳正等手法，其目的是使肿块早期消散，防止肌肉发生挛缩，出生2周后即可进行。

（1）局部按摩　医者运用拇指或中、食指在患侧胸锁乳突肌肿块部位做自上而下的轻柔按摩，舒展理顺挛缩的胸锁乳突肌，改善局部的血液循环，使局部硬结的肌纤维逐渐软化。

（2）扳动矫正　先在患侧胸锁乳突肌按摩，然后医者以一手托住患者枕部，另一手把住下颌，将患儿头部向与畸形姿势相反方向，轻柔地进行扳动牵引矫正，每日4~5次。扳动时，颌部要尽量旋向患侧，枕部旋向健侧。

2. 固定方法　患儿仰卧，面部扭向患侧，枕部转向健侧肩峰，周围用小沙袋固定，可在婴儿睡眠时进行。

3. 其他疗法

（1）物理疗法　婴儿期可局部热敷，促进气血循环。幼儿期可采用超声波、药物热熨、低频电疗等方法配合治疗。

（2）**手术疗法** 适用于 1 岁以上的患儿。对手法治疗无效或就诊较晚的患儿，遗留有较重斜颈畸形者，应尽早手术治疗。对 12 岁以上患儿，虽然面部畸形难以矫正，但手术仍可使颈部畸形和活动有所改善。手术多采用胸锁乳突肌部分切断术或胸锁乳突肌全切断术，术后将头置于过度矫正位，用头颈胸石膏或头颈部矫正支具固定 4 ~ 6 周。拆除外固定后，进行功能锻炼和理疗，以巩固治疗效果。

【预防与调护】

早诊断早治疗是本病的防治关键。对于手法治疗的患儿，家长需要学习并掌握按摩手法，每日 3 ~ 4 次，坚持 3 ~ 6 个月，手法按摩后可予以热敷，对治疗有积极作用。平时可采用与头面畸形相反方向的动作以矫正，如怀抱、喂奶、睡眠的垫枕或用玩具吸引患儿的注意力时，均应使患儿头部倾向健侧。对于较大的患儿，除每日予手法纠正外，可面对镜子训练，教会其自行纠正的动作，即下颌向患侧，头颈向健侧屈曲，以纠正畸形。对于手术治疗的患儿，术后应配合手法及外固定治疗，以避免斜颈复发，同时注意预防外固定装置引起的压疮。

第二节　胸背部筋伤

胸背部是位于颈以下、腰以上的躯干部位。骨性胸廓是由 12 对肋骨、12 个胸椎和胸骨借关节、韧带连接而组成。上 7 对肋骨借软骨直接附着于胸骨，第 8 ~ 10 肋骨借第 7 肋骨间接与胸骨相连，第 11 ~ 12 肋骨前端游离，称为浮肋。肋骨与胸椎有肋椎关节相连接。胸椎通过椎间关节、椎间盘和韧带等相连接构成脊柱胸段。胸背部的肌肉主要有胸大肌、胸小肌、肋间内肌、肋间外肌、斜方肌、背阔肌、菱形肌、肩胛提肌、后锯肌、竖脊肌等。胸背部筋伤是指胸背部的关节、肌肉、韧带、筋膜、椎间盘等软组织的损伤，临床也比较多见。

一、胸部挫伤

胸部挫伤又称胸壁挫伤，是指由于暴力撞击胸壁引起以胸胁部疼痛、胀满，伴随胸廓运动而症状加重的软组织损伤性疾患。是临床常见的胸部损伤。

【病因病机】

胸部挫伤由外来暴力直接作用于胸部软组织所致，如交通事故和日常生活、工作中的碰撞、打击、冲撞等直接暴力作用于胸部，造成胸壁软组织的挫伤。组织挫伤则导致局部络脉受损，血溢于脉外，血瘀气滞而发为肿痛。若新伤失治，气滞不通，血瘀未化，可以反复发作而转为陈伤。

【诊断要点】

有胸部挫伤病史，伤后胸部固定性、局限性疼痛，随胸廓运动如深呼吸或咳嗽、打喷嚏时胸痛加剧，翻身活动困难。检查伤处微肿，局部压痛，伤处可有瘀斑。胸部陈伤者，胸部隐痛，反复发作，缠绵难愈，劳累或阴雨天加重。

X 线检查无异常，但可以排除肋骨骨折和气胸、血胸等。

【治疗】

可采用手法、固定、药物等方法治疗。

NOTE

1. 理筋手法 本病可行理筋手法治疗。令患者取卧位，医者用手掌沿肋间隙由前向后施行揉摩手法2~3分钟，随后集中于疼痛部位施行揉摩手法，可消散瘀血、减轻疼痛。

2. 固定方法 嘱患者深呼气后，用胸带围绕伤处胸廓紧密固定，胸痛症状可明显缓解。固定时间2~3周。

3. 药物治疗

（1）内服药 新伤治宜活血化瘀、行气止痛，方用复元活血汤加减。陈伤宜行气破瘀，佐以调补气血，以气滞为主者，方用柴胡疏肝散、活血止痛汤加减；以血瘀为主者，方用三棱和伤汤加黄芪、党参等。

（2）外用药 新伤局部肿痛者，用消瘀止痛药膏、双柏膏等外敷。陈伤隐痛及风寒湿痹痛者，用狗皮膏、万应膏等外贴。

【预防与调护】

胸部挫伤重者应半卧位适当休息，在不引起剧烈疼痛的情况下，多做上肢活动及扩胸动作，预防肌肉和筋膜等组织的粘连，以免长期遗留胸痛。

二、胸廓出口综合征

胸廓出口综合征是指臂丛神经与锁骨下动、静脉在胸廓出口处受压而引起的一系列临床症候群。臂丛神经和锁骨下动、静脉行走在前、中斜角肌之间，经前、中斜角肌与第1肋骨形成的三角形间隙进入锁骨下，再穿过锁骨与第1、2肋骨间隙后，经胸小肌深面进入腋窝。正常情况下，臂丛神经和锁骨下动、静脉行走路径有一定的容纳空间，神经、血管不至于受压。病理情况下，该路径的空间变窄，即产生卡压而出现相应的症状。

【病因病机】

胸廓出口处的骨性和肌性结构及其间隙的异常都可对臂丛神经与锁骨下动、静脉构成压迫，局部的炎症性增生、粘连和肿块也构成压迫因素。容易造成臂丛神经和锁骨下动、静脉受压的部位有前、中斜角肌与第1肋骨之间的三角形间隙，肋骨与锁骨之间的间隙，喙突与胸小肌之间的间隙。

因前斜角肌病变导致前、中斜角肌与第1肋骨之间的三角形间隙变窄，造成臂丛神经及锁骨下动、静脉受压者，称为前斜角肌综合征。前斜角肌病变有前斜角肌肥大或痉挛，前斜角肌在第1肋上的止点偏于外侧使三角形间隙变窄，以及前、中斜角肌先天融合为一体，臂丛神经和血管从变异融合的肌纤维之间穿过，均可造成对神经血管的压迫（图4-10、图4-11）。

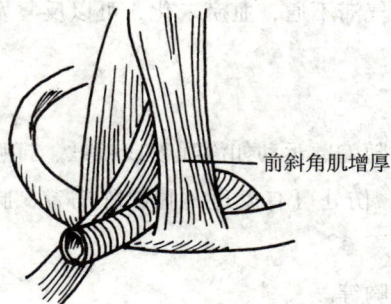

前斜角肌增厚

图4-10 前斜角肌综合征（前斜角肌肥大）

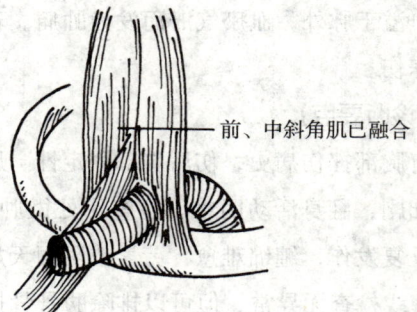

前、中斜角肌已融合

图4-11 前斜角肌综合征（斜角肌发育畸形）

　　因颈肋造成臂丛神经及锁骨下动、静脉卡压者，称为颈肋综合征。颈肋是退化了的结构，多见于第7颈椎。颈肋分残留性颈肋、明显颈肋、次全颈肋和全颈肋。残留颈肋呈小结节状，一般不会引起压迫。明显颈肋、次全颈肋和全颈肋因穿越前、中斜角肌和第1肋骨之间的三角间隙，致使该间隙变窄，可造成神经血管的压迫（图4-12）。

　　因第1肋骨与锁骨之间的间隙狭窄造成臂丛神经及锁骨下动、静脉压迫者，称肋锁综合征。正常肋锁间隙约1cm。由于第1肋骨走行畸形、颈胸段脊柱侧弯或半椎体畸形致胸廓上口狭窄、第1肋骨或锁骨骨折畸形愈合或骨痂过大、锁骨下肌肥大等原因均可造成神经血管受压。

　　因喙突与胸小肌间隙狭窄致使臂丛神经及锁骨下动、静脉受压者，称喙突胸小肌综合征。因症状多在肩关节过度外展时发生，故又称过度外展综合征。多见于喙突骨折畸形愈合或胸小肌肥厚等造成神经血管受压（图4-13）。

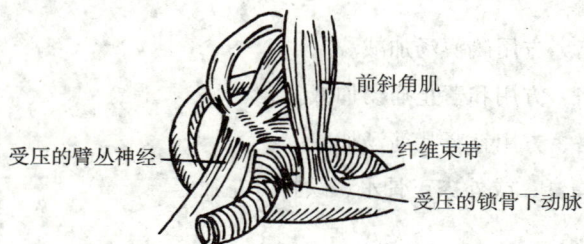

图4-12　颈肋综合征（纤维束带样压迫神经血管）　　　　　图4-13　过度外展综合征

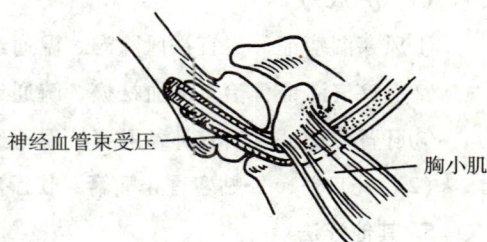

　　臂丛神经及锁骨下动、静脉受压后可引起上肢不同程度的感觉运动障碍和血液循环障碍。

【诊断要点】

本病可分为臂丛神经受压和锁骨下动、静脉受压两种表现。

　　1. 臂丛神经受压　臂丛神经受压主要表现为颈肩痛向上肢放射至前臂及手部，患肢麻木，痛觉减退，肌力减弱，肌肉萎缩。检查可见患侧锁骨上区饱满，可触及肿块、骨性突起、挛缩或增厚的前斜角肌。锁骨上局部压痛，并向上肢放射。前斜角肌紧张试验：令患者头转向健侧，颈部过伸，将患侧手臂向下牵拉，若患肢疼痛、麻木加重为阳性，见于前斜角肌综合征。挺胸试验：患者坐位，令患者颈和两臂向后伸，挺胸，两肩外展，若诱发患肢疼痛与麻木或原有症状加重为阳性，见于肋锁综合征。肩关节过度外展试验：患者坐立，肩关节过度外展上举时，若患肢疼痛、麻木加重为阳性，见于喙突胸小肌综合征。

　　2. 锁骨下动、静脉受压　锁骨下动、静脉受压主要表现为以手部为主的缺血性疼痛，可见肿胀、皮温下降、干燥、皮肤苍白或发绀、浅静脉怒张等。阿德森（Adson）试验：令患者尽量将头后仰，同时深吸气，并将下颌先转向患侧再转向健侧，任何位置出现桡动脉搏动减弱或消失为阳性，见于前斜角肌综合征。挺胸试验：方法同前，出现桡动脉搏动减弱或消失为阳性，见于肋锁综合征。肩关过度外展试验：方法同前，出现桡动脉搏动减弱或消失为阳性，见于喙突胸小肌综合征。

　　X线摄片检查部分患者显示有颈肋或锁骨与第1肋骨间隙狭窄。

　　本病应与颈椎病、颈椎间盘突出症、腕管综合征等疾病相鉴别。

【治疗】

以手法、药物治疗为主，配合固定、练功、封闭等方法治疗，必要时行手术治疗。

NOTE

1. 理筋手法 医者一手托患者头部，另一手以小鱼际揉摩颈椎两侧肌肉 3~5 分钟，再点按风府、风池、天鼎、缺盆、肩井等穴，继之在斜角肌、胸锁乳突肌、斜方肌、冈上肌和上臂施以㨰法、弹拨法及上臂搓揉法 10 分钟，最后端提摇转头部和摇转肩关节，以及牵抖上臂。每日 1 次。可理顺筋脉、解痉止痛、改善局部血液循环，减轻或解除胸廓出口处的神经血管受压情况。

2. 固定方法 急性期应将患肢悬吊制动休息，以减少患肢下垂和过度外展外旋活动。平时避免提拉重物和长时间下垂，能明显缓解胸廓出口综合征的症状。

3. 练功活动 慢性期应加强颈肩部的练功，以增强肌力，避免肩下垂，减轻对胸廓出口处的牵拉和对神经血管的压迫。

4. 药物治疗

（1）内服药

①风寒湿痹证 治宜祛风除湿、温通经络，方用蠲痹汤加减。

②血瘀气滞证 治宜活血祛瘀、疏通经络，方用和营止痛汤加减。

③肝肾亏虚证 治宜补益肝肾、温通经络，方用补肾壮筋汤加减。

（2）外用药 外贴麝香止痛膏、伤湿解痛膏，或外搽正骨水、跌打万花油等。

5. 其他疗法

（1）封闭疗法 可选用醋酸泼尼松龙 12.5~25mg 加入 1% 普鲁卡因 2~6mL 做前、中斜角肌间隙等部位封闭治疗。

（2）物理疗法 可选用红外线、超声波、中药离子导入等方法配合治疗。

（3）手术疗法 保守治疗无效，或症状较重、体征明显、影响生活和工作者，可行手术治疗。可选用颈肋切除术、前中斜角肌止点切断术、经腋路第 1 肋骨切除术、胸小肌止点切断术等。

【预防与调护】

发病时应适当休息，悬吊患肢制动。平时避免提重物和上肢长时间下垂。积极进行手部和上肢的功能锻炼，以促进血液循环，防止肌肉萎缩。注意避寒保暖。

三、肋软骨炎

肋软骨炎又称肋软骨增生病，是指发生在肋软骨部位的慢性无菌性炎症。本病好发于20~30岁的女性。

【病因病机】

原因不明，一般认为与外伤或劳损有关。胸部受到挤压等使胸肋关节软骨发生急性损伤，或上臂长期持重物等慢性劳损，导致肋软骨水肿、增厚的无菌性炎症而发病。过度劳累是本病的诱因，发病后临床症状的轻重、缓解程度，与过度劳累有密切关系。

肋软骨炎的病理可见肋软骨向前呈弓形弯曲，梭形肿胀，软骨增生，肋软骨增宽，软骨内钙质沉积，肋软骨钙化呈环状。显微镜下见肋软骨骨膜增厚，有炎性浸润，纤维组织增生，软骨内有钙质沉积。

【诊断要点】

本病好发于20~30岁，女性多见，发病部位多在第2~5肋软骨处，以第2、3肋软骨最常见。急性发病者可突感胸部刺痛、跳痛或酸痛。慢性发病者，第2、3肋骨与软骨交界处呈弓状逐渐隆起，肋软骨增宽，肋弓呈唇样外翻，局部软组织肥厚，相邻肋间肿胀，感觉钝痛，有时疼痛可放射至肩背部、腋部、颈胸部，有胸部憋闷感。可伴有低热、食欲不振、周身不适等症状。深呼吸、咳嗽、打喷嚏、挺胸与劳累后疼痛加重，休息或侧卧位时疼痛可缓解。

X线摄片检查多无异常，部分患者显示肋软骨钙化。

【治疗】

1. 药物治疗

（1）内服药　治宜舒筋活血、通络止痛，方用舒筋活血汤加减。

（2）外用药　可用消瘀膏外敷，或外贴伤湿解痛膏，或外搽正骨水等。

2. 其他疗法

（1）封闭疗法　可选用醋酸泼尼松龙12.5mg加入1%普鲁卡因2mL做局部封闭治疗。每周1次，2～3次为1个疗程。

（2）物理疗法　可用红外线、超声波、中药离子导入等方法配合治疗。

（3）手术疗法　保守治疗无效，局部有顽固性疼痛者，可考虑行肋软骨切除术。

【预防与调护】

发病时应适当休息，避免过度劳累，以免加重病情。局部进行热敷，可减轻症状。避风寒防感冒咳嗽，以免加重疼痛。平时应加强锻炼身体，增强体质。

第三节　腰骶尾部筋伤

腰部位于躯干后侧，在胸椎、肋骨与骶骨之间。腰部有5个腰椎，有椎体、椎弓、横突、关节突、棘突等结构。腰椎通过椎间关节、椎间盘和韧带等相连接。腰椎主要有椎管、椎间孔两个通道，分别有脊髓圆锥、马尾神经和腰脊神经通过。腰部的肌肉主要有骶棘肌、多裂肌、回旋肌、腰大肌、腰方肌、腹直肌和腹内、外斜肌等，可使腰部做屈、伸和旋转等运动。骶尾部上接腰椎，下接臀部。骶骨由5个骶椎融合而成，通过腰骶关节、骶髂关节与腰椎、髂骨相连接，其关节由较多韧带加强。尾骨由4～5个尾椎构成，上接骶骨，下端游离。骶骨和尾骨参与构成骨盆，主要起承重和保护盆腔脏器作用，无运动功能。

腰椎是脊柱负重量较大，活动又较灵活的部位，支持人体上半身的重量，能做前屈、后伸、侧屈、旋转等各个方向的运动，在身体各部运动时起枢纽作用，成为日常生活和劳动中活动最多的部位之一。所以，腰部的关节、韧带、肌肉、筋膜、椎间盘等易于受损，产生一系列腰部筋伤的疾患。中医学对腰痛早有认识，有"肾主腰脚""腰为肾之府""凡腰痛病有五"等论点。认为引起腰痛有多种病因，但与肾虚、外伤劳损、外感风寒湿邪、脏腑经络等关系最为密切，因此，在辨证施治时应重视气血损伤、风寒湿邪和肾气内虚等3个方面。

一、急性腰扭伤

急性腰扭伤是指突然扭转等原因引起腰部的肌肉、韧带、筋膜、椎间关节、腰骶关节的急性损伤，俗称"闪腰""岔气"。腰部扭伤是常见的筋伤疾病，若处理不当或治疗不及时，可演变成慢性腰部劳损。多发于青壮年和体力劳动者及偶尔参加体力劳动者，男性患者多于女性。

【病因病机】

急性腰扭伤多因突然遭受扭转间接暴力或肌肉强烈收缩而导致腰部肌肉、筋膜、韧带损伤或小关节错缝，造成组织撕裂出血，血离经脉，瘀血内停，气机受阻，不通则痛，则发腰痛、活动受限。外力性质与受伤姿势的不同，所造成的扭伤部位和受伤组织也不一样。当脊柱屈曲时，两侧骶棘肌收缩，以抵抗体重和维持躯干的位置，此时若负重过大或用力过猛，致使腰部肌肉强烈收缩，多引起肌纤维或筋膜撕裂。当脊柱完全屈曲时，主要靠棘上、棘间、髂腰等韧带来维持躯干的位置，此时若负重过大或用力过猛，则引起韧带损伤。腰部活动范围过大、过猛，弯腰转身突然闪扭，致使脊柱椎间关节受到过度牵拉或扭转，多引起椎间小关节错缝或滑膜嵌顿。

【诊断要点】

有明确的外伤史。伤后腰部即出现剧烈疼痛，深呼吸、咳嗽、打喷嚏等用力时均可使疼痛加剧，常以双手撑住腰部，防止因活动而发生更剧烈的疼痛。腰部僵硬，腰肌紧张，腰椎生理前凸消失，仰俯转侧均感困难。严重者不能坐立、行走，或卧床难起，有时伴下肢牵涉痛。

腰肌及筋膜损伤时，在棘突旁骶棘肌处、腰椎横突或髂嵴后部有压痛，腰部各方向活动均受限制。棘上、棘间韧带损伤时，多在棘突上或棘突间有压痛，在脊柱屈曲受牵拉时疼痛加剧。髂腰韧带损伤时，压痛点在髂嵴部与第5腰椎间三角区，屈曲旋转脊柱时疼痛加剧。椎间小关节损伤时，在棘突两侧较深处有压痛，可有脊柱侧弯和棘突偏歪，腰部被动旋转活动受限并使疼痛加剧。

X线摄片检查可见脊柱腰段生理前凸消失或有轻度侧曲，其他无异常。

【治疗】

以手法治疗为主，配合药物、针灸、固定和练功等方法治疗。

1. 理筋手法　手法治疗急性腰扭伤，方法应用恰当，其疗效显著。

患者俯卧位，医者用两手在脊柱两侧的骶棘肌，自上而下进行按揉、拿捏，以松解肌肉的紧张、痉挛。然后按压揉摩阿是穴、腰阳关、命门、肾俞、大肠俞、次髎等穴，以镇静止痛。最后医者用左手压住腰部痛点用右手托住患侧大腿，同时用力做反方向扳动，并加以摇晃拔伸数次。如腰两侧俱痛者，可将两腿同时向背侧扳动（图4-14）。在整个手法过程中，痛点应作为施术重点区。急性期症状严重者可每日推拿1次，轻者隔日1次。

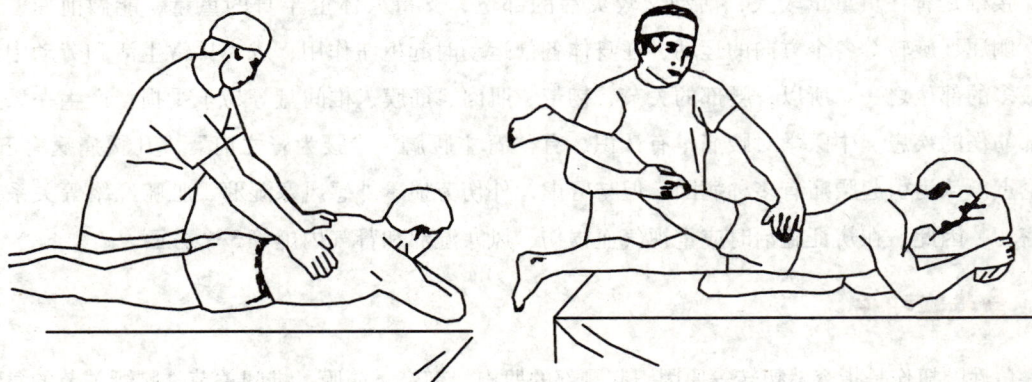

图4-14　腰部扭伤理筋手法

对椎间小关节错缝或滑膜嵌顿者，用坐位脊柱旋转复位法。患者端坐方凳上，两足分开与肩同宽。以右侧痛为例，助手面对患者，用两腿夹住患者左大腿，双手压住左大腿根部以维持固定患者的正坐姿势。医者坐或立于患者后右侧，右手自患者右腋下伸向前，绕过颈后，放在对侧肩颈部，左手拇指推按在偏右棘突的后下角。当右手臂使患者身体前屈60°~90°，再向右旋转45°，并加以后仰时，左拇指用力推按棘突向左，此时可感到拇下椎体轻微错动，或可闻及复位的响声。最后使患者恢复正坐，医者用拇、食指自上而下理顺棘上韧带及腰肌（图4-15）。对患者不能坐位施医者，可用侧卧位斜扳法。患者侧卧，患侧在上，髋、膝关节屈曲，健侧在下，髋、膝关节伸直，腰部尽量放松。医者立于患者前侧或背侧，一手置于肩部，另一手置于臀部，两手相对用力，使上身和臀部做反向旋转，即肩部旋后，臀部旋前，活动到最大程度时，用力做一稳定推扳动作，此时往往可听到清脆的弹响声，腰痛一般可随之缓解。亦可两人进行该法操作（图4-16）。

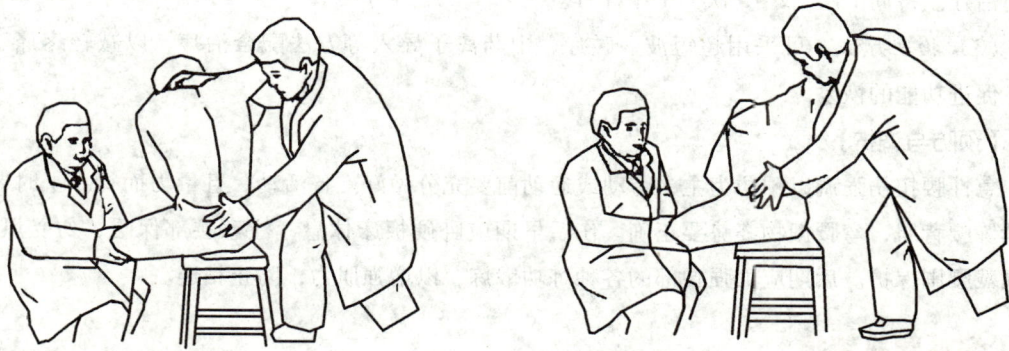

图4-15　坐位脊柱旋转法

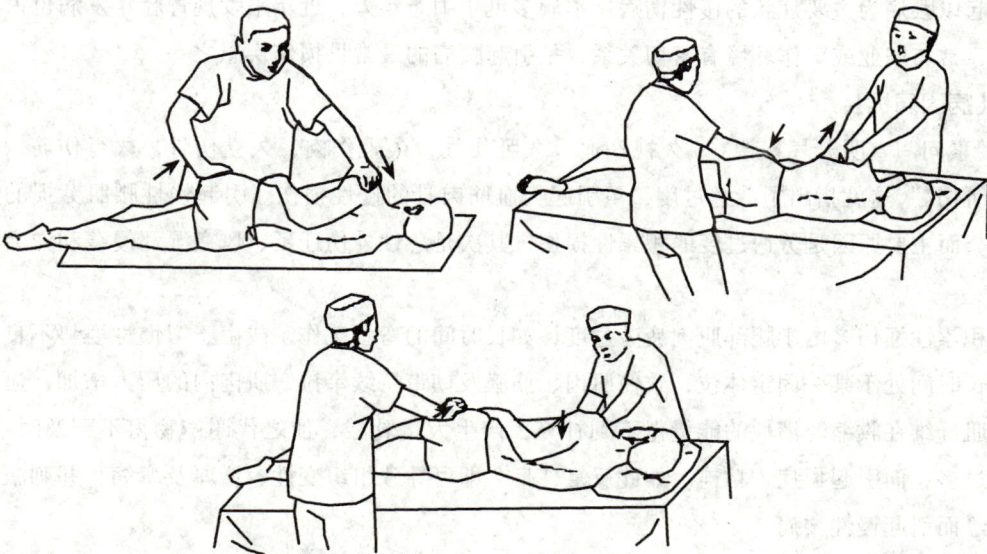

图4-16　侧卧位脊柱斜扳法

2. 固定方法　扭伤初期宜卧硬板床休息，或佩戴腰围固定，以减轻疼痛，缓解肌肉痉挛，防止继续损伤。中后期起床下地活动时，应用腰围固定保护。

3. 练功活动　扭伤后期宜做腰部前屈后伸、左右侧屈、左右回旋、飞燕点水等各种练功活动锻炼，以促进气血循行，防止粘连，增强肌力。

4. 药物治疗

（1）内服药　初期治宜活血化瘀、行气止痛，方用舒筋活血汤加减。兼便秘腹胀者，如体质壮实，可通里攻下，加番泻叶 10 ～ 15g 代茶饮。后期治宜舒筋活络、补益肝肾，方用补肾壮筋汤加减。

（2）外用药　初期外敷消瘀止痛药膏，或外贴伤湿解痛膏，外搽红花油、正骨水等。后期外贴损伤风湿膏等，亦可配合中药热熨患处。

5. 其他疗法

（1）针灸疗法　取阿是穴、肾俞、命门、志室、腰阳关、委中、承山、后溪、养老等穴位，用泻法，强刺激，留针 10 分钟。

（2）封闭疗法　痛点局限者，可用醋酸泼尼松龙 25mg 加 2% 利多卡因 4 ～ 6mL 对痛点进行封闭治疗。每周 1 次，2 ～ 3 次为 1 个疗程。

（3）物理疗法　可采用超短波、磁疗、中药离子导入等方法配合治疗，以减轻疼痛、肿胀，促进功能的恢复。

【预防与调护】

急性腰扭伤强调以预防为主，劳动或运动前要充分做好准备活动，且量力而行。平时要经常锻炼腰背肌，弯腰搬物姿势要正确。伤后早期应卧硬板床休息，注意腰部保暖，勿受风寒，可佩戴腰围保护。后期应加强腰部的各种练功锻炼，以增强肌力，防止粘连。

二、慢性腰肌劳损

慢性腰肌劳损是指积累性外力等原因导致腰部肌肉、韧带、筋膜等软组织的无菌性炎症，而引起以腰痛为主要症状的慢性伤病。本病多见于中老年人，近年来发现青壮年发病也占相当比例，常与职业或工作环境有密切关系，是引起腰痛的最常见损伤疾患之一。

【病因病机】

《素问·宣明五气》说："久视伤血，久卧伤气，久坐伤肉，久立伤骨，久行伤筋，是谓五劳所伤。"这就指出了劳逸过度，可引起气血筋肉骨的慢性损伤。引起慢性腰肌劳损的病因较多，而主要原因是劳逸过度的积累性损伤，其次是急性外伤迁延、风寒湿邪侵袭和先天性畸形等。

积累性损伤多由于腰部肌肉疲劳过度，如长时间的弯腰工作，或由于习惯性姿势不良，或由于长时间处于某一固定体位，致使肌肉、筋膜及韧带持续牵拉，肌肉内的压力增加，血供受阻，肌纤维在收缩时消耗的能量得不到补充，产生大量乳酸，加之代谢产物得不到及时清除，积聚过多，而引起炎症、粘连。如此反复，日久即可导致组织变性、增厚及挛缩，并刺激相应的神经而引起慢性腰痛。

急性损伤之后失治或误治，或反复多次损伤，致使受伤的腰肌筋膜不能完全修复，因慢性无菌性炎症，受损的肌纤维变性或瘢痕化，可刺激或压迫神经末梢而引起慢性腰痛。

风寒湿邪侵袭可妨碍局部气血运行，促使和加速腰骶部肌肉、筋膜和韧带紧张痉挛而变性，从而引起慢性腰痛。

先天性畸形，如骶椎隐裂，使部分肌肉和韧带失去附着点，从而减弱了腰骶关节的稳定性，一侧腰椎骶化或骶椎腰化，两侧腰椎间小关节不对称使两侧腰骶肌运动不一致，造成部分腰背肌代偿性劳损。

【诊断要点】

患者多有腰部急性损伤迁延或腰部慢性劳损史。腰部隐痛反复发作，劳累后加重，休息后缓解。弯腰困难，若勉强弯腰则疼痛加剧，适当活动或经常变换体位后腰痛可减轻。腰部喜暖怕凉，腰痛常与天气变化有关。常喜两手捶腰，以减轻疼痛。检查脊柱外形一般无异常，有时可见腰椎生理曲度变浅，严重者腰部功能可略受限。单纯性腰肌劳损的压痛点常位于棘突两旁的骶脊肌处、髂嵴后部或骶骨后面的骶脊肌附着点处。若有棘上或棘间韧带劳损，压痛点则位于棘突上或棘突间。直腿抬高试验阴性，神经系统检查无异常。

X线摄片检查多无异常改变，部分患者可有脊柱腰段的轻度侧弯，或有腰椎骶椎先天性畸形，或伴有骨质增生。

【治疗】

以手法治疗为主，配合药物、练功等方法治疗。

1. 理筋手法 手法治疗的目的在于舒筋活血，理顺肌筋，松解粘连，加速炎症消退，缓解肌肉痉挛。手法操作主要有循经滚推法、腰背按揉法、局部弹拨法、散手拍打法、卧位斜扳法等。手法应轻快、柔和、灵活、稳妥，忌用强劲暴力，以免加重损伤。

2. 固定方法 一般无需固定，疼痛较重者可用腰围固定保护，但时间不宜过长。

3. 练功活动 积极进行腰部练功活动是治疗慢性腰肌劳损行之有效的方法，其可增强腰背肌的肌力，调节脊柱的内外平衡。可选用仰卧位的五点支撑法、三点支撑法或俯卧位的飞燕点水法进行锻炼。练功活动要循序渐进、持之以恒。

4. 药物治疗

（1）内服药

①气滞血瘀证 治宜行气活血、舒筋止痛，方用活血舒筋汤加减。

②湿热蕴结证 治宜清热利湿、舒筋通络，方用四妙散加减。

③风寒湿痹证 治宜祛风除湿、温通经络，方用羌活胜湿汤或独活寄生汤加减。

④肝肾亏虚证 治宜补益肝肾、强壮筋骨，方用金匮肾气丸、左归丸、大补阴丸加减。

（2）外用药 可外贴伤湿止痛膏、狗皮膏等，或外搽正红花油、正骨水等。

5. 其他疗法

（1）针灸疗法 取肾俞、命门、腰阳关、委中、三阴交等穴位针刺，痛点可配用拔火罐疗法，以温通经脉，消除炎症。

（2）封闭疗法 可用醋酸泼尼松龙25mg加2%利多卡因4~6mL对痛点进行封闭治疗。每周1次，2~3次为1个疗程。

（3）物理疗法 可采用超短波、磁疗、频谱仪、中药离子导入等方法配合治疗，以减轻疼痛。

（4）针刀疗法 可用小针刀对压痛点可触及的条索状结节组织粘连部分进行局部剥离、松解，以达到疏通经络、松解粘连的目的。

NOTE

【预防与调护】

平时应注意腰部的正确姿势，经常变换体位。加强腰背肌功能锻炼，适当参加户外活动或体育锻炼，增强体质及腰背肌力量。注意腰部保暖，避免风寒湿邪侵袭。急性扭伤者应及时治疗，预防迁延成为慢性劳损。

三、腰椎间盘突出症

腰椎间盘突出症又称腰椎间盘纤维环破裂髓核突出症，是指因腰椎间盘发生退变，在外力作用下使纤维环破裂、髓核突出，刺激或压迫神经根，而引起以腰痛及下肢坐骨神经放射痛为特征的疾病。两个相邻腰椎椎体之间由椎间盘相连接，椎间盘由纤维环、髓核、软骨板3个部分组成。纤维环位于椎间盘的外周，为纤维软骨组织构成，其前部紧密地附着于坚强的前纵韧带，后部最薄弱，较疏松地附着于薄弱的后纵韧带。髓核位于纤维环之内，为富有弹性的乳白色透明胶状体。髓核组织在幼年时呈半液体状态或胶冻样，随着年龄增长，其水分逐渐减少，纤维细胞、软骨细胞和无定型物质逐渐增加，以后髓核变成颗粒状和脆弱易碎的退行性组织。软骨板位于椎间盘的上、下面，为透明软骨构成。腰椎间盘具有很大的弹性，起着稳定脊柱、缓冲震荡等作用。腰前屈时椎间盘前方承重，髓核后移。腰后伸时椎间盘后方负重，髓核前移。本病好发于20~40岁青壮年，男性多于女性，是临床最常见的腰腿痛疾患之一。

【病因病机】

本病的发生有内因和外因两个方面，内因主要是腰椎间盘退变，外因主要是腰部外伤。随着年龄的增长，以及在日常生活工作中，腰椎间盘不断遭受脊柱纵轴的挤压力、牵拉力和扭转力等外力作用，使椎间盘不断发生退行性变，髓核含水量逐渐减少，纤维环变性而失去弹性，继之使椎间隙变窄，周围韧带松弛，或纤维环发生纤维断裂产生裂隙，这是形成腰椎间盘突出的内因。急性或慢性损伤是发生腰椎间盘突出的外因，当腰椎间盘突然或连续受到不平衡外力作用时，如弯腰提取重物时姿势不当或准备欠充分的情况下搬动或抬举重物，或长时间弯腰后猛然伸腰，使椎间盘后部压力增加，甚至由于腰部的轻微扭动，如弯腰洗脸、打喷嚏或咳嗽，可造成纤维环破裂，髓核向后侧或后外侧突出而发病（图4-17）。少数患者可无明显外伤史，仅有受凉史而发病，多为纤维环过于薄弱，肝肾功能失调，风寒湿邪乘虚而入，腰部着凉后，引起腰肌痉挛，致使已有退变的椎间盘纤维环破裂，髓核突出。

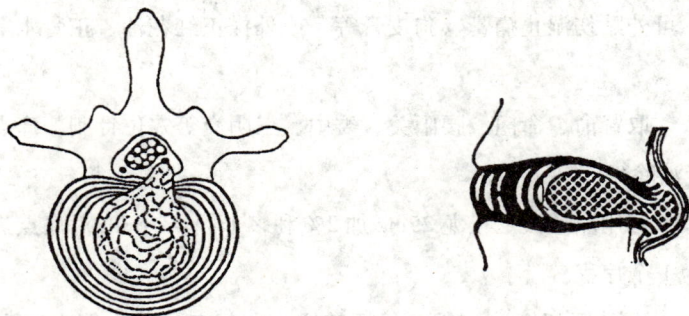

图4-17　腰椎间盘突出示意图

下腰部是全身应力的中点，负重及活动度大，损伤概率高，是腰椎间盘突出的好发部位，其中以腰4、5椎间盘发病率最高，腰5、骶1次之。

纤维环破裂后，突出的髓核压迫或挤压硬脊膜及神经根，是造成腰腿痛的根本原因。若未压迫神经根时，只有后纵韧带受刺激，则以腰痛为主。若突破后纵韧带而压迫神经根时，则以腿痛为主。坐骨神经由腰4、5和骶1、2、3神经根的前支组成，故腰4、5和腰5、骶1椎间盘突出，引起下肢坐骨神经痛。初起神经根受到激惹，出现该神经支配区的放射痛、感觉过敏、腱反射亢进等征象。日久突出的椎间盘与神经根、硬膜发生粘连，长期压迫神经根，导致部分神经功能障碍，故除放射痛外，尚有支配区感觉减退、肌力减弱、腱反射减弱甚至消失等现象。

多数髓核向后侧方突出，为侧突型，单侧突出者，出现同侧下肢症状。若髓核自后纵韧带两侧突出，则出现双下肢症状，多为一先一后，一轻一重，似有交替现象。髓核向后中部突出，为中央型，有的偏左或偏右，压迫马尾甚至同时压迫两侧神经根，出现马鞍区麻痹及双下肢症状。

【诊断要点】

1. 外伤史 本病多有不同程度的腰部外伤史，少数有受凉史。

2. 主要症状 腰痛伴有下肢坐骨神经放射痛。腰腿疼痛可在咳嗽、打喷嚏、用力排便等腹腔内压升高时加剧，步行、弯腰、伸膝起坐等牵拉神经根的动作也使疼痛加剧，腰前屈活动受限，屈髋屈膝、卧床休息可使疼痛减轻。重者卧床不起，翻身极感困难。病程较长者，其下肢放射痛部位感觉麻木、发冷、无力。中央型突出造成马尾神经压迫症状为会阴部麻木、刺痛，二便功能障碍，阳痿或双下肢不全瘫痪。少数病例的起始症状是腿痛，而腰痛不甚明显，或仅有腰痛。

3. 主要体征

（1）**腰部畸形** 腰肌紧张、痉挛，腰椎生理前凸减少、消失，或后凸畸形，不同程度的脊柱侧弯。为躲离突出物对神经根的压迫，突出物压迫神经根内下方时（腋下型），脊柱向患侧弯曲，突出物压迫神经根外上方时（肩上型），则脊柱向健侧弯曲（图4-18）。

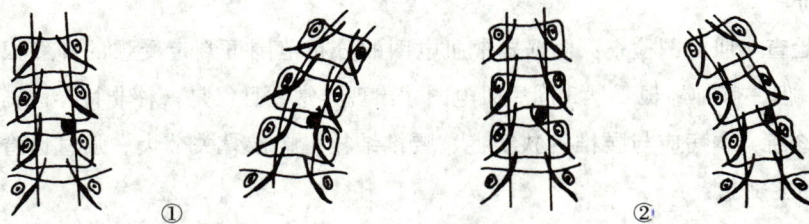

图4-18 脊柱侧弯与髓核突出的位置关系
①腋下型；②肩上型

（2）**腰部压痛和叩击痛** 突出的椎间隙棘突旁有压痛和叩击痛，并沿患侧的大腿后侧向下放射至小腿外侧、足跟部或足背外侧。沿坐骨神经走行部位有压痛。

（3）**腰部活动受限** 急性发作期腰部活动可完全受限，绝大多数患者腰部屈伸和左右侧屈功能活动呈不对称性受限。

（4）**皮肤感觉障碍** 受累神经根所支配区域的皮肤感觉异常，早期多为皮肤过敏，渐而出现麻木、刺痛及感觉减退。腰3、4椎间盘突出，压迫腰4神经根，引起大腿前侧、小腿前内侧皮肤感觉异常。腰4、5椎间盘突出，压迫腰5神经根，引起小腿前外侧、足背前内侧和足底皮肤感觉异常。腰 5、骶 1 椎间盘突出，压迫骶 1 神经根，引起小腿后外侧、足背外侧皮肤感觉异常。中央型突出则表现为马鞍区麻木，膀胱、肛门括约肌功能障碍。

（5）肌力减退或肌萎缩　受压神经根所支配的肌肉可出现肌力减退，肌萎缩。腰 4 神经根受压，引起股四头肌（股神经支配）肌力减退、肌肉萎缩。腰 5 神经根受压，引起伸蹈肌力减退。骶 1 神经根受压，引起踝跖屈和立位单腿翘足跟力减退。

（6）腱反射减弱或消失　腰 4 神经根受压，引起膝反射减弱或消失。骶 1 神经根受压，引起跟腱反射减弱或消失。

（7）特殊检查体征　直腿抬高试验阳性，加强试验阳性，屈颈试验阳性（头颈部被动前屈，使硬脊膜囊向头侧移动，牵张作用使神经根受压加剧，而引起受累的神经痛），仰卧挺腹试验与颈静脉压迫试验阳性（压迫患者的颈内静脉，使其脑脊液回流暂时受阻，硬脊膜膨胀，神经根与突出的椎间盘产生挤压，而引起腰腿痛），股神经牵拉试验阳性（为上腰椎间盘突出的体征）。

4. 影像学检查

（1）X 线摄片检查　正位片可显示腰椎侧凸，椎间隙变窄或左右不等，患侧间隙较窄。侧位片显示腰椎前凸消失，甚至反张后凸，椎间隙前后等宽或前窄后宽，椎体可见许莫氏结节（为髓核椎体内突出），或有椎体缘唇样增生等退行性改变。X 线平片的显示必须与临床的体征定位相符合才有意义，以排除骨病引起的腰骶神经痛，如结核、肿瘤等。

（2）造影检查　椎间盘造影能显示椎间盘突出的具体情况。蛛网膜下腔造影可观察蛛网膜下腔充盈情况，能较准确地反映硬脊膜受压程度和受压部位，以及椎间盘突出部位和程度。硬膜外造影可描绘硬脊膜外腔轮廓和神经根的走向，反映神经根受压的状况。单纯造影检查现临床已较少使用。

（3）CT、MRI 检查　可清晰地显示出椎管形态、髓核突出的解剖位置和硬膜囊神经根受压的情况，必要时可加以造影。CT、MRI 的检查对临床诊疗意义重大，MRI 将是该病影像学检查的发展方向。

5. 其他检查　肌电图检查：根据异常肌电图的分布范围可判定受损的神经根及其对肌肉的影响程度，但一般神经根受累 3 周后肌电图才出现异常，且仅是一种非特异性辅助检查。

6. 鉴别诊断　本病应与腰椎管狭窄症、腰椎结核、腰椎骨关节炎、强直性脊柱炎、脊柱转移肿瘤等相鉴别。

（1）腰椎管狭窄症　腰腿痛并有典型间歇性跛行，卧床休息后症状可明显减轻或消失，腰部后伸受限，并引起小腿疼痛，其症状和体征往往不相一致。X 线摄片及 CT 检查显示椎体、小关节突增生肥大，椎间隙狭窄，椎板增厚，椎管前后径变小。

（2）腰椎结核　腰部疼痛，有时晚上痛醒，活动时加重。有乏力、消瘦、低热、盗汗症状，腰肌痉挛，脊柱活动受限，可有后凸畸形和寒性脓肿。X 线摄片显示椎间隙变窄，椎体边缘模糊不清，有骨质破坏，有寒性脓肿时，可见腰肌阴影增宽。

（3）腰椎骨关节炎　腰部钝痛，劳累或阴雨天时加重，晨起时腰部僵硬，脊柱屈伸受限，稍活动后疼痛减轻，活动过多或劳累后疼痛加重。X 线摄片显示椎间隙变窄，椎体边缘唇状骨质增生。

（4）强直性脊柱炎　腰背部疼痛，不因休息而减轻，脊柱僵硬不灵活，脊柱各方向活动均受限，直至强直，可出现驼背畸形。X线摄片显示早期骶髂关节和小关节突间隙模糊，后期脊柱可呈竹节状改变。

（5）脊柱转移肿瘤 疼痛剧烈，夜间尤甚，有时可出现放射性疼痛，消瘦、贫血，血沉加快。X线摄片显示椎体骨质破坏变扁，椎间隙尚完整。

【治疗】

以手法治疗为主，配合牵引、药物、练功等方法治疗，必要时行手术治疗。

1. 理筋手法 先用按摩法，患者俯卧，医者用两手拇指或掌部自上而下按摩脊柱两侧膀胱经，至患肢承扶处改用揉捏，下抵殷门、委中、承山。再用推压法，医者两手交叉，右手在上，左手在下，手掌向下用力推压脊柱，从胸椎至骶椎。继之用滚法，从背、腰至臀腿部，着重于腰部，缓解、调理腰臀部的肌肉痉挛。然后用脊柱推扳法，第一步俯卧推髋扳肩，医者一手掌于对侧推髋固定，另一手将对侧肩向外上方缓缓扳起，使腰部后伸旋转到最大限度时，再适当推扳1～3次，对侧相同（图4-19①）。第二步俯卧推腰扳腿，医者一手掌按住对侧患椎以上腰部，另一手自膝上方外侧将腿缓缓扳起，直到最大限度时，再适当推扳1～3次，对侧相同（图4-19②）。第三步侧卧推髋扳肩，在上的下肢屈曲，贴床的下肢伸直，医者一手扶患者肩前部，另一手同时推髂部向前，两手同时向相反方向用力斜扳，使腰部扭转，可闻及或感觉到"咔嗒"响声，换体位做另一侧（图4-19③）。最后侧卧推腰扳腿，医者一手掌按住患处，另一手自外侧握住膝部（或握踝上，使之屈膝），进行推腰牵腿，做腰髋过伸动作1～3次，换体位做另一侧（图4-19④）。脊柱推扳法可调理关节间隙，松解神经根粘连，或使突出的椎间盘回纳。推扳手法要有步骤有节奏地缓缓进行，绝对避免使用暴力。中央型椎间盘突出症不适宜用推扳法。

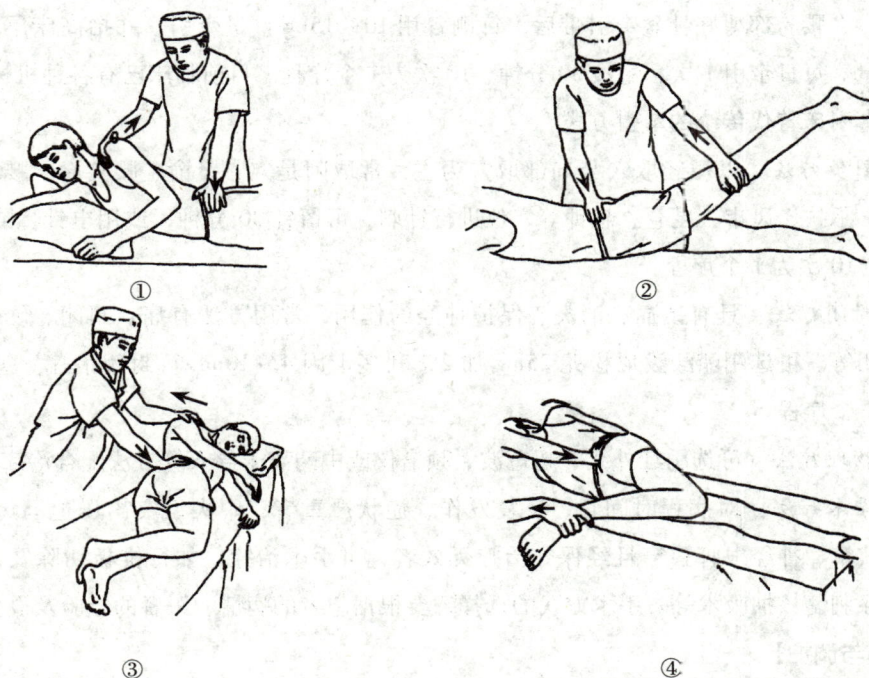

图4-19 脊柱推扳法
①俯卧推髋扳肩；②俯卧推腰扳腿；③侧卧推髋扳肩；④侧卧推腰扳腿

NOTE

最后用牵抖法，患者俯卧，两手抓住床头。医者双手握住患者两踝，用力牵引并上下抖动下肢，带动腰部，再行下腰部按摩后结束（图4-20）。或再加用滚摇法，患者仰卧，双髋膝屈曲，医者一手扶两踝，另一手扶双膝，将腰部旋转滚动1~2分钟。

以上手法可隔日1次，10次为1个疗程。

2. 固定方法　急性期应卧硬板床休息，起床下地应佩戴腰围固定，以稳定腰部，有利于减轻疼痛。

图4-20　腰部牵抖法

3. 练功活动　腰腿痛症状减轻后，应积极进行腰背肌的功能锻炼，可采用五点支撑法、三点支撑法、飞燕点水法练功，经常做后伸、旋转腰部，直腿抬高或压腿等动作，以增强腰腿部肌力，有利于腰椎的平衡稳定。

4. 药物治疗

（1）内服药

①血瘀气滞证　治宜活血化瘀、行气止痛，方用舒筋活血汤加减。

②寒湿痹阻证　治宜温经散寒、宣痹通络，方用羌活胜湿汤或独活寄生汤加减。

③肾气亏虚证　偏肾阳虚者，治宜温补肾阳，方用补肾活血汤、金匮肾气丸加减。偏肾阴虚者，治宜滋补肾阴，方用知柏地黄丸或大补阴丸加减。

（2）外用药　可外贴伤湿止痛膏、狗皮膏等，或外搽正红花油、正骨水等。

5. 其他疗法

（1）牵引疗法　主要采用骨盆牵引法，适用于初次发作或反复发作的急性期患者。患者仰卧床上，在腰胯部缚好骨盆牵引带后，每侧各用10~15kg重量牵引，并抬高床尾增加对抗牵引的力量。每日牵引1次，每次30分钟，10次为1个疗程。目前临床已有各种机械牵引床、电脑控制牵引床替代传统的牵引方式。

（2）针灸疗法　以循经取穴与局部取穴为主，常取阿是穴、肾俞、腰夹脊、腰阳关、环跳、委中、承扶、风市、昆仑、悬钟等穴位进行针刺，可留针30分钟，或用电针，或加艾灸。每日1次，10次为1个疗程。

（3）封闭疗法　具有镇痛、消炎、保护神经的作用，常用方法有痛点封闭、硬膜外封闭和骶管封闭等。可选用醋酸泼尼松龙25mg加2%利多卡因4~10mL行封闭治疗。每周1次，2~3次为1个疗程。

（4）物理疗法　可选用红外线、超短波、频谱仪或中药离子导入等方法配合治疗。

（5）手术疗法　对病程时间长、反复发作、症状严重者，中央型突出压迫马尾神经者，合并椎管狭窄、神经根管狭窄且经保守治疗无效者，可手术治疗，如行椎板切除及髓核摘除术、经皮穿刺髓核抽吸术等。手术方式的选择，要根据患者的病情、医者的经验及设备而定。

【预防与调护】

急性期应严格卧硬板床3周，手法治疗后亦应卧床休息，使损伤组织修复。疼痛减轻后，应注意加强锻炼腰背肌，以巩固疗效。久坐、久站时可佩戴腰围保护腰部，避免腰部过度屈曲或劳累或受风寒。弯腰搬物姿势要正确，避免腰部扭伤。

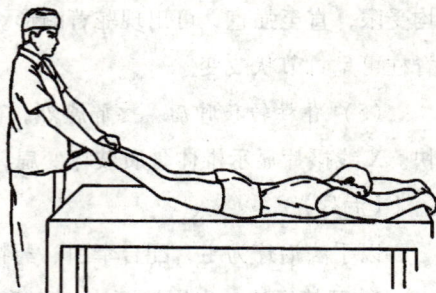

四、第 3 腰椎横突综合征

第 3 腰椎横突综合征是指由于第 3 腰椎横突周围组织的损伤，造成慢性腰痛，出现以第 3 腰椎横突处明显压痛为主要特征的疾病，亦称第 3 腰椎横突滑囊炎、第 3 腰椎横突周围炎。因其可影响邻近的神经纤维，故常伴有下肢疼痛。本病多见于青壮年，尤以体力劳动者常见。

【病因病机】

多因长期慢性劳损或急性腰部损伤未及时治疗所致。第 3 腰椎位于 5 个腰椎的中点，为 5 个腰椎的活动中心，活动度较大，其两侧的横突最长，是腰大肌和腰方肌的起点，并有腹横肌、背阔肌的深部筋膜附着。因此，第 3 腰椎横突是腰部肌肉收缩运动的一个重要支点，此处受力最大，易使肌肉筋膜附着处发生损伤。

第 3 腰椎横突部的急性损伤或慢性劳损，使局部肌肉筋膜或滑囊发生炎性肿胀、充血、渗出等病理变化，进而可引起横突周围组织粘连，筋膜增厚，肌腱挛缩，以及骨膜、纤维组织、纤维软骨增生等病理改变。风寒湿邪侵袭亦可引起或加剧局部炎症反应。

臀上皮神经发自腰 1～腰 3 脊神经后支的外侧支，穿横突间隙向后，再经过附着于腰 1～腰 4 横突的腰背筋膜深层，分布于臀部及大腿后侧皮肤。故第 3 腰椎横突处周围组织损伤可刺激该神经纤维，日久神经纤维可发生变性，导致臀部及腿部疼痛。腰部一侧的第 3 腰椎横突损伤可使同侧肌紧张或痉挛，日久继发对侧腰肌紧张，导致对侧第 3 腰椎横突受累、牵拉而发生损伤，故临床上常见双侧出现疼痛症状。

【诊断要点】

有腰部扭伤史或慢性劳损史，也可无任何诱因。多表现为腰部疼痛及同侧肌紧张或痉挛，腰部及臀部弥散性疼痛，有时可向大腿后侧乃至腘窝处扩散，骶脊肌外缘腰 3 横突尖端处（有的可在腰 2 或腰 4 横突尖端处）有明显压痛，压迫该处可引起同侧下肢反射痛，但反射痛的范围多不过膝。腰部活动时或活动后疼痛加重，有时患者翻身及行走均感困难，晨起或弯腰时疼痛加重，腰部功能多无明显受限。病程长者可出现肌肉萎缩，继发对侧腰 3 横突病变，则表现为两侧腰痛、对侧腰 3 横突明显压痛。

X 线摄片检查可见一侧或双侧第 3 腰椎横突过长，或左右横突不对称，或向后倾斜，或有横突末端骨密度增高表现。

本病应注意与腰椎间盘突出症、急性腰骶关节扭伤及臀上皮神经损伤等相鉴别，压痛点的部位和直腿抬高试验、加强试验具有鉴别诊断意义。

【治疗】

以手法治疗为主，配合药物、练功、封闭等方法治疗，必要时行手术治疗。

1. 理筋手法 患者俯卧，医者在腰椎两侧的骶脊肌、臀部及大腿后侧，施以按、揉、推、擦等手法，以解除痉挛，缓解疼痛。再以拇指及中指分别挤压、弹拨、按揉两侧腰 3 横突尖端，以剥离粘连、活血散瘀、消肿止痛。手法应由浅入深，由轻到重，以患者能耐受为度。

2. 固定方法 一般无需固定，疼痛严重者应卧床休息，起床活动时可佩戴腰围固定保护，但固定时间不宜过长。

3. 练功活动 患者站立，两足分开与肩同宽，两手叉腰，两手拇指向后置于第 3 腰椎横突部，揉按 5～10 分钟，然后旋转、后伸和前屈腰部，以利于舒通筋脉、放松腰肌、解除粘连、消除炎症。

4. 药物治疗

（1）内服药

①肾气亏虚证　偏肾阳虚者，治宜温补肾阳，方用补肾活血汤、金匮肾气丸加减。偏肾阴虚者，治宜滋补肾阴，方用知柏地黄丸或大补阴丸加减。

②血瘀气滞证　治宜活血化瘀、行气止痛，方用地龙散加杜仲、续断、桑寄生、狗脊等。

③寒湿痹阻证　治宜散寒除湿、宣痹止痛，方用独活寄生汤或羌活胜湿汤加减，兼有骨质增生者，可配合服骨刺丸。

（2）外用药　局部外敷温经通络膏，或外贴麝香止痛膏，或涂搽正骨水等。亦可采用中药热熨或熏洗治疗。

5. 其他疗法

（1）针灸疗法　多取阿是穴针刺治疗，深度至横突骨膜为宜，用泻法，强刺激，可留针10～20分钟。每日1次，10次为1个疗程。

（2）封闭疗法　可用醋酸泼尼松龙25mg加2%利多卡因4～6mL做第3腰椎横突处封闭，应将药液均匀地向第3腰椎横突四周做浸润注射。每周1次，2～3次为1个疗程。

（3）物理疗法　可采用超短波、磁疗、中药离子导入等方法配合治疗，以减轻疼痛。

（4）针刀疗法　可用小针刀直刺达第3腰椎横突尖部，在其周围做剥离、松解，以疏通经络、松解粘连。

（5）手术疗法　症状严重、反复发作、影响工作者，可考虑手术治疗。可行第3腰椎横突剥离或切除术。

【预防与调护】

平时应注意腰部的正确姿势，经常变换体位。加强腰背肌功能锻炼，增强腰背肌力量。注意腰部保暖，避免风寒湿邪侵袭。

五、腰椎管狭窄症

腰椎管狭窄症又称腰椎管狭窄综合征，是指因先天发育性或后天多种因素造成腰椎椎管、神经根管及椎间孔变形或狭窄并引起神经根及马尾神经受压而产生相应临床症状的疾病。多发于40岁以上的中老年人。好发部位为腰4、5，其次为腰5、骶1，男性较女性多见，体力劳动者多见。

【病因病机】

腰椎管狭窄症的病因主要有原发性和继发性两种。原发性多为先天所致，是椎管本身由于先天性或发育性因素而致的腰椎管狭窄，表现为腰椎管的前后径和横径均匀一致性狭窄，此类型临床较为少见。继发性多为后天所致，其中退行性变是主要发病原因。中年以后腰椎发生退行性改变，如腰椎骨质增生、黄韧带及椎板肥厚、小关节突增生或肥大、关节突关节松动、椎体间失稳等均可使腰椎管内径缩小，椎管容积变小，达到一定程度后可引起脊神经根或马尾神经受挤压而发病。其他继发性因素有陈旧性腰椎间盘突出、脊椎滑脱、腰椎骨折脱位复位不良、脊柱融合术后或椎板切除术后等，也可引起腰椎管狭窄。

原发性和继发性两种因素常常相互影响。即在先天发育不良，椎管较为狭小的基础上，复加腰椎退变等各种因素，使椎管容积进一步狭小而导致本病。这种混合型的腰椎管狭窄症临床比较多见。

腰椎管狭窄症属中医"腰腿痛"范畴。中医认为本病发生的主要内因是先天肾气不足，后天肾气虚衰，以及劳役伤肾等。而反复外伤、慢性劳损和风寒湿邪的侵袭则为其常见外因。其主要病机是肾虚不固，邪阻经络，气滞血瘀，营卫不和，以致腰腿筋脉痹阻而产生疼痛等症状。

【诊断要点】

本病主要症状表现为缓发性、持续性的下腰和腿痛，间歇性跛行，腰部过伸活动受限。腰痛在下腰部、骶部，腿痛多为双侧，可左右交替出现，或一侧轻一侧重。疼痛性质为酸痛、刺痛或灼痛。间歇性跛行是其特征性症状，即当站立和行走时，出现腰腿痛或麻木无力，跛行逐渐加重，甚至不能继续行走，下蹲休息后缓解，若继续行走其症状又出现，骑自行车无妨碍。检查可见腰部后伸受限，背伸试验阳性，即患者做腰背伸动作可引起后背与小腿疼痛，这是本病的一个重要体征。部分患者可出现下肢肌肉萎缩，以胫前肌及蹬伸肌最明显，足趾背伸无力。小腿外侧痛觉减退或消失，跟腱反射减弱或消失。直腿抬高试验可出现阳性。但部分患者可没有任何阳性体征，其症状和体征不一致是本病的特点之一。病情严重者，可出现尿频尿急或排尿困难，两下肢不完全瘫痪，马鞍区麻木，肛门括约肌松弛、无力或阳痿等马尾神经受压损伤的表现。

X线摄片检查显示椎体骨质增生，小关节突增生、肥大，椎间隙狭窄，椎板增厚、密度增高，椎间孔前后径变小，或见椎体滑脱、腰骶角增大等改变。脊髓造影检查碘柱可显示出典型的"蜂腰状"缺损、根袖受压及节段性狭窄等影像，甚至部分或全部受阻。完全梗阻时，断面呈梳齿状。CT、MRI检查可显示椎体后缘骨质增生呈骨唇或骨嵴，椎管矢径变小，关节突关节可增生肥大向椎管内突出，椎管呈三叶形，中央椎管、侧隐窝部狭窄及黄韧带肥厚，等等，可明确诊断。

本病应与血栓闭塞性脉管炎、腰椎间盘突出症相鉴别。血栓闭塞性脉管炎是属于缓慢性进行性动脉、静脉同时受累的全身性疾病，表现为下肢麻木、酸胀、疼痛和间歇性跛行，足背动脉和胫后动脉搏动减弱或消失，后期可产生肢体的远端溃疡或坏死。腰椎管狭窄症的患者，其足背、胫后动脉搏动良好，肢体的远端不会发生溃疡或坏死。腰椎间盘突出症多见于青壮年，起病较急，有反复发作病史，腰痛和下肢放射性痛，体征上多有脊柱侧弯、平腰畸形，下腰部棘突旁压痛，并向一侧下肢放射，直腿抬高试验和加强试验阳性。腰椎椎管狭窄症多见于40岁以上中老年人，起病缓慢，与中央型椎间盘突出症的突然发病不同，主要症状是腰腿痛和间歇性跛行，腰部后伸受限，并引起小腿疼痛，其症状和体征往往不相一致。

【治疗】

以手法、药物治疗为主，配合练功、针灸等方法治疗，必要时行手术治疗。

1. 理筋手法 一般可采用按揉、擦、点压、提拿等手法，配合斜扳法，以舒筋活络、疏散瘀血、松解粘连，使症状得以缓解或消失。手法宜轻柔，禁止用强烈的旋转手法，以防病情加重。患者先俯卧位，医者从腰骶部沿督脉、膀胱经向下，经臀部、大腿后部、腘窝部至小腿后部上下往返用掌根按揉、擦法，然后点按腰阳关、肾俞、大肠俞、次髎、环跳、承扶、殷

NOTE

门、委中、承山等穴，再弹拨、提拿腰骶部两侧的骶脊肌及腿部肌肉。患者改仰卧位，医者从大腿前、小腿外侧直至足背上下往返用掌揉、滚法，然后点按髀关、伏兔、血海、风市、阳陵泉、足三里、绝骨、解溪等穴，再弹拨、提拿腿部肌肉。患者改侧卧位，用斜扳法斜扳腰部（图4-16）。最后患者再俯卧位，一助手握住患者两腋下，一助手握住患者两踝部，两人做对抗牵引，医者两手重叠置于腰骶部行按压抖动，一般要抖动20~30次。隔日1次，10次为1个疗程。

2. 固定方法　急性发作时应卧床休息2~3周。症状严重者可佩带腰围，以固定腰部，减少后伸活动。

3. 练功活动　腰腿痛症状减轻后，应积极进行腰腿部的练功活动锻炼。可采用五点支撑法、三点支撑法、飞燕点水法进行腰部练功，以增强腰部肌力。采用坐位抬腿、凌空踢腿、侧卧外摆等方法进行腿部练功，以增强腿部肌力。

4. 药物治疗

（1）内服药

①肾气亏虚证　治宜滋补肝肾、疏通经脉。偏肾阳虚者，治宜温补肾阳，方用补肾活血汤、金匮肾气丸加减。偏肾阴虚者，治宜滋补肾阴，方用左归丸或大补阴丸加减。

②风寒湿阻证　治宜祛风散寒、温经通络。风湿盛者，方用独活寄生汤加减。寒邪重者，方用麻桂温经汤加减。湿邪偏重者，方用加味术附汤加减。

③气虚血瘀证　治宜补气活血、化瘀止痛，方用补阳还五汤加减。

④痰湿阻滞证　治宜理气化痰、祛湿通络，方用二陈汤合加味二妙汤加减。

（2）外用药　可外贴伤湿止痛膏、狗皮膏等，或外搽正红花油、正骨水等。

5. 其他疗法

（1）针灸疗法　可选取肾俞、志室、气海俞、命门、腰阳关、环跳、承扶、委中、阳陵泉、承山、昆仑等穴进行针刺，留针30分钟，或用电针，或加艾灸。每日1次，10次为1个疗程。

（2）物理疗法　可选用红外线、超短波、中药离子透入、局部热敷等方法配合治疗。

（3）封闭疗法　可选用醋酸泼尼松龙25mg加2%利多卡因4~10mL行骶管封闭治疗，或进行硬膜外封闭。每周1次，2~3次为1个疗程。

（4）手术疗法　椎管狭窄严重有括约肌功能障碍、神经功能缺损，跛行进行性加重，反复发作及保守治疗无效者，可进行手术治疗。手术治疗的目的是松解狭窄区对马尾神经或神经根的压迫刺激，以解除症状。常用手术方法有扩大半椎板切除减压术、腰椎间开窗潜行扩大减压术。

【预防与调护】

重体力劳动者工作时应佩带腰围，以维护和加强腰椎的稳定，亦有助于疼痛症状的缓解。肥胖患者应适当减轻体重，勿久行久立，勿穿高跟鞋。注意局部保暖，避风寒湿邪侵袭。经常加强腰腹部肌肉及下肢肌肉的锻炼，有助于腰椎的稳定和防止可能出现的肌肉萎缩。

六、腰椎滑脱症

腰椎滑脱症是指由于先天发育性或后天外伤、劳损等原因造成腰椎椎弓峡部不连，导致该椎体向前或向后滑移而引起神经根及马尾神经受压而产生相应临床症状的疾病。临床上把无椎弓峡部不连，而由于腰椎退变引起的一个椎体或数个椎体向前或向后滑移，且滑移距离不超过下位椎体的 4/5 者，称为腰椎假性滑脱。因椎弓峡部不连所致的腰椎滑脱症，又称腰椎真性滑脱。腰椎滑脱症好发于第 4 腰椎和第 5 腰椎水平，约占 95%，绝大多数为向前滑脱，向后滑脱极少见。本病多见于中老年女性，是引起慢性腰腿痛的常见疾患之一。

【病因病机】

腰椎滑脱症的发生主要是因为椎弓峡部不连。引起椎弓峡部不连的原因，一是椎弓峡部发育畸形，有先天椎弓峡部缺损。二是急性腰部外伤如腰部强力扭转等，导致椎弓峡部断裂。三是慢性劳损，导致椎弓峡部应力积累发生疲劳骨折。外伤和劳损引起椎弓峡部断裂，大多与椎弓峡部发育不良，局部结构薄弱有关。

腰椎峡部不连引起滑脱多为椎体向前滑脱，且多发生在腰骶部。腰椎有正常生理前凸，骶骨有生理后凸，两个弧形在该处成为一转折点，称骶骨角。躯干的重力加在骶骨角上，有一向前的分力，形成腰骶间的剪力，使腰 4、5 有向前滑脱的趋势。正常的上椎体的下关节突与下椎体的上关节突相互交锁，防止脊柱向前滑动。如双侧椎弓峡部崩裂，腰椎失去了正常的稳定，即使轻度的外伤，或积累性劳损，也可使腰 4 或腰 5 椎的椎体连同以上的脊柱向前滑脱移位。

腰椎的滑脱使椎管扭曲，管径变小，黄韧带增生肥厚，造成椎管狭窄。再加上关节周围组织增厚和腰椎退行性变骨赘形成，卡压神经根，造成腰部疼痛，并牵涉至臀腿部，有的引起感觉障碍或肌肉无力，亦可能出现椎管狭窄压迫马尾神经的症状。临床上根据椎体移位的程度，将腰椎滑脱分为 4 度。把滑脱椎体的下一椎体上面分成 4 等份，根据滑脱椎体后下缘向前移位的位置分为 I～IV 度滑脱。I 度滑脱椎体移位不超过其宽度的 1/4，II 度滑脱椎体移位为 1/4～1/2，III 度滑脱椎体移位为 1/2～3/4，IV 度滑脱椎体移位超过 3/4（图 4-21）。

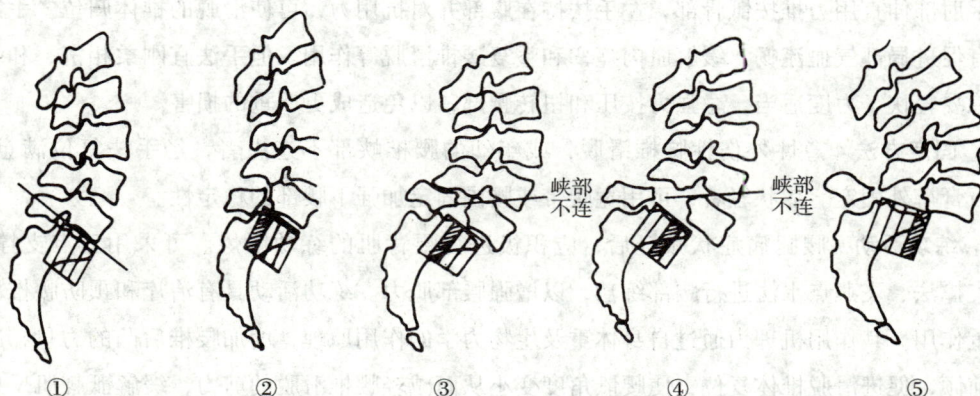

图 4-21 腰椎滑脱分度
①正常；②I 度；③II 度；④III 度；⑤IV 度

【诊断要点】

腰椎滑脱症早期没有症状，多在中年以后出现腰痛，有时伴有臀和腿部放射疼痛，呈酸痛、牵拉痛，有麻木或烧灼感，与天气变化无关，站立或弯腰疼痛加重，卧床减轻。椎弓峡部断裂无滑脱者，可无症状，或有轻度腰痛。严重滑脱者，可有马尾神经受压症状，下肢行走无

NOTE

力，少数可有会阴部麻木感，小便潴留或失禁。可有间歇性跛行，发生后坐或卧片刻即可缓解。检查下腰段前凸增加或呈保护性强直，有滑脱或前凸重者腰骶交界处出现凹陷。局部压痛，重压、叩打腰骶部可引起腰部及双侧下肢坐骨神经痛，腰部活动受限。坐骨神经受压者直腿抬高试验阳性，小腿外侧触觉、痛觉减退。

　　X线腰骶段正侧位摄片显示腰椎峡部有增宽的裂隙、硬化，椎体向前或向后移位，并可观察腰椎滑脱的程度。左右45°斜位片显示椎弓峡部断裂，像猎狗颈断裂一般，即斜位片显示正常椎体附件图像如"猎狗"形状，"狗头"为同侧横突，"狗耳"为上关节突，"狗眼"为椎弓根的纵切面影，"狗颈"即为椎弓峡部，"狗身"为椎板，"前、后腿"为

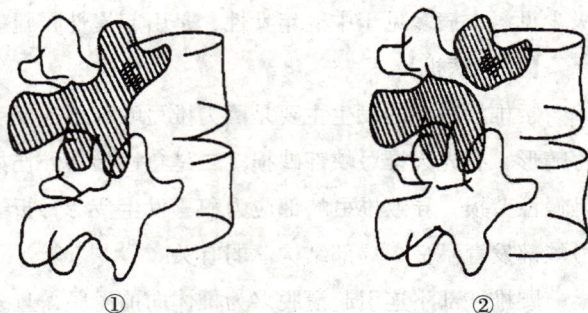

图4-22　椎弓峡部裂如狗颈断裂
①正常；②椎弓峡部裂

同侧和对侧的下关节突，"尾巴"为棘突。椎弓峡部裂时狗颈上显示有裂隙阴影，如猎狗颈断裂（图4-22）。CT、MRI检查可明确诊断并反映椎管狭窄和神经受压情况。

　　【治疗】

　　以手法、药物治疗为主，配合固定、练功、针灸等方法治疗，必要时行手术治疗。

　　1. 理筋手法　患者俯卧，两下肢伸直，医者立于其左侧，用两手掌或鱼际自上而下反复推理腰椎旁骶脊肌直至骶骨，并以两拇指分别点按两侧志室穴和腰眼穴。然后在患者腹部垫一枕头，由两助手分别拉住患者腋下与握住患者两踝，沿纵轴方向进行对抗牵引3～5分钟后，医者在助手维持牵引下将双手掌重叠按压骶骨部3～5次，可整复腰椎滑脱。或让患者坐于床尾，面朝床头，医者立于患者后侧，左手抱住患者腹部，右手扶按骶部。嘱患者向后仰身，医者右手肘部伸直用力推按骶骨部，左手扶持在腹部并对抗用力，可使滑脱的椎体归位。手法治疗具有促进局部气血流畅、缓解肌肉痉挛和整复腰椎滑脱等作用。但手法宜刚柔相济、和缓有力、稳妥轻快、力度适当，忌强力按压和扭转腰部，以免造成更严重的损害。

　　2. 固定方法　急性外伤性腰椎滑脱，或年幼的腰椎峡部不连患者，经手法复位满意后，可行石膏裤外固定。症状轻者，可用宽腰带或腰围固定加强下腰部的稳定性。

　　3. 练功活动　腰腿痛症状减轻后，应积极进行腰背肌的练功锻炼。可采用五点支撑法、三点支撑法、飞燕点水法进行腰部练功，以增强腰部肌力。练功活动具有治疗和预防腰椎滑脱的双重作用。其作用机理为通过自身体重及生物力学的作用原理，增加腰椎后凸的力量，减少骨盆前倾，促进滑脱椎体复位，使腰骶角度变小从而减轻腰椎滑脱的剪力，缓解骶棘肌反射性痉挛和增大腰椎椎管的矢径。练功要循序渐进，以不加重局部疼痛为度。

　　4. 药物治疗

　　（1）内服药

　　①血瘀气滞证　治宜活血化瘀、行气止痛，方用身痛逐瘀汤加减。若腿部冷痛重着麻木者，可加地鳖虫、蜈蚣等。

　　②风寒湿阻证　治宜祛风散寒、除湿止痛，方用独活寄生汤加减。腰部冷痛者，加制川乌、制草乌、细辛、桂枝。麻木者，加制乳香、没药、伸筋草。风盛者，加防风、荆芥、羌

活。寒盛者，加附子、桂枝。湿盛者，加萆薢、汉防己、五加皮。

③肝肾亏虚证　治宜补益肝肾、强壮筋骨，方用补肾壮筋汤加减。偏阳虚者，加巴戟天、肉苁蓉、补骨脂、骨碎补。偏肾阴虚者，加鹿角胶、枸杞子、菟丝子、何首乌。

（2）外用药　可外敷定痛膏或定痛散，或外搽正红花油、正骨水等。

5. 其他疗法

（1）针灸疗法　可选取肾俞、志室、气海俞、命门、腰阳关、环跳、承扶、委中、阳陵泉、承山、阿是穴等进行针刺，可留针 30 分钟，或用电针，或加艾灸。每日 1 次，10 次为 1 个疗程。

（2）牵引疗法　主要采用骨盆牵引法。患者仰卧床上，在腰胯部缚好骨盆牵引带后，每侧各用 10 ~ 15kg 重量牵引，并抬高床尾增加对抗牵引的力量。每日牵引 1 次，每次 30 分钟，10 次为 1 个疗程。亦可采用机械牵引床、电脑控制牵引床牵引。

（3）封闭疗法　可选用醋酸泼尼松龙 25mg 加 2% 利多卡因 4 ~ 10mL 行骶管封闭治疗，或进行硬膜外封闭。每周 1 次，2 ~ 3 次为 1 个疗程。

（4）物理疗法　可选用红外线、超短波、中药离子透入等方法配合治疗。

（5）手术疗法　腰椎滑脱明显，腰痛较重，或有马尾神经压迫征，经保守治疗无效者，可行椎管扩大减压术或椎间融合术。手术目的主要是加强腰椎稳定，解除对神经根或马尾神经的压迫。

【预防与调护】

要明确练功活动的重要意义，应积极进行腰背肌功能锻炼。要减少不必要的腰部过伸活动，经常佩戴腰围以控制腰椎进一步滑脱。注意防寒保暖，避免风寒湿邪侵袭。

七、骶髂关节扭伤

骶髂关节扭伤是指外力作用导致骶髂关节周围韧带被牵拉而引起的损伤。骶髂关节由骶骨和髂骨的耳状面构成，有短而薄的关节囊，其前上部为髂腰韧带、骶髂前韧带，周围有骶髂骨间韧带、骶髂后韧带、骶结节韧带、骶棘韧带等加强。骶髂关节是微动关节，其活动度及其内部的结构随年龄增长而改变，年轻人骶髂关节的运动为滑动，而老年人则为向腹侧倾斜或旋转性滑动。扭伤严重者可发生骶髂关节骨错缝或骶髂关节半脱位。本病多见于重体力劳动者、中老年人及孕妇，是引起下腰痛的常见原因之一。

【病因病机】

扭转暴力是导致本病的主要原因，如弯腰、下蹲时搬物斜扭、下楼时踏空失足等。孕期妇女因黄体酮的分泌使韧带松弛及体重增加，重力前倾，也易引起本病。

抬持或搬运重物时斜扭，或因摔倒时臀部或半身着地，身体发生扭转而使骶髂关节产生旋转剪力，当此外力使骶髂关节活动超过其正常的生理活动范围时即发生扭伤。扭伤轻者可引起关节周围的韧带撕裂伤，重者可发生关节错缝或半脱位。小儿由于骶髂关节面小且较平滑，关节周围韧带相对松弛，较易发生骶髂关节损伤。孕妇由于黄体分泌松弛素的作用，胶原纤维的内在力量和坚硬度减小，韧带变得松弛，骶髂关节的活动度增加，稳定性减弱，轻微外伤或分娩均可导致关节损伤。中老年人由于年高体弱，多病、肥胖，使骶髂关节负重增加，韧带松弛，复因腰骶、骶髂关节的退行性改变、慢性劳损等原因，遇扭转外力易发生关节损伤。

骶髂关节损伤依据损伤时的机制不同分为前移（错）位和后移（错）位两种。当弯腰发生损伤时，主要为附着于髂骨前侧的股四头肌紧张，向前牵拉髂骨，而骶骨向同侧旋后，两者牵引作用力相反，致髂骨向前移位（前错位），较少见。当髋关节屈曲、膝关节伸直发生损伤时，绳肌紧张，向后方牵拉髂骨，而骶骨向对侧旋前，两者牵引作用力相反，致髂骨向后移位（后错位），最为常见。

【诊断要点】

多有明确的外伤史。患侧骶髂关节部疼痛，常放射到臀部和股外侧，甚至到小腿外侧。躯干向患侧倾斜，患肢不敢负重或跛行，疼痛严重者需用双手撑住凳子以减轻疼痛。转身困难，腰部不能挺直。检查腰椎可有侧弯，腰肌紧张。患侧骶髂关节周围有广泛压痛，髂后上、下棘之间压痛明显，骶髂部有叩击痛。若有骶髂关节半脱位，则患侧髂后上棘凹陷（前错位）或高凸（后错位）。旋腰试验、"4"字试验、床边试验、骨盆挤压分离试验和俯卧提腿试验均为阳性。

X线骨盆正位摄片可见骨盆倾斜。有半脱位者，可见伤侧髂骨移位，两侧关节间隙不等宽，关节面排列紊乱。CT检查可明确是否有患侧关节面向前或向后轻微移位。

【治疗】

以手法治疗为主，配合药物、针灸等方法治疗。

1. 理筋手法　手法治疗适用于骶髂关节错缝或半脱位者。先以掌揉法或滚法在腰骶、臀部施术，以放松腰臀部肌肉，然后根据关节移（错）位的类型选用复位手法。

（1）单髋过伸复位法　患者俯卧位，以右侧为例，医者立于患者左侧，右手托患膝上部，左掌根按压同侧骶髂关节，先缓缓旋转患肢髋关节 5～7 次，医者尽可能上提大腿使髋关节过伸，左手掌同时下压骶髂关节，两手呈相反方向扳按。此时可闻及关节复位响声或手下有关节复位感。本法适用于骶髂关节后移（错）位。

（2）牵拉按压复位法　患者俯卧位，助手握患侧踝部向后上方牵引，医者双手掌叠按其患侧骶髂关节，在牵拉的同时向下按压，可听到关节复位声。本法适用于骶髂关节后移（错）位。

（3）斜扳复位法　患者侧卧位，患侧在上，屈髋屈膝，健侧下肢伸直，全身肌肉放松。医者立于患者前面，前臂置于患者肩前部向后固定其躯体，另一上肢屈肘置于患侧臀部向前，双臂同时向前后交错施力，逐渐增大幅度，感到有明显的抵抗时，骤然加力顿挫闪动 1 次，可听到复位的弹响声。本法适用于骶髂关节后移（错）位。

（4）双人推送法　患者俯卧，一助手两手叠放在患者健侧的坐骨结节上准备向上推，医者立于助手对面，双手亦叠按于患侧髂后上棘，准备用力下推，二人同时相对用力即可复位。此法可连续操作 2～3 次。本法适用于骶髂关节后移（错）位。

（5）单髋过屈复位法　患者仰卧，助手按压健侧伸直的膝关节处，医者立于患侧，一手握患侧踝关节，另一手扶按患侧膝关节，屈伸患侧髋膝关节 5～6 次，再向对侧季肋部过屈患侧膝关节，趁患者不备用力下压，闻及复位声响，手法即告完毕。本法适用于骶髂关节前移（错）位。

（6）屈髋屈膝冲压法　患者仰卧位，医者立于患侧，一手握患侧踝关节，令其向胸腹部尽可能屈髋屈膝，另一手屈肘，前臂向下冲压膝关节 3 ~ 4 次，使髋膝关节过度屈曲，膝部抵胸腹部为度，以听到弹响或患者痛感减轻或消失为佳。本法适用于骶髂关节前移（错）位。

2. 固定方法　损伤轻微者，一般无需固定。损伤较重或伴有错缝者，复位后应卧硬板床休息，使损伤的关节周围韧带、肌肉得以充分修复。固定时间成人 2 ~ 3 周，儿童 1 ~ 2 周。

3. 练功活动　后期应积极进行腰臀部肌肉的功能锻炼，以增强肌力，增加骶髂关节的稳定性，并可防止形成慢性劳损。

4. 药物治疗

（1）内服药　初期治宜活血化瘀、行气止痛，方用身痛逐瘀汤加减。后期治宜补益肝肾、舒筋活络，方用补肾壮筋汤加减。

（2）外用药　初期外敷消瘀止痛药膏，或外贴伤湿解痛膏，外搽正红花油、正骨水等。后期外贴损伤风湿膏，亦可配合中药热熨患处。

5. 其他疗法

（1）针灸疗法　取阿是穴、环跳、腰阳关、委中等穴，用泻法，强刺激，留针 10 分钟。

（2）封闭疗法　后期痛点局限者，可用醋酸泼尼松龙 25mg 加 2% 利多卡因 2 ~ 3mL 对痛点进行封闭治疗。每周 1 次，2 ~ 3 次为 1 个疗程。

（3）物理疗法　中后期可选用超短波、磁疗、中药离子导入等方法配合治疗，以减轻疼痛、消除肿胀。

【预防与调护】

扭伤后可冷敷，1 ~ 2 天内禁止热敷。伤后应卧床休息，以利于损伤组织的修复。后期积极进行腰臀部肌肉的功能锻炼，增加腰骶部的稳定性。对急性或初发骶髂关节损伤者应及时治疗，防止拖延或反复受伤转变为慢性劳损。

八、尾骨痛

尾骨痛又称尾痛症，是指多种原因引起尾骨部、骶骨下部的肌肉、筋膜、韧带等软组织疼痛的疾病。本病好发于女性，男女之比约为 1 : 5.3，是临床上较为常见的疾病。

【病因病机】

本病的发生与外伤、慢性劳损、退行性变、解剖变异、感染及其他多种疾病有关。外伤多为外力直接作用于尾骨，导致尾部肌肉挫伤、骨折或脱位，牵拉尾骨产生疼痛。慢性劳损为反复轻微累积性损伤，可持续拉伤尾部关节囊或韧带致尾骨部疼痛，长期久坐可压迫尾部引起疼痛。退行性变多由骶尾关节逐步退变、变窄、不规则或硬化，使关节被动活动时产生尾部疼痛。解剖变异多为尾骨呈锐角向前弯曲，易被干硬粪便挤压或冲撞而发生尾部疼痛。感染多为骨盆部的感染灶，致骨盆肌肌炎或肌肉的反射性痉挛，产生尾部痛。其他因素如第 5 腰椎滑脱、中央型腰椎间盘大块突出、肿瘤等压迫硬膜和神经根可致尾骨痛。功能性神经官能症、下骶神经根蛛网膜炎等均可产生尾骨痛。也有部分尾骨痛至今原因不明。

尾骨痛发生疼痛的机制主要是以上各种原因导致尾部的炎症、出血、水肿，周围神经末梢压迫而产生疼痛。骨盆内肌肉，如肛提肌、尾骨肌、肛门括约肌等，因肌肉持续收缩造成局部缺氧，痉挛，乳酸堆积，使疼痛加重，形成恶性循环。

女性多发的原因是女性的骶骨短而宽，尾骨后移和突出，骨盆宽，两坐骨结节距离大，尾骨往往较易活动，加之妊娠期激素分泌改变，尾部韧带充血松弛，以及分娩等因素易于受到损伤而发病。

【诊断要点】

部分患者有明显外伤史。主要症状是尾部疼痛，疼痛的轻重与体位及坐姿、坐具等均有关系。立位、走路因尾部不受力，疼痛较轻，坐软凳疼痛轻，坐硬凳痛甚。由站位到坐位，或由坐位到站位均会使疼痛加剧，以后者更明显。有时患者为避免尾部受压，常采用半侧臀部坐凳。大便时亦会使尾痛加剧，若大便秘结时疼痛更显著。有时尾部可有蚁行感。尾部疼痛多呈局限性，但有时也有整个骶部、臀上部、下腰部，甚至沿坐骨神经疼痛，易误认为坐骨神经炎、盆腔内疾患或腰痛。长期尾骨痛患者，有时可造成继发性的神经官能症。

检查外观多无异常，约85%患者骶尾关节部、尾尖部或附着于尾骨两侧边缘的肌肉（肛提肌、尾骨肌及臀大肌的内侧肌束）有压痛，局部肌肉痉挛。肛门直肠检查，骶尾关节处有不正常活动，伴有敏感及压痛。

X线摄片检查大多无异常，但可观察是否有骨折脱位。由其他疾病所致的尾骨痛应做相应的检查，并注意排除器质性或感染性疾病。

【治疗】

以手法、药物治疗为主，配合练功、封闭等方法治疗，必要时可考虑手术治疗。

1. 理筋手法　患者取左侧卧位，髋、膝关节尽量屈曲。医者右手戴手套，以食指缓慢插入肛门内，直接放至尾骨骶骨下部，以食指于尾骶骨的两侧，最好横跨肛提肌及尾骨肌，指尖部可达梨状肌，沿肌肉纤维方向进行按摩。手法由轻逐步加重施力。待肌肉痉挛缓解后，用拇指及食指提住尾骨端，向下施加牵引，轻轻摇动。开始每日可施手法1次，以后如症状好转，次数可逐渐减少。若尾骨因外伤骨折、脱位或尾骨排列歪斜、粘连者，其效果良好。若尾骨变形、粘连所致疼痛严重者，可在局部麻醉下，行较大幅度的手法推拿，剥离粘连，可缓解疼痛。

2. 固定方法　一般无需固定，疼痛严重者应适当休息，少行走，以减少肌肉对尾骨的牵拉。

3. 练功活动　疼痛减轻后，可进行提肛活动和臀部肌肉活动锻炼，有利于改善局部血液循环和增加尾部的稳定性。

4. 药物治疗

（1）内服药　多属于瘀血痹痛，治宜舒筋活血、解痉止痛，方用舒筋活血汤加减。若肝肾亏虚，兼有风寒湿者，治宜补益肝肾、散寒除湿，方用独活寄生汤加减。

（2）外用药　可用海桐皮汤煎水熏洗或坐浴，每次30分钟，每日2~3次。亦可用复方南星止痛膏等外贴，或用正骨水等外搽。

5. 其他疗法

（1）封闭疗法　可用曲安奈德注射液20~40mg加1%利多卡因2~5mL局部痛点封闭注射。每周1次，2~3次为1个疗程。封闭时应注意掌握注射深度，避免注入直肠。

（2）物理疗法　可选用超短波、红外线、中药离子导入等方法治疗。可缓解肌肉痉挛，改善局部血液循环。

（3）手术疗法　本病不宜轻易手术，应严格控制适应证，首先明确诊断，做好鉴别诊断。

经保守疗法治疗无效，疼痛严重，影响生活及工作者，可行尾骨切除术。

【预防与调护】

积极进行臀部肌肉锻炼，增强臀部力量，增加尾部的稳定性。要重视站姿训练，使尾骨向前移动，以减少尾骨的损伤机会。患者坐位时宜用橡皮圈垫坐，以减少对尾部的压迫。发作期注意适当休息，平时注意避免外伤和防寒保暖。

【复习思考题】

1. 颈椎病与颈椎间盘突出症的发病机制有何异同？

2. 胸廓出口综合征如何与颈椎病、颈椎间盘突出症、腕管综合征等疾病相鉴别？

3. 腰椎间盘突出有哪些病理表现形式？

4. 导致坐骨神经受压的筋伤疾病有哪些？如何鉴别诊断？

第五章　其他筋伤

一、筋出槽

筋出槽是指筋的解剖位置发生异常变化，且引起疼痛及相应的关节活动障碍的一种病理状态。对"筋出槽"最明确、最详尽的阐释当首推《伤科大成》，曰："骨有截断、碎断、斜断之分，骱有全脱、半脱之别，筋有弛纵、卷挛、翻转、离合各门……或因筋急难于转摇，或筋纵难运动……"其意是损伤之中除了骨折、脱骱外，尚有筋的弛纵、卷挛、翻转、离合等有别于正常位置的改变。在传统的中医骨伤科中，"筋出槽"属"筋伤"的范畴，但二者有不同的病理改变，"筋歪、筋走、筋翻、筋转"当属筋出槽的范围，而"筋强、筋柔、筋弛、筋断、筋粗、筋挛、筋缩"等则为筋伤之表现。

【病因病机】

本病多由急性损伤、慢性劳损、风寒湿邪侵袭、先天发育畸形与退行性变等因素所致。当跌仆、闪挫、扭拉等暴力直接或间接作用于机体时，可致筋腱组织产生错移、旋转等，造成肌腱、筋膜、韧带、滑膜等发生滑脱或解剖位置的异常变化，而出现局部疼痛和功能障碍等症状。如肱二头肌长头腱滑脱、腓骨长短肌腱腱滑脱、腰椎后小关节滑膜嵌顿、小儿桡骨头环状韧带嵌顿等。慢性劳损、风寒湿邪侵袭、退行性变等可引起骨错缝，同时筋则随之出槽。如连续的低头伏案会造成颈部肌肉过度牵拉、挤压而发生渗出性水肿，使周围软组织无法维持颈部小关节的稳定性，一旦发生错缝，颈肌必然改变原来状态而出槽。先天骨骼发育畸形者更易发生筋腱的出槽。某些关节附近骨折移位，筋亦随之出槽，若复位不良，则筋出槽长期存在。如桡骨远端骨折移位，若整复对位不良，则背侧的伸肌腱不在腱沟内而处于出槽状态。

【诊断要点】

患者多有急性外伤史或慢性劳损史。单纯的筋出槽伤后局部肿胀疼痛，以酸痛、隐痛、黏滞痛为主，常在肌束、肌腱的体表投影处触到压痛与条索状结节等。典型的筋出槽可扪及肌腱部空间位置发生异常改变的凹槽与凸出的硬结，常伴有弹响、滑脱征象，功能活动受限。

X线检查无异常发现，除非合并其他疾病。

【治疗】

治疗原则是整复错位、理顺筋络、消除疼痛。以手法治疗为主，配合外固定、药物、理疗等方法治疗。

1. 理筋手法　常作为首选疗法，归纳起来包括如下几种：

（1）拔伸捋正法　按压相关肌肉的起、止点，按肌肉纵轴方向牵拉，以放松紧张的肌肉。

（2）理筋归槽法　用拇指指腹沿着与出槽软组织纵轴垂直的方向，保持按压力反复分筋理筋、横向推动、纵向推按，使出槽的软组织回复到原位。

（3）收展拨推法　一手做肢体屈伸、收展或旋转动作的同时，另一手指顺势拨推出槽的筋腱回纳到原位，充分体现伤科"借力使力、动中合槽"的特点。

（4）抓弹归顺法　用拇、食指卡住出槽的软组织，反复卡紧、松开，为"抓"，属轻手法；用拇、食指卡住出槽的软组织，捏紧提起松开，为"弹"，属重手法。反复3～5次。充分体现伤科"欲合先离，离而复合"的特点。

2. 固定方法　筋出槽移位较大者，可适当外固定。如腓骨长短肌腱出槽，复位之后用小棉垫压住外踝后方，并以胶布贴紧，外加绷带包扎，必要时可用内外侧超踝关节夹板固定于轻度内翻跖屈位3～4周。

3. 练功活动　固定期间应进行未固定关节的活动锻炼，外固定解除后应进行固定关节的活动锻炼。如腓骨长短肌腱出槽，早期主要练习股四头肌的功能和足趾的屈伸活动，去除外固定后可穿垫高鞋跟的矫形鞋进行步行锻炼，逐步恢复足与踝关节的功能。

4. 药物治疗

（1）内服药　急性损伤所致者，初期治宜活血化瘀、行气止痛，方用舒筋活血汤加减，痛重难忍时加服云南白药或七厘散。中后期及慢性劳损者，治宜舒筋活血、强筋壮骨，可服舒筋丸或大活络丸等。

（2）外用药　急性损伤初期外敷消瘀止痛药膏、三色敷药等，后期可用海桐皮汤熏洗患处。慢性劳损者，可外贴麝香止痛膏、伤湿解痛膏，或外搽正骨水、跌打万花油等。

5. 其他疗法　对筋腱习惯性滑脱者可行手术修补，如腓骨长短肌腱习惯性滑脱，可通过加深外踝后沟，重建腓骨肌上支持带等防止肌腱再脱位。对于先天畸形发育与退行性改变者，可行矫形术。中后期及慢性劳损者，可选用热敷、针灸、理疗等方法治疗。

【预防与调护】

平时应加强体质训练，注重运动前的放松性准备活动，避免外伤或不协调的劳作。筋腱滑脱者要及时手法复位，适当外固定。慢性劳损者要劳逸结合，注意防寒保暖等。

二、骨错缝

骨错缝是指由于外力或慢性劳损造成关节正常的间隙或相对位置发生了细小的异常改变，并引起局部疼痛和关节活动受限等为主要表现的疾病。多发生在小关节、微动关节或联动关节，外力相对较小，关节发生微小错位，一般X线检查难以发现。骨错缝是中医骨伤科学特有的诊断病名。

【病因病机】

骨错缝的病因有内因和外因，外因为主要病因，内因为先天禀赋不足，筋骨痿弱。外因又有直接暴力、间接暴力和慢性劳损之分。直接暴力或间接暴力造成韧带等软组织损伤后，可使关节发生微小的移位。移位的关节可因损伤而固定在一个不正常的位置，使错缝的关节不能自行复位，或因错缝时关节内产生负压，将滑膜吸入关节腔内，阻碍错缝关节自行复位。长期慢性劳损引起软组织或韧带炎症水肿，也可使关节产生松弛，而容易发生关节微小的移位，移位如长时间不能纠正，可加重局部炎症而诱发为本病。若复外感风寒湿邪，则局部炎症水肿更加缠绵难愈。

【诊断要点】

骨错缝多发生在小关节、微动关节或联动关节，患者多有急性外伤史或慢性劳损史。早期伤部感觉酸痛不适，功能活动轻度受限。久之疼痛明显，局部压痛，叩击与被动牵拉时疼痛加重，关节活动功能障碍。若骨错缝有软组织嵌入时，则起病较急，转动不便，动则痛剧。影像学检查一般无法察觉。

【治疗】

以手法、药物治疗为主，配合固定、理疗、封闭等方法治疗。

1. 理筋手法　针对不同部位的骨错缝，采用的理筋手法略有不同，临床常根据各部位的生理特点充分发挥利用杠杆作用原理进行施术。具体手法操作常分三步进行：首先是运用轻柔的点、按、揉、㨰、弹拨等准备手法，然后采用旋转扳法等运动类手法，最后是用提拿、牵抖、拍击等结束手法。在整个手法的运用中，对软组织的放松是治疗的基础，旋转扳法是治疗的关键。如胸腰椎小关节错缝，用斜扳法或旋转复位法，复位成功后，疼痛可以缓解或消失，功能活动即可恢复正常。对于局部炎症水肿挤压致使骨缝未能立刻对合者，手法治疗可以缓解肌肉和血管痉挛、松解局部粘连、促进气血运行、调整脊椎小关节紊乱、整复错位、改善脊椎失稳状态、恢复脊椎动静力平衡状态。

2. 固定方法　骨错缝手法治疗后大多局部制动或者卧床休息即可。有的需固定，可用绷带缠绕或加纱布平垫、夹板固定，严重者予以石膏固定。腰椎小关节错缝可用腰围固定。

3. 练功活动　四肢固定期间应进行未固定关节的活动锻炼，外固定解除后应进行固定关节的活动锻炼。腰部固定期间应在床上进行四肢关节的活动锻炼，固定解除后可逐步进行腰背肌功能锻炼。

4. 药物治疗

（1）内服药　急性损伤者，初期治宜活血祛瘀、行气止痛，方用舒筋活血汤加减。中后期治宜补益肝肾、强筋壮骨，方用独活寄生汤加减或服大活络丹等。慢性劳损者，治宜祛风除湿、舒筋通络，方用蠲痹汤或舒筋汤加减。

（2）外用药　急性损伤者，初期外敷消瘀止痛药膏、三色敷药等，后期可用海桐皮汤熏洗患处。慢性劳损者，可外贴麝香止痛膏、伤湿解痛膏，或外搽正骨水、跌打万花油等。

5. 其他疗法

（1）封闭疗法　若局部疼痛剧烈，难以忍受者，可用曲安奈德20mg加1%利多卡因2mL进行痛点封闭治疗。

（2）物理疗法　可选用超短波、红外线、中药离子导入等方法配合治疗。

【预防与调护】

平时应加强锻炼，劳逸结合，避免外伤或不协调的劳作。伤后要及时进行手法治疗，妥善配合固定和其他疗法，以免病情迁延不愈。

三、肌筋膜炎

肌筋膜炎又称纤维组织炎、肌肉风湿病，是指由于外伤、劳损或经常遭受潮湿寒冷等原因，导致人体筋膜、肌肉、肌腱和韧带等软组织发生的一种非特异性炎症而引起慢性疼痛、活动受限等症状的疾病。常发生于颈项、肩背、腰臀等部位，其特点是急性或慢性反复发作的弥漫性疼痛，且缠绵难愈。本病属中医学"痹证"范畴。

【病因病机】

肌筋膜炎的确切病因尚不十分明了，通常认为本病与轻微外伤、劳累、潮湿寒冷等有关。颈项腰背部软组织急性损伤后，未能及时有效治疗，使肌肉、筋膜组织逐渐纤维化或瘢痕化，形成过敏性病灶或纤维结节激痛点，轻微刺激可引起疼痛。长期慢性应力性积累损伤，使肌肉、筋膜组织中产生炎性水肿粘连，迁延日久造成局部软组织缺血性痉挛性而发生慢性疼痛。经常处于潮湿寒冷的气候环境，因其可使颈项腰背部肌肉血管收缩、缺血、水肿引起局部纤维浆液渗出，最终形成纤维炎。另一多见的原因是精神因素，由于慢性疼痛常使患者焦虑、烦躁，进一步促使肌肉张力增加，甚至产生肌肉痉挛，加重了疼痛，形成恶性循环。此外，内分泌代谢失调、营养不良、慢性感染、风湿免疫性的肌肉变态反应等也是本病的易发和维持因素。

中医学认为，筋肉外伤与劳逸失度，或贪凉受冷、风寒湿邪客留筋肉，使肌筋中气血循行受阻，气郁血滞，日久痹阻经络，筋络失养，诱发筋肉或粘涩、或僵硬、或松弛，故筋肉弥漫性疼痛、反复发作、缠绵难愈。本病为虚实夹杂、本虚标实，辨证分型有寒湿痹阻证、气虚血瘀证、肝肾亏虚证等。

【诊断要点】

有急性或慢性颈项腰背部疼痛史，或有过慢性劳损病史，以及感受风寒湿病史。主要表现为颈项部或腰背部弥漫性疼痛、皮肤发凉或酸胀麻木、肌肉痉挛和活动受限等。疼痛特点是晨起或气候变化及受凉后症状加重，而活动和遇暖后则疼痛减轻，长时间不活动或活动过度均可诱发疼痛，常反复发作，病情缠绵。检查局部可触及明显的激痛点或肌肉痉挛性痛性结节，用力压迫或捏挤受累肌肉时可引发疼痛和放射感。用普鲁卡因痛点注射后疼痛消失，针刺或注射痛点时，可出现局部抽搐反应。

X线检查多无异常改变，实验室检查抗"O"或血沉正常或稍高。

本病在颈项部应与颈项部扭挫伤、颈椎病、前斜角肌综合征等疾病相鉴别，在腰背部应与强直性脊柱炎、腰椎间盘突出症、胸腰椎压缩性骨折、腰骶部扭挫伤等疾病相鉴别。

【治疗】

本病的治疗方法较多，短期目标是解除或缓解急慢性疼痛，长期目标是恢复肌肉弹性、消除发病和维持因素、降低复发率。故应坚持内外兼治、预防为主、防治结合的治疗原则。以手法、药物治疗为主，配合练功、针灸、封闭等方法治疗。

1. 理筋手法　手法的作用是松解痉挛的肌肉及筋膜，理顺患部肌纤维，改善局部血液循环，促进组织修复，达到舒筋活血、解痉止痛、防止产生肌筋粘连的目的。手法治疗以患部与督脉、膀胱经为主，采用滚法、按揉、推擦、拿捏、按摩、弹拨和叩击法等，重点在弹拨肥厚的筋结条索物和按压激痛点，每周3次，每次20分钟。临床上多与其他疗法相配合。

2. 练功活动　应加强颈项部、腰背部的练功锻炼。或积极参加体育运动，如做体操、打太极拳、练五禽戏等，以改善肌肉协调功能、增强局部的肌力与体质。

3. 药物治疗

（1）内服药

①寒湿痹阻证　治宜散寒除湿、通络止痛，方用独活寄生汤或葛根汤加减。

②气虚血瘀证   治宜益气活血、舒筋活络，方用黄芪桂枝五物汤或当归补血汤加减。

③肝肾亏虚证   治宜补益肝肾、舒筋活络，方用补肾壮筋汤或金匮肾气丸加减。

临床可根据证情选择应用西药，如非甾体抗炎药、肌肉松弛药、抗抑郁药物等配合治疗。

（2）外用药   可采用局部中药热熨或熏蒸、药浴等，药力可直达病所。或选用狗皮膏、伤湿解痛膏等外贴，或用跌打万花油局部涂搽等。

4. 其他疗法

（1）针灸疗法   依病变部位可选用阿是穴（激痛点）、风池、肩井、肩髃、天宗、肺俞、心俞、膈俞，或肝俞、肾俞、膀胱俞、腰阳关、委中、承山等穴，每日1次，10次为1个疗程。或加电针刺激，或在局部行拔罐、游走罐治疗。

（2）针刀疗法   在病变部位有明确的激痛点或痛性筋结，可采用小针刀分离疏拨、松解或切断粘连的纤维组织和筋膜结节。此法对部分患者有确切疗效。

（3）封闭疗法   用得宝松1mL加1%利多卡因3~5mL在相应部位的压痛点与激痛点做痛点及其周围浸润注射，可缓解疼痛、解除痉挛。每周1次，2~3次为1个疗程。

（4）物理疗法   可用电疗、磁疗、蜡疗、频谱、超声波等方法配合治疗，可促进血液循环，消除炎性介质，缓解肌肉痉挛和水肿。

【预防与调护】

练功活动可预防本病的发生，并增强本病的治疗效果，应积极进行练功锻炼。注重劳逸结合，纠正不良的生活工作习惯。畅达情志，避免思虑过度，防范躯体外伤。改善居住条件，避免潮湿，注意防寒保暖。

四、纤维肌痛综合征

纤维肌痛综合征是一种以广泛性肌肉骨骼系统慢性疼痛且伴有精神症状的特发性疾病。是临床上的常见病、多发病之一，属于中医学"痹证"之"肌痹"范畴。发病年龄多在25~47岁，育龄妇女占80%~90%。本病对患者的生活质量和工作能力影响较大。

【病因病机】

本病的确切病因和发病机制尚不清楚。一般认为是由于遗传易感性、外伤、病毒感染、风湿、过敏、情感伤害、睡眠障碍、长时间姿势不良、工作过度、营养不良等多种因素共同作用的结果。中枢神经系统、神经内分泌系统、免疫系统及肌肉骨骼系统的异常在本病的发病机制中起着重要的作用。纤维肌痛综合征的肌肉疼痛源于神经末梢疼痛感受器，机械性的牵拉和挤压、P物质、缓激肽、钾离子等化学刺激及缺血性肌肉收缩都会刺激神经末梢而引起肌肉疼痛。

中医学认为，阴阳失调，肝脾肾亏虚是本病的内因，而风、寒、湿、热诸邪合而致病是本病的外因，七情内伤、饮食不节为不内外因致病因素。病邪侵犯人体，留于肌表，阻滞经络，气血运行不畅，筋脉失养，不通则痛，故见全身多处肌肉疼痛、僵硬等症。若痹病日久，五脏气机紊乱，升降无常，脏腑失和，邪恋正损，则痼疾难除，故临床所见病情复杂。因此，本病病本在肝脾肾，病位在腠理筋肉，基本病机为经络阻滞，气血不畅，筋脉失养，乃至不通则痛，不荣则痛，不松则痛，而发本病。

【诊断要点】

纤维肌痛综合征的症状表现呈多样性，有主要症状、特征性症状、常见症状和混合症状等。主要症状是全身慢性广泛性肌肉疼痛，部位多在中轴骨骼（颈椎、胸椎、下背部）及肩胛带、骨盆带等处，疼痛的性质多为刺痛，呈对称性、持续性，伴情绪上的烦躁不安。特征性症状包括睡眠障碍、疲劳及晨僵，约90%的患者有睡眠障碍，表现为失眠、易醒、多梦、精神不振，其严重程度与睡眠及疾病活动性有关。常见症状是麻木和肿胀，患者常诉关节或关节周围肿胀，但无客观体征。其次为头痛、肠激惹综合征，以上症状常因天气潮冷、精神紧张、过度劳累而加重，局部受热、精神放松、良好睡眠、适度活动可使症状减轻。混合症状因大部分患者都同时患有某种风湿病，两者症状的交织与重叠常使与之共存的风湿病症状显得更严重。检查患者身体广泛存在对称性的压痛点，特别是颈、背、腰部中轴两旁的肌肉压痛点较敏感，有时可有皮肤触痛。

影像学检查与实验室检查无客观异常发现，除非合并其他疾病。

本病应与精神性风湿痛、慢性疲劳综合征、风湿性多肌痛、类风湿性关节炎、肌筋膜炎、强直性脊柱炎等疾病相鉴别。

【治疗】

目前多根据患者的病情程度进行个性化的综合疗法，治疗目标是缓解疼痛及其相关症状，改善身体功能和生活质量。治疗中可发挥中药、西药、心理治疗等疗法的特长，优势互补，综合运用。

1. 理筋手法 通过在颈背腰臀部应用点穴镇痛法、分筋疏理法、整脊通督法及脊柱调衡法等手法，达到缓解肌肉痉挛、改善局部营养供应、调理脏腑、平衡阴阳的作用。每周2~3次，可连续3~4周。

2. 练功活动 倡导有氧锻炼法，如游泳、散步、耐力及伸展姿势训练等，强度以患者能耐受为度。对整体健康水平、躯体功能及疼痛症状均具积极的改善作用。

3. 药物治疗

（1）内服药

①气滞血瘀证 治宜行气化瘀、通络止痛，方用柴胡疏肝散合活络效灵丹加减。

②寒湿阻络证 治宜散寒化湿、舒筋通络，方用蠲痹汤加减。

③气血两虚证 治宜益气养血、舒筋活络，方用八珍汤合舒筋汤加减。

④肝肾亏虚证 治宜温补肝肾、舒筋活络，方用补肾壮筋汤加减。

⑤肝郁脾虚证 治宜疏肝健脾、舒筋活络，方用逍遥散加减。

对于中枢神经系统症状严重者，可用西药如三环类抗抑郁药、肌肉松弛药、抗惊厥药及镇痛类药等，以改善睡眠、减轻晨僵和阻断疼痛等。

（2）外用药 采用中药熏蒸疗法为主，以达到温通经络、活血止痛的目的。或外贴麝香止痛膏，或局部涂搽红花油等。

4. 其他疗法

（1）针灸疗法 多辨证处方配穴，或选择疼痛触发点即阿是穴针刺，或用电针刺激。

（2）物理疗法 常用的方法有经皮神经刺激、干扰电刺激、超声疗法、频谱治疗等，可改善局部血液循环。

（3）**封闭疗法**　用得宝松 1mL 加 1% 利多卡因 5mL 做痛点封闭，可缓解疼痛、解除痉挛。

（4）**精神疗法**　目前多采用认知行为疗法，能降低中枢神经系统的敏感性，有助于缓解疼痛、疲劳、不良情绪和身体功能。

【预防与调护】

加强医患沟通与交流，给患者适当的解释和安慰，解除思想顾虑，树立战胜疾病的信心和决心。坚持有规律的体育运动，注重劳逸结合。培养兴趣，畅达情志，防寒保暖，禁用冷水洗浴。避免思虑过度，以防引起大脑功能紊乱，继发机体免疫力下降，而影响疗效。

五、皮神经卡压综合征

皮神经卡压综合征是皮神经在走行过程中，由于某些原因受到慢性卡压而引起一系列神经分布区不同程度的感觉障碍、自主神经功能障碍、营养障碍，甚至运动功能障碍为特征的症候群。多发生在颈肩背腰臀及四肢关节的骨突部位。临床所见人体各部位皮神经卡压综合征达30 种，该病是一个早已存在但未引起重视的临床常见病，属于中医学"痹证""痛证""麻木""不仁"等范畴。

【病因病机】

本病的发生与解剖性因素、全身性因素、姿势和职业性因素、应力集中、筋膜间室内高压等有关。因皮神经走行途经某些解剖部位，如经过骨性隆起和纤维骨性管道时，易遭遇反复摩擦刺激或受压。若再遭受急慢性损伤、腱鞘滑膜炎、骨关节病、肿物生长等局部因素，则更易发病。活动少和肢体惯于长时间维持在某种使神经受压或牵拉的姿势不动，或工作中神经反复受压、摩擦均可引起本病。更年期妇女、老年人及某些全身性疾病的患者也易发病。以上因素可导致神经功能障碍，引起肌力减退、肌肉僵硬、水肿、感觉异常和疼痛等。

周围神经卡压的病理过程分早期、中期和晚期。卡压早期，由于局限性缺血使神经血管通透性增加，表现为间断性感觉异常，即肢体疼痛或不适，时好时坏，当肢体处于能引起神经功能障碍的特定体位时才出现症状，即动力性神经卡压。卡压中期，神经纤维出现结缔组织改变和部分脱髓鞘，表现为持续性感觉异常，患肢无力，触觉和震动觉异常。卡压后期，神经出现瓦勒变性，神经纤维缺失，神经分布密度减低，表现为完全麻木，肌无力，肌肉萎缩及两点辨别觉异常。

中医学认为，本病病因是风、寒、湿、热邪侵扰及病理产物痰、瘀为患，病机为正气内虚、气血阻滞、痰湿积聚、脉络不和。

【诊断要点】

本病主要症状是疼痛，多发生在颈肩背腰臀及四肢关节的骨突部，疼痛性质为规律性或阵发性跳痛，常剧痛难忍，或灼痛，可为静息痛。以无明显诱因出现疼痛和不适为临床特点。体征主要有压痛、感觉异常、肌肉紧张、神经干叩击试验阳性等。压痛点往往是病灶所在，局部可触及痛性结节或条索状包块。感觉异常为感觉过敏、减退或缺失，其特点是范围较小，往往在一个神经皮支支配的范围之内，但界限模糊，一般多无运动障碍。肌肉紧张为疼痛刺激的保护性反应。神经干叩击试验检查方法是用手指轻叩神经干，若在其远端分布区出现感觉异常，以及沿此神经走行的窜痛感和麻痛为阳性，据此可推断皮神经卡压的位置。

X线检查无异常改变，体感诱发电位和肌电图检查有传导异常，对本病的诊断有参考价值。

本病应与神经干卡压、周围神经炎、腱鞘炎等疾病相鉴别。

1. 神经干卡压　神经干由感觉和运动神经纤维组成，一旦发生卡压，不仅感觉障碍，还有相应的运动功能障碍表现，如肌力减退、关节活动受限或某些动作受限。查体时可以发现病变位置较深，多位于肌间隙且被深筋膜所覆盖。可有神经干牵拉或压迫试验阳性。

2. 周围神经炎　周围神经炎系指由于中毒、感染后或变态反应引起的周围神经病变，表现为多发性或单一性的周围神经麻痹，对称性或非对称性的肢体运动，感觉和自主神经功能障碍。任何年龄均可发病，但以青壮年多见。

3. 腱鞘炎　多见于手及前臂，临床以劳损性腱鞘炎为主，多因腕部或手指长期过度活动所致。病变的腱鞘局部疼痛、肿胀、压痛及功能障碍，可触及捻发或轧砾样感觉，也可闻及弹响声，病久者局部可触及硬性结节。

【治疗】

由于造成皮神经卡压的病因与局部的病理改变较复杂，治疗时绝非一方一法就能奏效，故治疗的基本原则是审证求因、辨证施治。治疗的关键在于减张与减压。

1. 理筋手法　多在病变局部施以按法、揉法、拿法、擦法、弹拨法为主，目的是解除肌肉痉挛，松解软组织粘连，调解能量代谢，改善体内的信息传递通道，恢复人体的动态平衡。

2. 练功活动　根据皮神经卡压部位的不同，应积极进行有针对性的练功活动，以主动活动为主、被动活动为辅，以促进气血循行、防止粘连、增强肌力。

3. 药物治疗

（1）内服药

①血瘀气滞证　治宜舒筋活血、行气止痛，方用舒筋活血汤加减。

②风寒湿阻证　治宜温经散寒、祛风除湿，方用羌活胜湿汤或葛根汤加减。

③痰湿凝滞证　治宜温化痰湿、通络止痛，方用温胆汤加减。

（2）外用药　局部外敷消炎止痛膏，或外用云南白药喷雾剂，或选用海桐皮汤、八仙逍遥汤、上肢损伤洗方、下肢损伤洗方等熏洗治疗。

4. 其他疗法

（1）针灸疗法　取阿是穴或循经取穴、局部配穴针刺治疗，或加艾灸。

（2）封闭疗法　用曲安奈德20mg加1%利多卡因2mL做痛点及穴位封闭。

（3）物理疗法　可选用电疗、磁疗、光疗、超声波、蜡疗等方法配合治疗。

（4）针刀疗法　可用小针刀做切割、松解或剥离治疗。

（5）手术疗法　保守治疗无效者，可行手术治疗，松解皮神经的卡压。

【预防与调护】

纠正不良的工作姿势，避免肢体过度劳累。注意局部保暖，避免久居潮湿之地，以防感受风寒湿邪侵袭而加重病情。积极进行练功锻炼，增强肌力、防止粘连。由感染性炎症引起者，应积极抗感染治疗。

六、颞下颌关节紊乱症

颞下颌关节紊乱症又称颞下颌关节紊乱综合征，是由精神因素、不良咀嚼习惯、外伤及咬

NOTE

合因素等导致颞下颌关节和咀嚼系统出现功能、结构改变的一组疾病的总称。该病是口腔颌面部常见病之一，好发于 20 ~ 40 岁的青壮年，女性多见。临床分为咀嚼肌紊乱疾病、关节结构紊乱疾病、炎性疾病和骨关节病 4 类，多数属关节功能失调，愈后良好，但极少数病例也可发生器质性改变。其临床特点为下颌关节弹响、运动异常、张口受限、咀嚼时疼痛等，从不同角度关注这些功能的临床医师又分散在多个临床专业与学科，因而易导致误诊或漏诊。

【病因病机】

本病的发生一般认为与精神因素、关节解剖因素、创伤因素等有关。如神经衰弱等，可使颞下颌关节周围肌群过度兴奋或过度抑制，局部处于失衡状态，从而导致颞下颌关节紊乱症的发生。若颞下颌关节咬合关系紊乱，牙尖过高、牙齿过度磨损，可破坏关节内部结构间功能的平衡，而促使本病的发生。当颞下颌部受到外力撞击时，其冲击力经下颌小头传导至关节面导致关节软骨盘破裂，出现张口、闭口动作受限，伴弹响及疼痛不适等。此外，局部受寒、过食酸冷食物、精神紧张等也可诱发本病。中医学认为本病属于"痹证"范畴，多为风寒湿邪痹阻经脉所致。

【诊断要点】

患者颞下颌关节区酸胀或疼痛，尤以咀嚼及张口时明显，下颌功能障碍，可伴有头痛、头晕、耳鸣等症状。检查颞下颌关节区或关节周围有轻重不等的压痛，下颌运动异常，张口活动时可出现弹响和杂音，或张口过大时下颌偏斜。

X 线检查包括许勒位和髁突经咽侧位等多重体位，常提示关节间隙改变和骨质改变，如硬化、增生、囊样变或骨破坏等。MRI 检查可清楚显示颞下颌关节骨性结构、关节盘等附属结构及其周围组织的病变情况。

本病应与上颌第 3 磨牙慢性牙周炎、鼻咽癌、颌面部肿瘤、急性化脓性颞下颌关节炎、强直性脊柱炎颞下颌关节病变、破伤风牙关紧闭等疾病相鉴别。

【治疗】

由于该病病因复杂，临床分类分型较多，治疗多强调病因治疗与对症治疗相结合，多法联合，综合治疗。

1. 理筋手法　在颞下颌关节及其周围做点按、揉摩和弹拨等手法，以缓解咀嚼肌痉挛，促进局部血液循环。

2. 药物治疗

（1）内服药　治宜益气活血、舒筋止痛，方用蠲痹汤加减。中成药可选用活血止痛胶囊、风湿骨痛胶囊等。西药多选用非甾体抗炎药。

（2）外用药　局部可用云南白药喷雾剂外搽。

3. 其他疗法

（1）针灸疗法　取下关、听宫、颊车、合谷，配翳风、太阳等穴，进行针刺治疗，留针20 分钟。每日 1 次。

（2）封闭疗法　用得宝松 1mL 加 1% 利多卡因 2mL 做颞下颌关节腔封闭治疗。

（3）物理疗法　可选用激光、超短波、离子导入及磁疗等方法配合治疗。

（4）内镜治疗　保守治疗无效时，可采用关节镜下微创手术治疗。

（5）牙齿矫形　对于牙齿咬合关系不良者，应进行牙齿矫形治疗。

【预防与调护】

加强健康宣教，消除一切不良的精神心理因素，改善患者的认知能力和行为方式。注意面部保暖，忌冷食和咬硬物，纠正不良的咀嚼习惯，避免张口过大造成关节损伤。

【复习思考题】

1. 骨错缝与关节脱位有何不同？全身有哪些关节易发生骨错缝？
2. 肌筋膜炎的好发部位有哪些？如何治疗？
3. 列举 10 个以上易受卡压的皮神经名称。

附方名录

二　画

二陈汤（《太平惠民和剂局方》）

【组成】半夏15g，陈皮15g，茯苓9g，炙甘草5g，乌梅1个，生姜7片。

【功效与适应证】燥湿化痰，理气和中。适用于痰浊内阻、中脘不适或痰窜经络、气滞痹阻等。

【制用法】水煎服。

十全大补汤（《医学发明》）

【组成】党参10g，白术12g，茯苓12g，当归10g，川芎6g，熟地黄12g，炙甘草5g，白芍12g，黄芪10g，肉桂0.6g（冲服）。

【功效与适应证】补益气血。适用于气血衰弱、自汗、盗汗、萎黄消瘦、不思饮食、倦怠气短等症。

【制用法】水煎服，日1剂。

丁桂散（《中医伤科学讲义》）

【组成】丁香，肉桂。上药各等份。

【功效与适应证】祛风散寒，温经通络。适用于阴证肿疡疼痛。

【制用法】共研细末，加在膏药上，烘热后贴患处。

七厘散（《良方集腋》）

【组成】血竭30g，麝香0.36g，冰片0.36g，乳香4.5g，没药4.5g，红花4.5g，朱砂3.6g，儿茶7.2g。

【功效与适应证】活血祛瘀，定痛止血。适用于跌打损伤、瘀滞肿痛，筋断骨折，创伤出血。

【制用法】研细末。每用0.2～0.3g，每日1～2次。

八正散（《太平惠民和剂局方》）

【组成】车前子，木通，瞿麦，萹蓄，滑石，栀子仁，大黄，甘草。

【功效与适应证】清热泻火，利水通淋。适用于腰部、骨盆损伤后并发少腹急满、尿频、尿急、尿痛、淋沥不畅或癃闭、渴欲冷饮、脉数实等症。

【制用法】上药各等份，共研细末，用灯心汤送服，每服6～10g，每日服4次。亦可根据临床需要拟定药量做汤剂，水煎服，每日服1～3次。

八珍汤（《正体类要》）

【组成】党参 10g，白术 10g，茯苓 10g，炙甘草 5g，川芎 6g，当归 10g，熟地黄 10g，白芍 10g，生姜 3 片，大枣 2 枚。

【功效与适应证】补益气血。治气血俱虚者。

【制用法】清水煎服，每日 1 剂。

八仙逍遥汤（《医宗金鉴》）

【组成】防风、荆芥、川芎、甘草各 3g，当归 6g，苍术、牡丹皮、川椒各 10g，苦参 15g，黄柏 6g。

【功效与适应证】祛风散寒，活血通络。适用于损伤后肢体瘀肿疼痛，或感受风寒湿邪，筋骨酸痛者。

【制用法】煎水熏洗患处。

人参养荣汤（《三因极一病证方论》）

【组成】人参 6g，白术 10g，炙黄芪 10g，炙甘草 10g，陈皮 10g，肉桂 1g（冲服），当归 10g，熟地黄 7g，茯苓 7g，远志 5g，五味子 5g，白芍 10g，大枣 10g，生姜 10g。

【功效与适应证】补益气血，养心宁神。适用于骨病后期气血虚弱或虚损劳热者。

【制用法】水煎服，日 1 剂。或做丸剂，每服 10g，日 2 次。

九一丹（《医宗金鉴》）

【组成】熟石膏 9 分，升丹 1 分。

【功效与适应证】提腐祛脓。用于溃疡、瘘管流脓未净者。

【制用法】研极细末，掺于疮面，或制成药线插入疮口或瘘管。

三　画

三蛇酒（成药）

【组成】乌梢蛇，银环蛇，眼镜蛇，蛇胆汁，独活，桑寄生，杜仲，牛膝，南蛇藤，威灵仙，伸筋草，寻骨风，五加皮，白芷，桂枝，乌药，锁阳，川乌，草乌，当归，川芎，鸡血藤，菖蒲，木通，陈皮，木香，甘草，大枣，南沙参，黄精，白酒。

【功效与适应证】祛风除湿，温经散寒，补养气血，壮益肝肾。适用于风寒湿痹，兼有气血不足、肝肾亏虚者。

【制用法】上药浸酒，每日饮 1 小杯。

三痹汤（《妇人良方》）

【组成】独活 6g，秦艽 12g，防风 6g，细辛 3g，川芎 6g，当归 12g，生地黄 15g，芍药 10g，茯苓 12g，肉桂 1g（焗冲），杜仲 12g，牛膝 6g，党参 12g，甘草 3g，黄芪 12g，续断 12g。

【功效与适应证】补肝肾，祛风湿。适用于气血凝滞，见手足拘挛、筋骨痿软、风湿痹痛等。

【制用法】水煎服，日 1 剂。

三色敷药（《中医伤科学讲义》）

【组成】黄荆子（去衣炒黑）8 分，紫荆皮（炒黑）8 分，全当归 2 分，木瓜 2 分，丹参 2 分，羌活 2 分，赤芍 2 分，白芷 2 分，片姜黄 2 分，独活 2 分，甘草 0.5 分，秦艽 1 分，天花粉 2 分，怀牛膝 2 分，川芎 1 分，连翘 1 分，威灵仙 2 分，木防己 2 分，防风 2 分，马钱子 2 分。

【功效与适应证】消肿止痛，祛风湿，利关节。适用于损伤初、中期局部肿痛，亦适用于风寒湿痹痛。

【制用法】共研细末。用蜜糖或饴糖调拌如厚糊状。

三棱和伤汤（《中医伤科学讲义》）

【组成】三棱，莪术，青皮，陈皮，白术，枳壳，当归，白芍，党参，乳香，没药，甘草。

【功效与适应证】活血祛瘀，行气止痛。适用于胸胁陈伤，隐隐作痛。

【制用法】根据病情需要决定各药量，水煎内服，日 1 剂。

下肢损伤洗方（《中医伤科学讲义》）

【组成】伸筋草 15g，透骨草 15g，五加皮 12g，三棱 12g，莪术 12g，秦艽 12g，海桐皮 12g，牛膝 10g，木瓜 10g，红花 10g，苏木 10g。

【功效与适应证】活血舒筋。适用于下肢损伤挛痛者。

【制用法】水煎熏洗患肢。

大成汤（《仙授理伤续断秘方》）

【组成】大黄 20g，芒硝 10g（冲服），当归 10g，木通 10g，枳壳 20g，厚朴 10g，苏木 10g，川红花 10g，陈皮 10g，甘草 10g。

【功效与适应证】攻下逐瘀。适用于跌仆损伤后，瘀血内蓄，昏睡，二便秘结者，或腰椎损伤后伴发肠麻痹，腹胀。

【制用法】水煎服，药后得下即停。

大补阴丸（《丹溪心法》）

【组成】黄柏 120g，知母 120g，熟地黄 180g，龟板 180g。

【功效与适应证】养阴清热。适用于流痰所致肝肾阴虚者。

【制用法】研细末，猪脊髓蒸熟，炼蜜为丸，每服 9g，日 2 次。

大承气汤（《伤寒论》）

【组成】大黄 12g，厚朴 15g，枳实 12g，芒硝 9g。

【功效与适应证】峻下热结。①阳明腑实证。大便不通，频传矢气，脘腹痞满，腹痛拒按，按之硬，甚或潮热谵语，手足溅然汗出，舌苔黄燥起刺，或焦黑燥裂，脉沉实。②热结旁流。下利清水，色纯青，脐腹疼痛，按之坚硬有块，口舌干燥，脉滑实。③里热实证之热厥、痉病或发狂等。

【制用法】水煎，大黄后下，芒硝溶服。

大活络丸（《兰台轨范》）

【组成】白花蛇、乌梢蛇、威灵仙、两头尖（以上俱酒浸）、草乌、煨天麻、全蝎（去毒）、何首乌（黑豆水浸）、炙龟板、麻黄、贯众、炙甘草、羌活、官桂、藿香、乌药、黄连、熟地黄、大黄（蒸）、木香、乳香（去油）、僵蚕、天南星（姜制）、青皮、骨碎补、白豆蔻、安息香（酒熬）、制附子、黄芩（蒸）、茯苓、香附（酒浸，焙）、玄参、白术各 30g，防风 60g，葛根、炙虎胫骨（用代用品）、当归各 45g，血竭 21g，炙地龙、犀角（用代用品）、麝香、松香各 15g，牛黄、冰片各 5g，人参 90g。

【功效与适应证】舒筋活络，祛风定痛，散寒祛湿。适用于中风瘫痪，痿痹痰厥，拘挛疼痛，以及痛疽流注，跌打损伤，小儿惊痫，妇人经闭。临床主要用于慢性风湿性关节炎，类风湿性关节炎，脊髓灰质炎及脑血管意外后遗症属风寒湿痰痹阻者。

【制用法】蜜丸，每丸 3g。口服，每次 1 丸，每日 2 次，温黄酒或温开水送服。肝肾阴虚者慎用，孕妇忌服。

大活络丹（《兰台轨范》引《圣济总录》）

【组成】白花蛇 100g，乌梢蛇 100g，威灵仙 100g，两头尖 100g，草乌 100g，天麻 100g，全蝎 100g，何首乌 100g，龟板 100g，麻黄 100g，贯众 100g，炙甘草 100g，羌活 100g，肉桂 100g，藿香 100g，乌药 100g，黄连 100g，细辛 50g，赤芍 50g，没药 50g，丁香 50g，乳香 50g，僵蚕 50g，天南星 50g，青皮 50g，骨碎补 50g，白豆蔻 50g，安息香 50g，黑附子 50g，黄芩 50g，茯苓 50g，香附 50g，玄参 50g，白术 50g，防风 125g，葛根 75g，虎胫骨 75g，当归 75g，血竭 25g，地龙 25g，犀角 25g（用代用品），麝香 25g，松脂 25g，牛黄 7.5g，龙脑 7.5g，人参 150g，蜜糖适量。

【功效与适应证】行气活血，通利经络。适用于中风瘫痪，痿痹痰厥，拘挛疼痛，跌打损伤后期筋肉挛痛。

【制用法】为细末，炼蜜为丸，每服 3g，日服 2 次，陈酒送下。

万灵膏（《医宗金鉴》）

【组成】鹳筋草、透骨草、紫丁香根、当归、自然铜、没药、血竭各 30g，川芎 25g，半两钱 1 枚（醋淬），红花 30g，川牛膝、五加皮、石菖蒲、茅术各 25g，木香、秦艽、蛇床子、肉桂、附子、半夏、石斛、草薢、鹿茸各 10g，虎胫骨 1 对（用代用品），麝香 6g，麻油 5000g，黄丹 2500g。

【功效与适应证】消瘀散毒，舒筋活血，止痛接骨。适用于跌打损伤，骨折后期或寒湿为患，局部麻木疼痛者。

【制用法】血竭、没药、麝香各分别研细末另包，余药先用麻油微火煨浸 3 日，然后熬黑为度，去渣，加入黄丹，再熬至滴水成珠，离火，俟少时药温，将血竭、没药、麝香末放入，搅匀取起，去火毒，制成膏药。用时烘热外贴患处。

万应宝珍膏（成药）

【组成】荆芥、山奈、麻黄、南刘寄奴、羌活、藁本、柴胡、地黄、生川乌、防风、苍术、川芎、独活、续断、威灵仙、何首乌、生草乌、赤芍、附子等。

【功效与适应证】舒筋活血，解毒。用于跌打损伤、风湿痹痛、痛疽肿痛等。

【制用法】黑膏药。加温软化，贴于患处。阳疽肿痛慎用。

上肢损伤洗方（《中医伤科学讲义》）

【组成】伸筋草 15g，透骨草 15g，荆芥 9g，防风 9g，红花 9g，千年健 12g，刘寄奴 9g，桂枝 12g，苏木 9g，川芎 9g，威灵仙 9g。

【功效与适应证】活血舒筋。适用于上肢骨折、脱位、扭挫伤后筋络挛缩酸痛。

【制用法】煎水熏洗患肢。

小活络丸（《太平惠民和剂局方》）

【组成】川乌（炙）、草乌（炙）、胆南星各45g，当归、川芎、香附（醋炙）各30g，白芍15g，乳香（炙）、没药（炙）、地龙肉各22.5g。

【功效与适应证】散风止痛，活血通络。适用于风湿痹痛，麻木不仁，四肢酸痛，半身不遂。可用于脑血栓形成，脑出血后遗症和慢性风湿性关节炎的关节疼痛，筋脉拘挛，经久不愈而证候属湿痰凝滞经络者。

【制用法】蜜丸，每丸3g，1次1丸，1日2次，孕妇禁用。

小活络丹（《太平惠民和剂局方》）

【组成】制南星3分，制川乌3分，制草乌3分，地龙3分，乳香1分，没药1分，蜜糖适量。

【功效与适应证】温寒散结，活血通络。适用于跌打损伤、瘀阻经络、风寒湿侵袭经络作痛、肢体不能伸屈及麻木、日久不愈等症。

【制用法】共为细末，炼蜜为丸，每丸重3g，每次服1丸，每日服1~2次。

四　画

天麻钩藤饮（《杂病证治新义》）

【组成】天麻6g，钩藤10g，牛膝12g，石决明15g（先煎），杜仲12g，黄芩6g，栀子6g，益母草10g，桑寄生10g，夜交藤10g，茯神10g。

【功效与适应证】清热化痰，平肝潜阳。适用于脑震荡而引起的眩晕、抽搐及阴虚阳亢，肝风内动，兼见痰热内蕴之证。

【制用法】水煎服，日1剂。

云南白药（成药）

【组成】三七、麝香、草乌等。

【功效与适应证】活血止血，祛瘀定痛。适用于损伤瘀滞肿痛、创伤出血、骨疾病疼痛等。

【制用法】内服每次0.5g，隔4小时1次。外伤创面出血，可直接掺撒在出血处然后包扎，亦可调敷。

木香顺气汤（《卫生宝鉴》）

【组成】木香10g，青皮6g，陈皮6g，苍术10g，厚朴10g，益智仁6g，泽泻6g，当归10g，茯苓6g，半夏6g，党参10g，柴胡6g，吴茱萸6g，草豆蔻5g，升麻3g，干姜3g。

【功效与适应证】顺气散滞。适用于跌打损伤，胸腹胀闷，两胁疼痛。

【制用法】水煎服。

五苓散（《伤寒论》）

【组成】茯苓9g，猪苓9g，白术9g，泽泻15g，桂枝6g。

【功效与适应证】化气利水，温阳化气。用于外有表寒，内停水湿，症见头痛发热、烦渴饮水或水入则吐、小便不利，或吐泻频作，舌苔白腻，脉浮者。可用本方加减或与其他方剂配伍，用于各种原因之水肿、水泻、黄疸等。

【制用法】捣为散，以白饮和服方寸匕（6g），日3服，多饮暖水。

五神汤（《洞天奥旨》）

【组成】茯苓 12g，金银花 15g，牛膝 10g，车前子 12g，紫花地丁 15g。

【功效与适应证】清热利湿。用于附骨疽等湿热凝结而成者。

【制用法】水煎服，日 1 剂。

五黄散（《证治准绳》）

【组成】黄丹、黄连、黄芩、黄柏、大黄、乳香各等量。

【功效与适应证】清热化瘀。适用于挫伤热毒肿痛。

【制用法】共为细末，用水或饴糖调成膏外敷。

五加皮汤（《医宗金鉴》）

【组成】当归（酒洗）10g，没药 10g，五加皮 10g，皮硝 10g，青皮 10g，川椒 10g，香附子 10g，丁香 3g，地骨皮 3g，牡丹皮 6g，老葱 3 根，麝香 0.3g。

【功效与适应证】和血定痛舒筋。用于伤患后期。

【制用法】煎水外洗（可去麝香）。

五味消毒饮（《医宗金鉴》）

【组成】金银花 10g，野菊花 10g，蒲公英 15g，紫花地丁 15g，紫背天葵子 12g。

【功效与适应证】清热解毒。适用于骨关节感染初期。

【制用法】水煎服，每日 1~3 剂。

太乙膏（《外科正宗》）

【组成】玄参 100g，白芷 100g，当归身 100g，肉桂 100g，赤芍 100g，大黄 100g，生地黄 100g，土木鳖 100g，阿魏 15g，轻粉 20g，柳枝 100g，血余 50g，东丹 2000g，乳香 25g，没药 15g，槐枝 100g，麻油 2500g。

【功效与适应证】清热消肿，解毒生肌。适用于各种疮疡及创伤。

【制用法】除东丹外，将余药入油煎，熬至药枯。滤去渣滓，再入东丹（一般每 500g 油加东丹 20g）熬搅拌匀成膏。隔火炖烊，摊于纸或布料上敷贴。

少腹逐瘀汤（《医林改错》）

【组成】小茴香 7 粒，干姜 3g，延胡索 6g，没药 3g，当归 9g，川芎 3g，肉桂 1g，赤芍 6g，蒲黄 10g，五灵脂 6g。

【功效与适应证】活血祛瘀，温经止痛。适用于腹部挫伤，气滞血瘀，少腹肿痛。

【制用法】水煎服，日 1 剂。

化坚膏（《中医伤科学讲义》）

【组成】白芥子 2 分，甘遂 2 分，地龙肉 2 分，威灵仙 2.5 分，急性子 2.5 分，透骨草 2.5 分，麻根 3 分，细辛 3 分，乌梅肉 4 分，生穿山甲 4 分，血余 1 分，巴豆 1 分，全蝎 1 分，防风 1 分，生草乌 1 分，紫硇砂半分（后入），香油 80 分，东丹 40 分。

【功效与适应证】祛风化瘀。用于损伤后期软组织硬化或粘连等。

【制用法】将香油熬药至枯，去渣，炼油滴水成珠时下东丹，将烟搅净后再下硇砂。

乌头汤（《金匮要略》）

【组成】麻黄 9g，芍药 9g，黄芪 9g，制川乌 9g，炙甘草 9g。

【功效与适应证】温经通络，祛寒逐湿。用于损伤后风寒湿邪乘虚入络者。

【制用法】水煎服。

六味地黄（丸）汤（《小儿药证直诀》）

【组成】熟地黄25g，怀山药12g，茯苓10g，泽泻10g，山茱萸12g，牡丹皮10g。

【功效与适应证】滋水降火。适用于肾水不足、腰膝酸痛、头晕目眩、咽干耳鸣、潮热盗汗、骨折后期迟缓愈合等。

【制用法】水煎服，日1剂。作丸，将药研末，蜜丸，每服10g，日3次。

双柏（散）膏（《中医伤科学讲义》）

【组成】侧柏叶2分，黄柏1分，大黄2分，薄荷1分，泽兰1分。

【功效与适应证】活血解毒，消肿止痛。适用于跌打损伤早期，疮疡初起，局部红肿热痛，或局部包块形成而无溃疡者。

【制用法】共研细末，作散剂备用，用时以水、蜜糖煮热调成厚糊状外敷患处。亦可加入少量米酒调敷，或用凡士林调煮成膏外敷。

五　画

正骨水（成药）

【组成】九龙川、木香、海风藤、地鳖虫、皂荚、五加皮、莪术、草乌、薄荷脑、樟脑等。

【功效与适应证】舒筋止痛，续骨消肿。适用于筋骨损伤。

【制用法】涂搽患处。

正骨紫金丹（《医宗金鉴》）

【组成】丁香1分，木香1分，血竭1分，儿茶1分，熟大黄1分，红花1分，牡丹皮0.5分，甘草1/3分。

【功效与适应证】活血祛瘀，行气止痛。适用于跌仆堕坠，以及闪挫伤之疼痛、瘀血凝聚等。

【制用法】共研细末，炼蜜为丸。每服10g，黄酒送服。

左归丸（《景岳全书》）

【组成】熟地黄4分，怀山药2分，山茱萸2分，枸杞子2分，菟丝子2分，鹿角胶2分，龟板2分，川牛膝1.5分，蜜糖适量。

【功效与适应证】补益肾阴。适用于损伤日久或骨疾病后肾水不足、精髓内亏、腰膝腿软、头昏眼花、虚热、自汗盗汗等症。

【制用法】药为细末，炼蜜为丸如豆大。每服10g，每日1~2次，饭前服。

右归丸（《景岳全书》）

【组成】熟地黄4分，怀山药2分，山茱萸2分，枸杞子2分，菟丝子2分，杜仲2分，鹿角胶2分，当归1.5分，附子1分，肉桂1分，蜜糖适量。

【功效与适应证】补益肾阳。适用于骨及软组织伤患后期，肝肾不足、精血虚损而致神疲气怯，或心跳不宁，或肢冷痿软无力。

【制用法】共为细末，炼蜜为小丸。每服10g，每日1~2次。

归脾汤（《济生方》）

【组成】白术 10g，当归 3g，党参 3g，黄芪 10g，酸枣仁 10g，木香 1.5g，远志 3g，炙甘草 4.5g，龙眼肉 4.5g，茯苓 10g。

【功效与适应证】养心健脾，补益气血。用于骨折后期气血不足、神经衰弱、慢性溃疡等。

【制用法】水煎服，日 1 剂。亦可制成丸剂服用。

四生散（原名青州白丸子，《太平惠民和剂局方》）

【组成】生川乌 1 分，生南星 6 分，生白附子 4 分，生半夏 14 分。

【功效与适应证】祛风逐痰，散寒解毒，通络止痛。适用于跌打损伤肿痛，肿瘤局部疼痛，关节痹痛。

【制用法】共为细末存放待用，用时以蜜糖适量调成糊状外敷患处。用醋调煮外敷亦可。如出现过敏性皮炎即停敷。亦可为丸内服，但须防止中毒。

四物汤（《仙授理伤续断秘方》）

【组成】川芎 6g，当归 10g，白芍 12g，熟地黄 12g。

【功效与适应证】养血补血。适用于伤患后期血虚之症。

【制用法】水煎服，日 1 剂。

四逆汤（《伤寒论》）

【组成】熟附子 15g，干姜 9g，炙甘草 6g。

【功效与适应证】回阳救逆。适用于损伤或骨疾病出现汗出肢冷、脉沉微或浮大无根等亡阳证。

【制用法】水煎服。现亦有制成注射剂，供肌肉或静脉注射用。

四君子汤（《太平惠民和剂局方》）

【组成】党参 10g，炙甘草 6g，茯苓 12g，白术 12g。

【功效与适应证】补益中气，调养脾胃。适用于损伤后期中气不足，脾胃虚弱，肌肉消瘦，溃疡日久未愈。

【制用法】水煎服，日 1 剂。

四肢损伤洗方（《中医伤科学讲义》）

【组成】桑枝，桂枝，伸筋草，透骨草，牛膝，木瓜，乳香，没药，红花，羌活，独活，落得打，补骨脂，淫羊藿，萆薢。

【功效与适应证】温经通络，活血祛风。用于四肢骨折、脱位、扭挫伤后筋络挛缩酸痛。

【制用法】煎水熏洗患处。

四黄散（膏）（《证治准绳》）

【组成】黄连 1 分，黄柏 3 分，大黄 3 分，黄芩 3 分。

【功效与适应证】清热解毒，消肿止痛。适用于创伤感染及阳痈局部红肿热痛者。

【制用法】共研细末，以水、蜜调敷或用凡士林调制成膏外敷。

生血补髓汤（《伤科补要》）

【组成】生地黄 12g，芍药 9g，川芎 6g，黄芪 9g，杜仲 9g，五加皮 9g，牛膝 9g，红花 5g，当归 9g，续断 9g。

【功效与适应证】调理气血，舒筋活络。适用于扭挫伤及脱位骨折的中后期患处未愈合并有疼痛者。

【制用法】水煎服，日1剂。

仙方活命饮（《外科发挥》）

【组成】炮穿山甲3g，天花粉3g，甘草节3g，乳香3g，白芷3g，赤芍3g，贝母3g，防风3g，没药3g，皂角刺（炒）3g，当归尾3g，陈皮10g，金银花10g。

【功效与适应证】清热解毒，消肿溃坚，活血止痛。适用于骨痈初期。

【制用法】水煎服。

外敷接骨散（《中医伤科学讲义》）

【组成】骨碎补、血竭、硼砂、当归、乳香、没药、川续断、自然铜、大黄、地鳖虫各等份。

【功效与适应证】消肿止痛，接骨续筋。用于骨折及扭挫伤。

【制用法】共为细末，饴糖或蜂蜜调敷。

半夏白术天麻汤（《医学心悟》）

【组成】半夏4.5g，天麻、茯苓、橘红各3g，白术10g，甘草1.5g。

【功效与适应证】燥湿化痰，平肝息风。适用于眩晕头痛，胸闷呕恶。

【制用法】水煎服。

加味二妙汤（《医宗金鉴》）

【组成】黄柏、炒苍术、牛膝各10g，槟榔、泽泻、木瓜、乌药各6.5g，当归尾4.5g，黑豆49粒，生姜3片。

【功效与适应证】清热燥湿，强筋壮骨。适用于牙疳龈肿，腿肿色青。

【制用法】水煎服。

加味术附汤（《杂病源流犀烛》）

【组成】白术6g，附子4.5g，甘草4.5g，赤茯苓4.5g，生姜7片，大枣2枚。

【功效与适应证】祛湿散寒。适用于寒湿腰痛偏于湿重者。

【制用法】水煎服。

加减补筋丸（《医宗金鉴》）

【组成】当归30g，熟地黄60g，白芍60g，红花30g，乳香30g，茯苓30g，骨碎补30g，陈皮60g，没药9g，丁香15g。

【功效与适应证】活血、壮筋、止痛。适用于跌仆伤筋，血脉壅滞，青紫肿痛。

【制用法】共为细末，炼蜜为丸，如弹子大，每丸重9g，每次服1丸，用无灰酒送下。

圣愈汤（《正体类要》）

【组成】熟地黄5g，生地黄5g，人参5g，川芎5g，当归2.5g，黄芪2.5g。

【功效与适应证】清营养阴，益气除烦。适用于创伤出血过多，或化脓性感染病灶溃后，脓血出多，以致热燥不安，或晡热作渴等症。

【制用法】水煎服。

六　画

地龙汤（散）（《医宗金鉴》）

【组成】地龙 15g，苏木 12g，麻黄 6g，当归 10g，桃仁 10g，黄柏 12g，甘草 6g，肉桂 1g（研末冲服）。

【功效与适应证】舒筋活血，散瘀止痛。适用于损伤早中期肿痛积瘀。

【制用法】水煎服，每日 1 剂。

至宝丹（《太平惠民和剂局方》）

【组成】犀角 100 分（用代用品），玳瑁 100 分，琥珀 100 分，朱砂 100 分，雄黄 100 分，龙脑 1 分，麝香 1 分，牛黄 50 分，安息香 150 分（原方有金箔、银箔各 50 片，现已少用）。

【功效与适应证】开窍安神，清热解毒。适用于感染性疾病高热所致的昏迷、烦躁不安、抽搐等症，以及头部内伤的脑震荡昏迷等。

【制用法】研细末为丸，每丸 3g，每服 3g，小儿酌减。

当归四逆汤（《伤寒论》）

【组成】当归 15g，桂枝 6g，芍药 9g，细辛 3g，通草 3g，大枣 8 枚。

【功效与适应证】活血温经，通络止痛。适用于血虚寒凝、经脉不通、四肢周身痹痛等症。

【制用法】煎服，每日 1 剂。

当归补血汤（《内外伤辨惑论》）

【组成】黄芪 15~30g，当归 3~6g。

【功效与适应证】补气生血。适用于血虚发热，以及大出血后脉芤、重按无力、气血两虚等症。

【制用法】水煎服。

当归鸡血藤汤（《中医伤科学》）

【组成】当归 15g，熟地黄 15g，龙眼肉 6g，白芍 9g，丹参 9g，鸡血藤 15g。

【功效与适应证】补气补血。用于骨伤患者后期气血虚弱患者，肿瘤经放疗或化疗期间有白细胞及血小板减少者。

【制用法】水煎服，日 1 剂。

伤筋药水（《中医伤科学讲义》）

【组成】生草乌 120g，生川乌 120g，羌活 120g，独活 120g，生半夏 120g，生栀子 120g，生大黄 120g，生木瓜 120g，路路通 120g，生蒲黄 90g，樟脑 90g，苏木 90g，赤芍 60g，红花 60g，生南星 60g，白酒 10000g，米醋 2500g。

【功效与适应证】活血通络止痛。适用于筋络挛缩，筋骨酸痛，风湿麻木。

【制用法】药在酒醋中浸泡 7 天，严密盖闭，装入瓶中备用，患处热敷或熏洗后，用棉花蘸本品在患处轻搽，日搽 3~5 次。

伤湿止痛膏（成药）

【组成】白芷，山奈，干姜，五加皮，肉桂，落打得，荆芥，毛姜，防风，老鹳草，樟脑，乳香，没药，生川乌，生草乌，马钱子（砂炒），公丁香，冰片，薄荷脑，冬绿油，颠茄流浸膏，芸香膏。

【功效与适应证】祛风湿止痛。用于风湿痛、神经痛、扭伤及肌肉酸痛。

【制用法】将皮肤洗净后外敷贴患处。但对橡皮膏过敏者禁用。

血府逐瘀汤（《医林改错》）

【组成】当归10g，生地黄10g，桃仁12g，红花10g，枳壳6g，赤芍6g，柴胡3g，甘草3g，桔梗4.5g，川芎4.5g，牛膝10g。

【功效与适应证】活血逐瘀，通络止痛。适用于瘀血内阻，血行不畅，经脉闭塞疼痛。

【制用法】水煎服，日1剂。

壮筋养血汤（《伤科补要》）

【组成】当归9g，川芎6g，白芷6g，续断12g，红花5g，生地黄12g，牛膝9g，牡丹皮9g，杜仲6g。

【功效与适应证】活血壮筋。用于软组织损伤。

【制用法】水煎服。

壮筋续骨丹（丸）（《伤科大成》）

【组成】当归60g，川芎30g，白芍30g，熟地黄120g，杜仲30g，川续断45g，五加皮45g，骨碎补90g，桂枝30g，三七30g，黄芪90g，虎骨30g（用代用品），补骨脂60g，菟丝子60g，党参60g，木瓜30g，刘寄奴60g，地鳖虫90g。

【功效与适应证】壮筋续骨。用于骨折、脱位、伤筋中后期。

【制用法】共研细末，糖水泛丸，每次服12g，温酒下。

壮腰健肾汤（经验方）

【组成】熟地黄，杜仲，山芋，枸杞子，补骨脂，红花，羌活，独活，肉苁蓉，菟丝子，当归。

【功效与适应证】调肝肾、壮筋骨。适用于骨折及软组织损伤。

【制用法】水煎服。

防风归芎汤（《中医伤科学讲义》）

【组成】川芎，当归，防风，荆芥，羌活，白芷，细辛，蔓荆子，丹参，乳香，没药，桃仁，苏木，泽兰叶。

【功效与适应证】活血化瘀，祛风止痛。适用于跌打损伤，青紫肿痛。

【制用法】水煎温服。

七　画

坎离砂（成药）

【组成】麻黄、当归尾、附子、透骨草、红花、干姜、桂枝、牛膝、白芷、荆芥、防风、木瓜、生艾绒、羌活、独活各等份，醋适量。

【功效与适应证】祛风散寒止痛。适用于腰腿疼痛，风湿性关节疼痛。

【制用法】用醋水各半，将药熬成浓汁，再将铁砂炒红后搅拌制成。使用时加醋约半两，装入布袋内，自然发热，敷在患处。如太热可来回移动。

杞菊地黄丸（汤）（《医级》）

【组成】枸杞子 12g，杭菊花 12g，熟地黄 15g，怀山药 12g，山茱萸 10g，牡丹皮 10g，茯苓 10g，泽泻 6g。

【功效与适应证】滋肾养肝，育阴潜阳。用于肝肾不足、眩晕头痛、视物不清、耳鸣肢麻等症。

【制用法】水煎服，或为丸服。

坚骨壮筋膏（《中医伤科学讲义》）

【组成】第一组：骨碎补 90g，川续断 90g，马钱子 60g，白及 60g，硼砂 60g，生草乌 60g，生川乌 60g，牛膝 60g，苏木 60g，杜仲 60g，伸筋草 60g，透骨草 60g，羌活 30g，独活 30g，麻黄 30g，五加皮 30g，皂角核 30g，红花 30g，泽兰叶 30g，虎骨 24g（用代用品），香油 5000g，黄丹 2500g。

第二组：血竭 30g，冰片 15g，丁香 30g，肉桂 60g，白芷 30g，甘松 60g，细辛 60g，乳香 30g，没药 30g，麝香 1.5g。

【功效与适应证】强壮筋骨。用于伤筋骨折后期。

【制用法】第一组药熬成膏药后温焯摊贴。第二组药共研为细末，临贴时撒于药面。

身痛逐瘀汤（《医林改错》）

【组成】秦艽 9g，川芎 9g，桃仁 6g，红花 6g，甘草 3g，羌活 9g，没药 9g，五灵脂 9g，香附 9g，牛膝 9g，地龙 9g，当归 15g。

【功效与适应证】活血行气，祛瘀通络，通痹止痛。适用于气血痹阻经络所致的肩、腰、腿或周身疼痛，经久不愈。

【制用法】水煎服。忌生冷油腻，孕妇忌服。

龟鹿二仙胶汤（《兰台轨范》）

【组成】鹿角 6g，龟板 9g，枸杞子 9g，人参 6g。

【功效与适应证】填精养血，助阳益气。适用于气阴两虚、精血亏虚所致腰膝酸软。

【制用法】水煎服，日 1 剂，日服 3 次。

羌活胜湿汤（《内外伤辨惑论》）

【组成】羌活 15g，独活 15g，藁本 15g，防风 15g，甘草 6g，川芎 10g，蔓荆子 10g。

【功效与适应证】祛风除湿。用于伤后风湿邪客者。

【制用法】水煎服。药渣可煎水热洗患处。

补筋丸（《医宗金鉴》）

【组成】沉香 30g，丁香 30g，川牛膝 30g，五加皮 30g，蛇床子 30g，茯苓 30g，白莲蕊 30g，肉苁蓉 30g，当归 30g，熟地黄 30g，牡丹皮 30g，木瓜 24g，人参 9g，广木香 9g。

【功效与适应证】补肾壮筋，益气养血，活络止痛。用于跌仆，伤筋，血脉壅滞，青紫肿痛。

【制用法】共为细末，炼蜜为丸，如弹子大，每丸重 9g，每次服 1 丸，用无灰酒送下。

补中益气汤（《东垣十书》）

【组成】黄芪 15g，党参 12g，白术 12g，陈皮 3g，炙甘草 5g，当归 10g，升麻 5g，柴胡 5g。

【功效与适应证】补中益气。用于疮疡日久，元气亏损，损伤气血耗损，中气不足诸症。

【制用法】水煎服。

补阳还五汤（《医林改错》）

【组成】黄芪30g，当归尾6g，赤芍4.5g，地龙3g，川芎3g，桃仁3g，红花3g。

【功效与适应证】活血补气，疏通经络。用于气虚而血不行的半身不遂、口眼㖞斜，以及外伤性截瘫。

【制用法】水煎服。

补肾壮阳汤（经验方）

【组成】熟地黄15g，生麻黄3g，白芥子3g，炮姜6g，杜仲12g，狗脊12g，肉桂6g，菟丝子12g，牛膝9g，川续断9g，丝瓜络6g。

【功效与适应证】温通经络，补益肝肾。用于腰部损伤的中后期。

【制用法】水煎服。

补肾活血汤（《伤科大成》）

【组成】熟地黄10g，杜仲3g，枸杞子3g，补骨脂10g，菟丝子10g，当归尾3g，没药3g，山茱萸3g，红花2g，独活3g，淡苁蓉3g。

【功效与适应证】补肾壮筋，活血止痛。适用于伤患后期各种筋骨酸痛无力等症，尤以腰部伤患更宜。

【制用法】水煎服。

补肾壮筋汤（丸）（《伤科补要》）

【组成】熟地黄12g，当归12g，牛膝10g，山茱萸12g，茯苓12g，续断12g，杜仲10g，白芍10g，青皮5g，五加皮10g。

【功效与适应证】补益肝肾，强壮筋骨。适用于肾气虚损、习惯性关节脱位等。

【制用法】水煎服，日1剂。或制成丸剂服。

鸡鸣散（《伤科补要》）

【组成】当归尾，桃仁，大黄。

【功效与适应证】攻下逐瘀。适用于胸腹部挫伤，疼痛难忍，并见大便秘结者。

【制用法】根据病情实际需要酌情拟定剂量，水煎服。

八　画

苓桂术甘汤（《伤寒论》）

【组成】茯苓2g，桂枝9g，白术9g，炙甘草6g。

【功效与适应证】温化痰饮，健脾渗湿。适用于中焦阳虚，水饮内停所致诸症。

【制用法】水煎服，日1剂，日服3次。

虎潜丸（《丹溪心法》）

【组成】虎骨（炙）2分（用代用品），干姜1分，陈皮4分，白芍4分，锁阳2.5分，熟地黄4分，龟板（酒炙）8分，黄柏16分，知母（炒）2分。

【功效与适应证】滋阴降火，强壮筋骨。用于损伤之后肝肾不足、筋骨痿软、腿足瘦削、步履乏力等症。

【制用法】为末，用酒或米糊制丸如豆大小。每服 10g，每日 1~2 次，空腹淡盐汤送服。

虎骨木瓜酒（成药）

【组成】虎骨（酥炙）30g，川芎 30g，当归 30g，玉竹 60g，五加皮 30g，川续断 30g，天麻 30g，红花 30g，怀牛膝 30g，白茄根 30g，秦艽 15g，桑枝 120g，防风 15g，木瓜 90g。

【功效与适应证】活血祛风，舒筋活络，强壮筋骨。用于骨折伤筋后，筋络挛缩酸痛，痿软无力。

【制用法】上药浸酒 10000g，浸 7 天，加冰糖 1000g，每日饮 1 小杯。

肾气丸（《备急千金要方》）

【组成】干地黄 8 分，肉苁蓉 6 分，麦冬、远志、防风、干姜、牛膝、地骨皮、葳蕤、山药、石斛、细辛、甘草、附子、桂心、茯苓、山茱萸各 4 分，钟乳粉 10 分，公羊肾 1 具。

【功效与适应证】温补肾阳。用于虚劳，肾气不足，腰痛阴寒，小便频数，或有余沥，阴囊湿冷，阳痿不起。

【制用法】为末，炼蜜为丸，梧桐子大，每服 15~30 丸，酒送下，日 3 次。

知柏地黄汤（丸）（《医宗金鉴》）

【组成】知母 9g，黄柏 9g，熟地黄 24g，怀山药 12g，山茱萸 12g，茯苓 9g，泽泻 9g，牡丹皮 9g。

【功效与适应证】滋阴降火。用于骨病阴虚火旺、潮热骨蒸等症。

【制用法】水煎服。或制成丸剂，淡盐汤送服。

和营止痛汤（《伤科补要》）

【组成】赤芍 9g，当归尾 9g，川芎 6g，苏木 6g，陈皮 6g，桃仁 6g，续断 12g，乌药 9g，乳香 6g，没药 6g，木通 6g，甘草 6g。

【功效与适应证】活血止痛，祛瘀生新。用于损伤积瘀肿痛。

【制用法】水煎服。

和营通气散（《中医伤科学讲义》）

【组成】当归、丹参、香附各 90g，川芎、延胡索、小青皮、生枳壳各 30g，郁金、半夏各 60g，广木香、大茴香各 15g。

【功效与适应证】活血止痛行气。用于躯干内伤，气阻血滞，胸腹闷胀不舒，呼吸不利。

【制用法】共为细末，每服 1.5g，每日 2 次吞服。

金匮肾气丸（《金匮要略》）

【组成】熟地黄 25g，怀山药 12g，山茱萸 12g，泽泻 10g，茯苓 10g，牡丹皮 10g，肉桂 3g（冲服），熟附子 10g。

【功效与适应证】温补肾阳。用于肾阳亏虚。

【制用法】水煎服。或制成丸剂，淡盐汤送服。

金黄（散）**膏**（《医宗金鉴》）

【组成】大黄 2500g，黄柏 2500g，姜黄 2500g，白芷 2500g，制胆南星 500g，陈皮 500g，苍术 500g，厚朴 500g，甘草 500g，天花粉 5000g。

【功效与适应证】清热解毒，散瘀消肿。用于感染阳证，跌打肿痛。

【制用法】研细末。用酒、油、菊花、金银花膏、丝瓜叶或生姜等捣汁调敷，或按凡士林8分、金黄膏2分的比例调制成膏外敷。

肢伤一方（《外伤科学》）

【组成】当归13g，赤芍12g，桃仁10g，红花6g，黄柏10g，防风10g，木通10g，甘草6g，生地黄12g，乳香5g。

【功效与适应证】行气活血，祛瘀止痛。用于跌打损伤，瘀肿疼痛。用于四肢骨折或软组织损伤初期。

【制用法】水煎服。

肢伤二方（《外伤科学》）

【组成】当归12g，赤芍12g，续断12g，威灵仙12g，生薏苡仁30g，桑寄生30g，骨碎补12g，五加皮12g。

【功效与适应证】祛瘀生新，舒筋活络。用于跌打损伤，筋络挛痛。用于四肢损伤的中、后期。

【制用法】水煎服。

肢伤三方（《外伤科学》）

【组成】当归12g，白芍12g，续断12g，骨碎补12g，威灵仙12g，川木瓜12g，天花粉12g，黄芪15g，熟地黄15g，自然铜10g，土鳖10g。

【功效与适应证】补益气血，促进骨合。用于骨折后期。

【制用法】水煎服。

狗皮膏（成药）

【组成】枳壳，青皮，大风子，赤石脂，赤芍，天麻，乌药，牛膝，羌活，威灵仙，生川乌，续断，桃仁，生附子，川芎，生草乌，杜仲，穿山甲，青风藤，木香，肉桂，轻粉，乳香，没药，血竭，樟脑，植物油，铅丹。

【功效与适应证】散寒止痛，舒筋活络。用于跌打损伤及风寒痹痛。

【制用法】烘热外敷患处。

宝珍膏（成药）

【组成】生地黄1分，茅术1分，枳壳1分，五加皮1分，莪术1分，桃仁1分，山柰1分，当归1分，川乌1分，陈皮1分，乌药1分，三棱1分，大黄1分，何首乌1分，草乌1分，柴胡1分，香附1分，防风1分，牙皂1分，肉桂1分，羌活1分，赤芍1分，胆南星1分，荆芥1分，白芷1分，藁本1分，续断1分，良姜1分，独活1分，麻黄1分，甘松1分，连翘1分，冰片1分，樟脑1分，乳香1分，没药1分，阿魏1分，细辛1分，刘寄奴1分，威灵仙1分，海风藤1分，小茴香1分，川芎2分，血余7分，麝香2/3分，木香2/3分，附子2/3分，东丹30分。

【功效与适应证】行气活血，祛风止痛。用于风湿关节痛及跌打损伤疼痛。

【制用法】制成药膏贴患处。近年来药厂制成粘胶布形膏药，名为伤湿宝珍膏，使用更方便。

定痛散（《伤科汇纂》）

【组成】当归、川芎、白芍、升麻、防风、官桂各3g，山奈10g，紫丁香根、红花各15g，麝香1g。

【功效与适应证】定痛消肿，舒筋和络，跌仆损伤。

【制用法】为细末，老葱汁调和，敷患处。

定痛膏（《疡医准绳》）

【组成】芙蓉叶4分，紫荆皮1分，独活1分，生胆南星1分，白芷1分。

【功效与适应证】祛风消肿止痛。用于跌打损伤肿痛，疮疡初期肿痛。

【制用法】共研细末。用姜汁、水、酒调煮热敷，可用凡士林调煮成软膏外敷。

定痛和血汤（《伤科补要》）

【组成】桃仁，红花，乳香，没药，当归，秦艽，川续断，蒲黄，五灵脂。

【功效与适应证】活血定痛。用于各部损伤，瘀血疼痛。

【制用法】水、酒各半，煎服。

参附汤（《世医得效方》）

【组成】人参12g，附子（炮，去皮）10g。

【功效与适应证】回阳救逆。用于伤患阳气将脱表现休克，四肢厥冷，气短呃逆，喘满汗出，脉微细者。

【制用法】水煎服。

参苓白术散（《太平惠民和剂局方》）

【组成】白扁豆12g，党参12g，白术12g，茯苓12g，炙甘草6g，怀山药12g，莲子肉10g，薏苡仁10g，桔梗6g，砂仁5g，大枣4枚。

【功效与适应证】补气健脾渗湿。用于气血受损，脾失健运者。

【制用法】水煎服，或制成药散，其中大枣煎汤送散服。

九　画

草乌散（《世医得效方》）

【组成】皂角、木鳖子、紫金皮、白芷、半夏、乌药、川芎、当归、川乌各150g，大茴香、坐拏草（酒煎熟）、草乌各30g，木香10g。

【功效与适应证】麻醉止痛。用于骨折、脱臼等整骨手术麻醉。

【制用法】为末，每服6.5g，红酒调下。若伤重刺痛，手不得近者，加坐拏草、曼陀罗各15g。

茴香酒（《中医伤科学讲义》）

【组成】茴香15g，丁香10g，樟脑15g，红花10g，白干酒300g。

【功效与适应证】活血行气止痛。用于扭挫伤肿痛。

【制用法】把药浸泡在酒中，1周以后，去渣取酒即可。外涂搽患处。亦可在施行理伤手法时配合使用。

骨刺丸（《外伤科学》）

【组成】制川乌1分，制草乌1分，细辛1分，白芷1分，当归1分，萆薢2分，红花2分，蜜糖适量。

【功效与适应证】祛风散寒，活血止痛。用于损伤后期及骨刺所致的疼痛，或风寒湿痹痛。

【制用法】共为细末，炼蜜为丸。每丸10g，每次服1~2丸，日服2~3次。

骨科外洗一方（《外伤科学》）

【组成】宽筋藤30g，钩藤30g，金银花藤30g，王不留行30g，刘寄奴15g，防风15g，大黄15g，荆芥10g。

【功效与适应证】活血通络，舒筋止痛。用于损伤后筋肉拘挛，关节功能欠佳，酸痛麻木或外感风湿作痛等。用于骨折及软组织损伤中后期或骨科手术后已能解除外固定，做功能锻炼者。

【制用法】煎水熏洗。

骨科外洗二方（《外伤科学》）

【组成】桂枝15g，威灵仙15g，防风15g，五加皮15g，细辛10g，荆芥10g，没药10g。

【功效与适应证】活血通络，祛风止痛。用于损伤后期肢体冷痛，关节不利及风寒湿邪侵注，局部遇冷则痛增，得温稍适的痹证。

【制用法】煎水熏洗，肢体可直接浸泡，躯干可用毛巾湿热敷搽。但注意防止水温过高引起烫伤。

复元活血汤（《医学发明》）

【组成】柴胡15g，天花粉10g，当归尾10g，红花6g，穿山甲10g，酒浸大黄30g，酒浸桃仁12g。

【功效与适应证】活血祛瘀，消肿止痛。用于跌打损伤，血停积于胁下、肿痛不可忍者。

【制用法】水煎，分2次服，如服完第1次后泻下大便，得利痛减，则停服。如6个小时之后仍无泻下者，则服下第2次。以利为度。

复元通气散（《丹溪心法》）

【组成】茴香、穿山甲（蛤粉炒）、穿山甲（生用）各60g，炒白牵牛子、延胡索、炒甘草、陈皮各30g，木香45g。

【功效与适应证】理气通络。气不宣流，或成痈疖，并内挫腰痛，诸气滞闭，耳聋、耳疼。

【制用法】为末，每服3g，热酒调下。

复原通气散（《正体类要》）

【组成】木香、茴香（炒）、青皮、穿山甲（炙）、陈皮、白芷、甘草、漏芦、贝母各等份。

【功效与适应证】理气止痛。用于跌仆损伤气滞作痛。

【制用法】共研细末，每次服3~6g，温酒调下。

顺气活血汤（《伤科大成》）

【组成】苏梗，厚朴，枳壳，砂仁，当归尾，红花，木香，赤芍，桃仁，苏木，香附。

【功效与适应证】行气活血，祛瘀止痛。用于胸腹挫伤、气滞胀满作痛。

【制用法】按病情拟定药量，水煎，可加入少量米酒和服。

独活寄生丸（《备急千金要方》）

【组成】独活90g，桑寄生、杜仲、牛膝、细辛、秦艽、茯苓、桂心、防风、川芎、人参、甘草、当归、芍药、干地黄各60g。

【功效与适应证】祛风湿，止痹痛，益肝肾，补气血。用于肝肾两亏，气血不足，感受风寒湿邪，腰膝冷痛，膝关节屈伸不利，或麻木不仁，畏寒喜温。临床主要用于风湿性关节炎、类风湿性关节炎、骨性关节炎、坐骨神经痛、骨质增生性腰腿疼痛、腰肌劳损、肩周炎、颞颌关节功能紊乱综合征、小儿麻痹等属于肝肾两亏、气血不足的风寒湿痹痛者。

【制用法】蜜丸，每丸9g。口服，每次1丸，每日2次。温开水加黄酒少许空腹冲服，7岁以上小孩服成人半量，孕妇慎用。

独活寄生汤（《备急千金要方》）

【组成】独活6g，防风6g，川芎6g，牛膝6g，桑寄生18g，秦艽12g，杜仲12g，当归12g，茯苓12g，党参12g，熟地黄15g，白芍10g，细辛3g，甘草3g，肉桂2g（焗冲）。

【功效与适应证】益肝肾，补气血，祛风湿，止痹痛。用于腰脊损伤后期，肝肾两亏，风湿痛及腿足屈伸不利者。

【制用法】水煎服。可复煎外洗患处。

活血汤（经验方）

【组成】柴胡6g，当归尾9g，赤芍9g，桃仁9g，鸡血藤15g，枳壳9g，红花5g，血竭3g（本方由复元活血汤变化而成）。

【功效与适应证】活血祛瘀，消肿止痛。用于骨折早期。

【制用法】水煎服。

活血酒（《中医正骨经验概述》）

【组成】活血散15g，白酒500g。

【功效与适应证】通经活血。用于陈旧性扭挫伤，寒湿偏胜之腰腿痛。

【制用法】将活血散泡于白酒中，7~10天即成。

活血散（《中医正骨经验概述》）

【组成】乳香15g，没药15g，血竭15g，贝母9g，羌活15g，木香6g，厚朴9g，制川乌3g，制草乌3g，白芷24g，麝香1.5g，紫荆皮24g，生香附15g，炒小茴香9g，甲珠15g，煅自然铜15g，独活15g，续断15g，虎骨15g（用代用品），川芎15g，木瓜15g，肉桂9g，当归24g。

【功效与适应证】活血舒筋，理气止痛。用于跌打损伤，瘀肿疼痛，或久伤不愈。

【制用法】共研细末，开水调成糊状外敷患处。

活络油膏（《中医伤科学讲义》）

【组成】红花60g，没药60g，白芷60g，当归240g，白附子30g，钩藤120g，紫草60g，栀子60g，黄药子30g，甘草60g，刘寄奴60g，牡丹皮60g，梅片60g，生地黄240g，制乳香60g，露蜂房60g，大黄120g，白药子30g。

【功效与适应证】活血通络。用于损伤后期软组织硬化或粘连。

【制用法】上药置大铁锅内，再加入麻油4500g，用文火将药炸透存性，过滤去渣，再入锅内武火烧熬，放黄蜡1500g、梅片60g，用木棍调和装盒。用手指蘸药搽患处。

活血祛瘀汤（《中医伤科学》）

【组成】当归 15g，红花 6g，地鳖虫 9g，自然铜 9g，狗脊 9g，骨碎补 15g，没药 6g，乳香 6g，三七 3g，路路通 6g，桃仁 9g。

加减法：①便秘：去骨碎补、没药、乳香，加郁李仁 15g，火麻仁 15g。②疼痛剧烈：加延胡索 9g。③食欲不振：加砂仁 9g。④心神不宁：加龙齿 15g，磁石 15g，酸枣仁 9g，远志 9g。⑤尿路感染：加知母 9g，黄柏 15g，车前子 15g，泽泻 15g。

【功效与适应证】活血化瘀，通络消肿，续筋接骨。用于骨折及软组织损伤的初期。

【制用法】水煎服，日 1 剂。

活血散瘀汤（《医宗金鉴》）

【组成】当归尾 6g，赤芍 6g，桃仁 6g，酒炒大黄 6g，川芎 5g，苏木 5g，牡丹皮 3g，麸炒枳壳 3g，槟榔 2g。

【功效与适应证】活血祛瘀。用于瘀毒所成的疮疡。

【制用法】水煎服，日 1 剂，日服 3 次。

活血舒筋汤（《中医伤科学讲义》）

【组成】当归尾、赤芍、片姜黄、伸筋草各 15g，松节、海桐皮、落得打、路路通、羌（独）活、防风、续断各 12g，甘草 6g。上肢加用川芎、桂枝，下肢加用牛膝、木香，痛甚者加乳香、没药。

【功效与适应证】活血祛瘀，舒筋活络。用于伤筋、关节肿痛、活动功能障碍。

【制用法】水煎服。

活血止痛汤（丸）（《伤科大成》）

【组成】当归 12g，川芎 6g，乳香 6g，苏木 5g，红花 5g，没药 6g，地鳖虫 3g，三七 3g，赤芍 9g，陈皮 5g，落得打 6g，紫荆藤 9g。

【功效与适应证】活血止痛。用于跌打损伤肿痛。

【制用法】水煎服。目前临床上常去紫荆藤。

活血止痛散（胶囊）（成药）

【组成】当归，三七，乳香（制），冰片，地鳖虫，自然铜（煅）。

【功效与适应证】活血散瘀，消肿止痛。用于跌打损伤，瘀血肿痛。亦可用于冠心病。

【制用法】散剂，1 次 1.5g；胶囊，1 次 6 粒（粒重 0.25g）。口服，1 日 2 次。温黄酒或温开水冲服。孕妇忌服。本品只宜于损伤时在短期内服用，久服易影响胃。慢性胃病者慎用或忌用。

济生肾气丸（《济生方》）

【组成】炮附子 9g，熟地黄 6g，山药 6g，山茱萸 6g，泽泻 6g，茯苓 6g，牡丹皮 6g，车前子 6g，肉桂 3g，川牛膝 6g。

【功效与适应证】温补肾阳，利水消肿。用于肾（阳）虚水肿，腰重脚肿，小便不利。

【制用法】上为细末，炼蜜和丸，如梧桐子大，每服 70 丸（9g）。

宣痹汤（《温病条辨》）

【组成】防己 15g，杏仁 15g，滑石 15g，连翘 9g，山栀 9g，薏苡仁 15g，半夏（醋炒）9g，晚蚕砂 9g，赤小豆皮 9g。

【功效与适应证】清利湿热，宣通经络。用于湿热痹证，症见寒或热炽，骨节烦痛，小便短赤，舌苔灰滞或黄腻。

【制用法】水煎服。

祛伤散（《伤科补要》）

【组成】川续断 45g，全当归 60g，羌活 30g，独活 30g，五加皮 45g，川芎 15g，牛膝 30g，肉桂 10g，草乌 15g，细辛 12g，乌药 30g，红花 15g，川乌 15g，巴草 15g。

【功效与适应证】通经活络，散寒祛痰，为疏散之药。

【制用法】共为细末，热酒冲服。

祛风胜湿汤（《中医外科学》）

【组成】黄柏，苦参，金银花，白鲜皮，茯苓皮，羌活，防风，荆芥，陈皮。

【功效与适应证】清热利湿，祛风止痒。用于湿热型瘙痒。

【制用法】水煎服。

十　画

损伤药酒（《中医伤科学讲义》）

【组成】红花 6g，黄芩 15g，乌药 15g，茯苓 15g，生地黄 15g，五加皮 15g，杜仲 15g，牛膝 15g，远志 15g，麦冬 15g，秦艽 15g，牡丹皮 15g，松节 15g，泽泻 15g，延胡索 15g，当归 18g，枸杞子 18g，虎骨 24g，桃仁 12g，阿胶 12g，续断 9g，补骨脂 9g，枳壳 9g，桂枝 9g，香附 9g。

【功效与适应证】活血舒筋。用于远年宿伤。

【制用法】浸酒。每日饮 1 小杯。

损伤风湿膏（《中医伤科学讲义》）

【组成】生川乌 4 分，生草乌 4 分，生胆南星 4 分，生半夏 4 分，当归 4 分，黄金子 4 分，紫荆皮 4 分，生地黄 4 分，苏木 4 分，桃仁 4 分，桂枝 4 分，僵蚕 4 分，青皮 4 分，甘松 4 分，木瓜 4 分，山柰 4 分，地龙 4 分，乳香 4 分，没药 2 分，羌活 2 分，独活 2 分，川芎 2 分，白芷 2 分，苍术 2 分，木鳖子 2 分，穿山甲片 2 分，川续断 2 分，栀子 2 分，地鳖虫 2 分，骨碎补 2 分，赤石脂 2 分，红花 2 分，牡丹皮 2 分，落得打 2 分，白芥子 2 分，细辛 1 分，麻油 320 分，黄铅粉 60 分。

【功效与适应证】祛风湿，行气血，消肿痛。用于损伤肿痛或损伤后期并风湿痹痛。

【制用法】风麻油将药浸泡 7～10 天后以文火煎熬，至色枯，去渣，再将油熬 2 小时左右，滴水成珠，离火，将黄铅粉徐徐筛入搅匀，成膏收贮，摊用。

桂枝汤

【组成】①《伤寒论》方：桂枝 9g，芍药 9g，甘草 6g，生姜 9g，大枣 4 枚。

②《伤科补要》方：桂枝，赤芍，枳壳，香附，陈皮，红花，生地黄，当归尾，延胡索，防风，独活。

【功效与适应证】祛风胜湿，和营止痛。用于失枕、上肢损伤，风寒湿侵袭经络作痛等症。

【制用法】1方：水煎服；2方：各等份，童便、陈酒煎服。

桂麝散（《药蓘启秘》）

【组成】麻黄15g，细辛15g，肉桂30g，牙皂10g，半夏25g，丁香30g，生胆南星25g，麝香1.8g，冰片1.2g。

【功效与适应证】温化痰湿，消肿止痛。用于疮疡阴证未溃者。

【制用法】共研细末。掺膏药上，贴患处。

桃仁四物汤（《中国医学大辞典》）

【组成】桃仁25粒，川芎3g，当归3g，赤芍3g，生地黄2g，红花2g，牡丹皮3g，制香附3g，玄胡索3g。

【功效与适应证】通络活血，行气止痛。用于骨伤患者气滞血瘀而肿痛者。

【制用法】水煎服。

桃仁承气汤（《温疫论》）

【组成】桃仁9g，大黄15g（后下），芒硝6g（冲服），当归9g，芍药9g，牡丹皮9g。

【功效与适应证】活血祛瘀，泄热泻下。用于跌打损伤，血滞作痛，大便秘结，或下腹蓄瘀等症。

【制用法】水煎服。

桃红四物汤（《医宗金鉴》）

【组成】当归，川芎，白芍，生地黄，桃仁，红花。

【功效与适应证】活血祛瘀。用于损伤血瘀证。

【制用法】水煎服。

桃核承气汤（《伤寒论》）

【组成】桃仁10g，大黄12g（后下），桂枝6g，甘草6g，芒硝6g（冲服）。

【功效与适应证】攻下逐瘀。用于跌打损伤，瘀血停溢，或下腹蓄瘀、疼痛拒按、瘀热发狂等症。

【制用法】水煎服。

柴胡细辛汤（《中医伤科学讲义》）

【组成】柴胡，细辛，薄荷，当归尾，地鳖虫，丹参，半夏，川芎，泽兰，黄连。

【功效与适应证】祛瘀生新，调和升降。用于脑震荡、头晕、呕吐。

【制用法】水煎服。

柴胡疏肝散（《景岳全书》）

【组成】柴胡、芍药、枳壳各6g，甘草3g，川芎、香附、陈皮各6g。

【功效与适应证】疏肝理气止痛。用于胸胁损伤。

【制用法】按病情拟定药量，并酌情加减，煎服。

健步虎潜丸（《伤科补要》）

【组成】龟胶2分，鹿角胶2分，虎胫骨2分（用代用品），何首乌2分，川牛膝2分，杜仲2分，锁阳2分，当归2分，熟地黄2分，威灵仙2分，黄柏1分，人参1分，羌活1分，白芍1分，白术1分，大川附子1.5分，蜜糖适量。

【功效与适应证】补气血，壮筋骨。用于跌打损伤，血虚气弱，筋骨痿软无力，步履艰难。

【制用法】共为细末，炼蜜为丸如绿豆大。每服10g，空腹淡盐水送下，每日2~3次。

消肿散（《中医伤科学》）

【组成】制乳香1分，制没药1分，玉带草1分，四块瓦1分，冬青叶1分，虎杖1分，五香血藤1分，天花粉2分，生甘草2分，叶下花2分，叶上花2分，蚤休粉2分，大黄粉2分，黄芩2分，五爪龙2分，白及粉2分，红花1分，苏木粉2分，龙胆草1分，土黄连1分，飞龙掌血2分，绿葡萄根1分，大红袍1分，凡士林适量。

【功效与适应证】消瘀退肿止痛。用于各种闭合性损伤肿痛。

【制用法】研末混合，用适量凡士林调煮成膏。外敷患处。

消瘀膏（《中医伤科学》）

【组成】大黄1分，栀子2分，木瓜4分，蒲公英4分，姜黄4分，黄柏6分，蜜糖适量。

【功效与适应证】祛瘀，消肿，止痛。用于损伤瘀肿疼痛。

【制用法】共为细末，水蜜各半调敷。

消肿止痛膏（《外伤科学》）

【组成】姜黄，羌活，干姜，栀子，乳香，没药。

【功效与适应证】祛瘀，消肿，止痛。用于损伤初期瘀肿疼痛者。

【制用法】共研细末。用凡士林调成60%软膏外敷患处。

消炎止痛膏（成药）

【组成】苯海拉明380g，麝香草酚1700g，樟脑1700g，水杨酸甲酯1200g，颠茄流浸膏2000g，冰片2700g，二甲苯麝香1000g，薄荷脑7000g，桉叶油2300g，氧化锌橡皮膏基质适量。

【功效与适应证】消炎镇痛药。用于神经痛、关节痛、牙痛及各种酸痛。孕妇慎用。

【制用法】外用，贴于患处。

消瘀止痛药膏（《中医伤科学讲义》）

【组成】木瓜60g，栀子30g，大黄150g，蒲公英60g，地鳖虫30g，乳香30g，没药30g。

【功效与适应证】活血祛瘀，消肿止痛。用于骨折伤筋，初期肿胀疼痛剧烈者。

【制用法】共为细末，饴糖或凡士林调敷。

海桐皮汤（《医宗金鉴》）

【组成】海桐皮6g，透骨草6g，乳香6g，没药6g，当归5g，川椒10g，川芎3g，红花3g，威灵仙3g，甘草3g，防风3g，白芷2g。

【功效与适应证】活络止痛。用于跌打损伤疼痛。

【制用法】共为细末，布袋装，煎水熏洗患处。亦可内服。

宽筋散（《伤科补要》）

【组成】羌活2分，续断2分，防风2分，白芍2分，桂枝1分，甘草1分，当归1分。

【功效与适应证】舒筋止痛。用于损伤后期筋肉拘痛。

【制用法】共为末，每服30g，陈酒送下，每日3次。

展筋丹（《中医伤科学讲义》）

【组成】人参1.5g，珍珠1.5g，琥珀1.5g，当归1.5g，冰片1.5g，乳香1.5g，没药1.5g，血竭6g，麝香0.9g，牛黄0.3g。

【功效与适应证】活血，舒筋，止痛。用于软组织损伤，局部肿痛者。

【制用法】共为极细末，收贮瓶中待用。宜收藏于阴干之处。涂搽用。

十一画

接骨丹

【组成】①又名十宝散（《证治全生集》）：真血竭4.8g，明雄黄12g，上红花12g，净儿茶0.72g，朱砂3.6g，净乳香3.6g，当归尾30g，净没药4.2g，麝香0.09g，冰片0.36g。

②又名夺命接骨丹（《中医伤科学讲义》）：当归尾12g，乳香30g，没药30g，自然铜30g，骨碎补30g，桃仁30g，大黄30g，雄黄30g，白及30g，血竭15g，地鳖虫15g，三七15g，红花15g，儿茶15g，麝香15g，朱砂6g，冰片6g。

【功效与适应证】活血止痛接骨。用于跌打损伤筋断骨折。

【制用法】共为细末。每服2~3g，每日服2次。

接骨止痛膏（经验方）

【组成】五加皮100g，鹿角霜100g，血竭50g，红花50g，血余炭50g，菖蒲炭50g，当归40g，栀子40g，白及40g，牛角梢（焙黄）40g，麻炭40g，合欢皮25g，白芷20g，乳香20g，没药20g。

【功效与适应证】散瘀活血，接骨续筋。用于骨折筋伤。

【制用法】除血竭另研外其余共为细面与血竭面和匀，再加白面（适量）拌成青砖色，同时每50g药以陈醋1kg熬至250g，候温与药料拌匀，慢火收膏，临用按患处大小涂布上贴伤处，有破伤者勿用。

接骨续筋药膏（《中医伤科学讲义》）

【组成】自然铜3分，荆芥3分，防风3分，五加皮3分，皂角3分，茜草根3分，续断3分，羌活3分，乳香2分，没药2分，骨碎补2分，接骨木2分，红花2分，赤芍2分，地鳖虫2分，白及4分，血竭4分，硼砂4分，螃蟹末4分，饴糖或蜂蜜适量。

【功效与适应证】接骨续筋。用于骨折，筋伤。

【制用法】共为细末，饴糖或蜂蜜调煮外敷。

黄连解毒汤（《外台秘要》）

【组成】黄连，黄芩，黄柏，山栀。

【功效与适应证】泻火解毒。用于创伤感染、附骨痈疽等。

【制用法】按病情拟定药量，水煎，1日分2~3次服。

麻子仁丸（《伤寒论》）

【组成】麻子仁500g，芍药250g，枳实250g，大黄500g，厚朴250g，杏仁250g。

【功效与适应证】共研细末，炼蜜为丸，每次9g，每日1~2次，温开水送服。亦可水煎服，用量按原方比例酌减。

【制用法】水煎服。

麻桂温经汤（《伤科补要》）

【组成】麻黄，桂枝，红花，白芷，细辛，桃仁，赤芍，甘草。

【功效与适应证】通经活络祛瘀。用于损伤之后风寒客注而痹痛。

【制用法】按病情决定剂量，水煎服。

鹿角胶丸（《医学正传》）

【组成】鹿角胶 15g，鹿角霜 15g，熟地黄 30g，人参 9g，当归 12g，牛膝 9g，茯苓 9g，白术 9g，菟丝子 15g，杜仲 15g，虎骨 30g（用代用品），龟板 30g。

【功效与适应证】扶正固本。用于腰痛，腿膝酸软，食欲不振，气短神疲，足跟疼痛，舌淡红，脉沉细无力。

【制用法】蜜丸，每次服 9g，日 2 次。又可作汤剂，日 1 剂，日服 3 次。

颈痛灵（成药）

【组成】人参，鹿茸，熟地黄，黑芝麻，蛇蜕，黄芪，枸杞，葛根，黑豆，甘草，核桃，白酒。

【功效与适应证】滋补肝肾，生精补髓，补益气血，通经活络，止痛。用于颈椎病。临床用于治疗各种颈椎病引起的颈背肩臂痛、麻木、痿弱无力、头痛、眩晕、眼目干涩、视物模糊、恶心、呕吐、多汗等症状。

【制用法】酒剂，每瓶 150mL、250mL，或 500mL。口服，1 次 10 ～ 15mL，每日 2 次，饭后半小时服用。孕妇禁用，患有高血压病者慎用。

颈复康冲剂（成药）

【组成】黄芪，党参，川芎，白芍，桃仁，生地黄，红花，地龙，葛根，穿山甲，威灵仙，丹参，王不留行，羌活，秦艽，乳香，没药，生石决明。

【功效与适应证】益气养血，活血通络，散风止痛。用于颈椎骨质增生引起的脑供血不足，症见头痛、头晕、颈项僵痛、肩背酸痛、手臂麻木等。

【制用法】每袋 10g，开水冲服，1 次 1 ～ 2 袋，1 日 2 次，饭后服为宜。

续骨活血汤（《中医伤科学讲义》）

【组成】当归尾 12g，赤芍 10g，白芍 10g，生地黄 15g，红花 6g，地鳖虫 6g，骨碎补 12g，煅自然铜 10g，续断 12g，落得打 10g，乳香 6g，没药 6g。

【功效与适应证】祛瘀止血，活血续骨。用于骨折及软组织损伤。

【制用法】水煎服。

十二画

散瘀膏（经验方）

【组成】元明粉，黄柏，黄连，黄芩。

【功效与适应证】活血祛瘀，消肿止痛。用于骨折、脱位、伤筋早期，肿胀疼痛剧烈，或伤处红肿热痛、舌红苔黄、脉弦数者。

【制用法】共为细末，凡士林调膏外敷。

散瘀和伤汤（《医宗金鉴》）

【组成】番木鳖 15g，红花 15g，生半夏 15g，骨碎补 9g，甘草 9g，葱须 30g，醋 60g（后下）。

【功效与适应证】活血祛瘀止痛。用于软组织损伤瘀肿疼痛及骨折关节脱位后期筋络挛痛。

【制用法】用水煎药，沸后入醋再煎 5~10 分钟，熏洗患处，每日 3~4 次，每次熏洗都把药液煎沸后用。

葛根汤（《伤寒论》）

【组成】葛根 15g，麻黄 8g，桂枝 15g，白芍 15g，甘草 5g，生姜 3 片，大枣 3 枚。

【功效与适应证】解肌散寒。用于颈部扭伤兼有风寒乘袭者。

【制用法】水煎服，煎渣湿热敷颈部。

紫荆皮散（《证治准绳》）

【组成】紫荆皮、胆南星、半夏、黄柏、草乌、川乌、当归、川芎、乌药、补骨脂、白芷、刘寄奴、牛膝、桑白皮各等份。

【功效与适应证】消肿止痛。用于跌打损伤，伤处浮肿，以及一切肿痛未破者。

【制用法】共研细末，饴糖调敷。

跌打丸（原名军中跌打丸，《全国中医成药处方集》）

【组成】当归 1 分，地鳖虫 1 分，川芎 1 分，血竭 1 分，没药 1 分，麻黄 2 分，自然铜 2 分，乳香 2 分。

【功效与适应证】活血破瘀，接骨续筋。用于跌打损伤、筋断骨折、瘀血攻心等症。

【制用法】共研细末。蜜丸，每丸 5g，每服 1~2 丸，每日 1~2 次。

跌打膏（《中医伤科学讲义》）

【组成】乳香 150g，没药 150g，血竭 90g，香油 10000g，三七 17500g，冰片 90g，樟脑 90g，东丹 5000g。

【功效与适应证】活血祛瘀，消肿止痛。用于跌打损伤，骨折筋伤，肿胀疼痛。

【制用法】先将乳香、没药、血竭、三七等药用香油浸，继用慢火煎 2 小时，改用急火煎药至枯去渣，用纱布过滤，取滤液再煎，达浓稠似蜜糖起白烟时放入东丹，继煎至滴水成珠为宜。离火后加入冰片、樟脑调匀，摊于膏药纸上即成，外贴患处。

跌打万花油（亦称万花油，成药）

【组成】野菊花、乌药、水翁花、徐长卿、大蒜、马齿苋、葱、金银花叶、威灵仙、苏木、大黄、泽兰、红花、防风、侧柏叶、马钱子等。

【功效与适应证】消肿止痛，解毒消炎。用于跌打损伤肿痛、烫伤等。

【制用法】敷贴：将万花油装在消毒容器内，再把消毒纱布块放在容器内浸泡片刻，即成为万花油纱布块，可直接敷贴在患处。如是敷在伤口处，每天换药；如无伤口者，1~3 天换 1 次，若是不稳定型骨折，用小夹板固定者，换药时可不解松夹板，由夹板之间的间隙泵入药油，让原有的纱布块吸上即可。涂搽：把药油直接涂搽在患处。亦可在施行按摩手法时配合使用。

舒筋丸（又称舒筋壮力丸，《刘寿山正骨经验》）

【组成】麻黄2分，制马钱子2分，制乳香1分，制没药1分，血竭1分，红花1分，自然铜（煅，醋淬）1分，羌活1分，独活1分，防风1分，钻地风1分，杜仲1分，木瓜1分，桂枝1分，怀牛膝1分，贝母1分，生甘草1分，蜂蜜适量。

【功效与适应证】散寒祛风，舒筋活络。用于各种筋伤患冷痹痛。

【制用法】共为细末，炼蜜为丸，每丸5g。每服1丸，日服1~3次。

舒筋汤

【组成】①《外伤科学》经验方：当归10g，白芍10g，姜黄6g，宽筋藤15g，松节6g，海桐皮12g，羌活10g，防风10g，续断10g，甘草6g。

②《中医伤科学》经验方：当归12g，陈皮9g，羌活9g，骨碎补9g，伸筋草15g，五加皮9g，桑寄生15g，木瓜9g。

【功效与适应证】祛风舒筋活络。用于骨折及关节脱位后期，或软组织病变所致的筋络挛痛。

【制用法】水煎服。

舒筋活血汤（《伤科补要》）

【组成】羌活6g，防风9g，荆芥6g，独活9g，当归12g，续断12g，青皮5g，牛膝9g，五加皮9g，杜仲9g，红花6g，枳壳6g。

【功效与适应证】舒筋活络。用于软组织损伤及骨折脱位后期筋肉挛缩者。

【制用法】水煎服。

舒筋活血洗方（《中医伤科学讲义》）

【组成】伸筋草9g，海桐皮9g，秦艽9g，独活9g，当归9g，钩藤9g，乳香6g，没药6g，川红花6g。

【功效与适应证】舒筋活血止痛。用于损伤后筋络挛缩疼痛。

【制用法】水煎，温洗患处。

舒筋活络药膏（《中医伤科学讲义》）

【组成】赤芍1分，红花1分，胆南星1分，生蒲黄1.5分，旋覆花1.5分，苏木1.5分，生草乌2分，生川乌2分，羌活2分，独活2分，生半夏2分，生栀子2分，生大黄2分，生木瓜2分，路路通2分，饴糖或蜂蜜适量。

【功效与适应证】活血止痛。用于跌打损伤肿痛。

【制用法】共为细末。饴糖或蜂蜜调敷。凡士林调煮亦可。

温经通络膏（《中医伤科学讲义》）

【组成】乳香、没药、麻黄、马钱子各等份，饴糖或蜂蜜适量。

【功效与适应证】祛风止痛。用于骨关节、软组织损伤肿痛，或风寒湿侵注，局部痹痛者。

【制用法】共为细末，饴糖或蜂蜜调成软膏或凡士林调煮成膏外敷患处。

疏风养血汤（《伤科补要》）

【组成】荆芥9g，羌活6g，防风6g，当归12g，川芎12g，白芍9g，秦艽9g，薄荷4g，红花6g，天花粉12g。

【功效与适应证】养血祛风。用于损伤后复感风寒者。

NOTE

【制用法】水煎服。

十三画及十三画以上

腾药（《刘寿山正骨经验》）

【组成】当归、羌活、红花、白芷、防风、制乳香、制没药、骨碎补、续断、宣木瓜、透骨草、川椒各等量。

加减法：手部加桂枝、郁李仁；足部加黄柏、茄根；腿部加牛膝、虎骨（用代用品）；腰部加杜仲、桑寄生；胸部加郁金、茵陈；左肋部加栀子、降香；右肋部加陈皮、枳壳；肩部加川芎、片姜黄；骨折加地鳖虫、自然铜；兼风寒加厚朴、肉桂；理气加葱头、天仙藤；理血加汉三七、木槿花；舒筋加芙蓉叶、全果榄。

【功效与适应证】活血散瘀，温经活络，消肿止痛，舒筋接骨。用于骨折、脱位、筋伤及陈伤、痹证等适用熏洗者。

【制用法】上药共为粗末，每用120g加入大青盐、白酒各30g拌匀，装入白布袋内缝妥，备用。

洗用：煎水熏洗患处。每日2次，翌日仍用原汤煎洗，如此复煎，可用数天。

腾用（即热熨）：用药2袋，干蒸热后轮换敷在患处，每次持续1小时左右，每日2次。用毕后药袋挂在通风阴凉处，翌日再用时，在药袋上洒上少许白酒，每袋可用4~7天。

新伤续断汤（《中医伤科学讲义》）

【组成】当归尾12g，地鳖虫6g，乳香3g，没药3g，丹参6g，自然铜（醋煅）12g，骨碎补12g，泽兰叶6g，延胡索6g，苏木10g，续断10g，桑枝12g，桃仁6g。

【功效与适应证】活血祛瘀，止痛接骨。用于骨损伤初、中期。

【制用法】水煎服。

膈下逐瘀汤（《医林改错》）

【组成】当归9g，川芎6g，赤芍9g，桃仁9g，红花6g，枳壳5g，牡丹皮9g，香附9g，延胡索12g，乌药9g，五灵脂9g，甘草5g。

【功效与适应证】活血祛瘀。用于腹部损伤、蓄瘀疼痛。

【制用法】水煎服。

黎洞丸（《医宗金鉴》）

【组成】牛黄1分，冰片1分，麝香1分，阿魏5分，雄黄5分，大黄10分，儿茶10分，血竭10分，乳香10分，没药10分，田三七10分，天竺黄10分，藤黄10分（隔汤煮十数次，去浮沫，用山羊血拌晒。如无山羊血，以子羊血代之）。

【功效与适应证】祛瘀生新。用于跌打损伤，瘀阻气滞，剧烈疼痛，或瘀血内攻、不省人事及无名肿毒等。

【制用法】共研细末，将藤黄化开为丸如芡实大，焙干，稍加白蜜，外用蜡皮固封。每次服1丸，开水或酒送服。外用时，用茶卤抹涂。

熨风散（《疡科选粹》）

【组成】羌活、白芷、当归、细辛、芫花、白芍、吴茱萸、肉桂各等份，连须赤皮葱适量。

【功效与适应证】温经散寒，祛风止痛。用于流痰，附骨疽及风寒湿痹证所致的筋骨疼痛。

【制用法】共研细末，每次取适量药末与适量连须赤皮葱捣烂混合，醋炒热，布包，热熨患处。

蠲痹汤（《百一选方》）

【组成】羌活 6g，姜黄 6g，当归 12g，赤芍 9g，黄芪 12g，防风 6g，炙甘草 3g，生姜 5 片。

【功效与适应证】行气活血，祛风除湿。用于损伤后风寒乘虚入络者。

【制用法】水煎服。

主要参考书目

1. 王和鸣，黄桂成．中医骨伤科学．北京：中国中医药出版社，2012.

2. 马勇．中医筋伤学．北京：人民卫生出版社，2012.

3. 孙树椿，孙之镐．中医筋伤学．北京：人民卫生出版社，2000.

4. 詹红生，马勇．中医筋伤学．上海：上海科学技术出版社，2012.

5. 王衍全，杨豪．中医筋伤学．北京：人民军医出版社，2006.

6. 胥少汀，葛宝丰，徐印坎．实用骨科学．第3版．北京：人民军医出版社，2007.

7. 黄桂成．中医骨伤科学．上海：上海中医药大学出版社，2003.